中医经典
·跟读名师手记·

伤寒辑

总主编　周春祥

总　审　顾武军

注解伤寒论

[汉]张仲景／原著

[宋]成无己／注

陈宁勇／笺注

濮文渊

上海科学技术出版社

图书在版编目（CIP）数据

注解伤寒论 / （汉）张仲景原著 ；（宋）成无己注 ；
陈宁勇，濮文渊笺注. -- 上海 ：上海科学技术出版社，
2021.9（2023.4 重印）
（中医经典·跟读名师手记 / 周春祥总主编. 伤寒
辑）
ISBN 978-7-5478-5463-1

Ⅰ．①注… Ⅱ．①张… ②成… ③陈… ④濮… Ⅲ.
①《伤寒论》－注释 Ⅳ．①R222.22

中国版本图书馆CIP数据核字(2021)第169312号

注解伤寒论

［汉］张仲景/原著

［宋］成无己/注

陈宁勇　濮文渊/笺注

上海世纪出版（集团）有限公司
上海 科 学 技 术 出 版 社　出版、发行
（上海市闵行区号景路159弄A座9F-10F）
邮政编码 201101　www.sstp.cn
上海盛通时代印刷有限公司印刷
开本 787×1092　1/16　印张 15.25
字数：310 千字
2021 年 9 月第 1 版　2023 年 4 月第 2 次印刷
ISBN 978－7－5478－5463－1/R·2366
定价：48.00 元

注 解 伤 寒 论

内容提要

　　《注解伤寒论》是宋金名医成无己撰著。该书采用以经释论、以论证经的研究方法,将《内经》《难经》等经典医籍理论与《伤寒论》有机结合,是注解《伤寒论》第一家,亦堪为后世以经释论的典范。

　　本次笺注,以成无己《注解伤寒论》为引,力主从临床应用出发,结合当今伤寒名师写就的手札笔记,从"注文浅释""医理探微""临证薪传""案例犀烛"四个方面,对注文中的医理、辨治思路、应用要点、存在争鸣处进行诠释与解读,使《伤寒论》深厚的理论更加通俗易懂,使读者在名师的点拨下领悟经典的含义,明确方药理论的应用思路。

　　本书以笺注形式全面、深入诠释《注解伤寒论》,希冀读者能在笺注者的心得体会中全面、深入领悟成无己注解《伤寒论》之宗旨,汲取《伤寒论》精华,提升临证能力。

王序

　　学中医，不可不读《伤寒论》，已是自隋唐至今的医界通论。其原因在于，《伤寒论》所蕴含的理法方药一以贯之的理论体系，奠定了中医临床各科学术发展的基础，是以古代学者称其为"开万世之法程，诚医门之圣书"。

　　《伤寒论》虽贵为圣书，但其难以参悟，也是医界之共识。古今医家，皆深谙读懂《伤寒论》难，用好《伤寒论》更难，故历代名家纷纷将一得之见记录于笔端，以至千余年来《伤寒论》注本卷帙浩繁，难以数计。而正是这些注本铺就起后世读者读懂《伤寒论》的坚实阶梯。

　　《伤寒论》的注本，种类繁多。据不完全统计，截止于中华人民共和国成立前，有名可查的注本竟达1040本之上；而注本之中，各家又观点各异：有非议王叔和、成无己，倡言错简者；有反对乱编原文，维护旧论者；也有另辟蹊径，重在研究辨证精华者。如此浩繁之注书，如此杂乱之注家，如何参考，如何择善而从，又给现今的《伤寒论》学人带来了迷惘、疑惑乃至后续的懈怠。

　　古语有云"将登泰岱，舍径奚从；欲谒扶桑，无舟莫适"，如何在众多的注本中选取平正公允、观点上乘的注本，如何在伤寒学派中选取最具代表性的注家，如何对注家的观点进行进一步的注疏阐释，从而为当今的学者开拓一条攀登《伤寒论》高峰的蹊径，为欲达仲景学术彼岸的追求者提供一叶扁舟，是当前众多学者应当认真思考的问题。基于此，上海科学技术出版社编辑出版了这套"中医经典·跟读名师手记"伤寒辑，丛书力求承先贤之见，并能对注本玄幽奥秘之处做全面深入解析，意在从艰深玄奥的医理中明晰其理路，领会其精神，把握其要领，进而更好地将《伤寒论》理论灵活运用于实践，可谓用心良苦！

通过对《伤寒论》注本不同学术流派的梳理,丛书选取迄今伤寒界最具学术代表性的注本为底本,包括《注解伤寒论》《伤寒论条辨》《伤寒论集注》《伤寒溯源集》《伤寒来苏集》《伤寒贯珠集》《伤寒论纲目》七种,由二十世纪八十年代享誉全国的南京中医学院陈亦人教授的嫡传弟子们作深层次的笺注解读。鉴于他们都是国内高等中医药院校及三级医院的学科带头人,深厚的理论功底与丰富的临床经验,使得笺注内容异彩纷呈。

余早年在刘渡舟先生门下攻读博士研究生时,曾遵恩师之嘱,借在全国遍访《伤寒论》各家注本之机,专程去南京拜见陈亦人先生。当时曾多蒙教诲,而本人对陈老之著作,更是认真研习,受益颇深。此次"中医经典·跟读名师手记"伤寒辑书成,出版社邀余作序,又认真学习了各位专家的注疏之文。笺注中各位名师对辨治思路、应用要点的解析,对前人注本内容的补充与订正,以及切中要点、彰显隐秘的临床案例,都对余有很大的启发与开拓。

相信这套丛书对读者领悟经典原文、熟悉历代中医大家学术特点、拓宽经典临床应用视野都大有裨益。

是为序。

北京中医药大学

王庆国

2021 年 8 月

刘序

仲景祖述轩岐越人,宪章神尹,作《伤寒论》,将医经经方裁合为一,为医道之久远奠立法脉准绳。其论言至简而义蕴深,若非经年累月精究细琢,并得名师点拨,实难入其堂奥。因之,不少读伤寒人喟叹"百年钻故纸,何日出头时"!

忆1989年往南京随亦人老学习,吾师常以"孔圣作《十翼》为《周易》注释,垂万古而不弊"之例劝勉我等同门,谓研读《伤寒论》须多读历代注本,以汲取其丰厚滋养。博览众家,激荡思维,不时亦有柳暗花明、豁然开朗或是英雄所见略同之感。

"问渠那得清如许?为有源头活水来"。如今业已成一方伤寒名家的众位同门,各出机杼,由师弟春祥教授担纲,编纂出版一套带笺注的《伤寒论》注本,欲将诵读注本之活水直趋经典之源,使之成为《伤寒论》学习进阶之梯,让后来者明仲景之理,达仲景之事,以期精英辈出。同时,师门众师兄弟还深思熟虑,精心挑选了伤寒界迄今最具学术代表性的注本为底本,融入各人学习心得、临床体会,既实现了与注家的互融互通,以帮助读者较好地把握伤寒学的学术发展脉络,亦可拉近经典理论、注家学术与临床实践的距离。

"百战归来再读书"。理论方药固不可少,但临床应用更为重要。该丛书不仅汇集了陈老师门一众师兄弟们的理论见解,尤为可贵的是其中镶嵌了较多临床案例及诊疗心悟,堪能犀烛后学。

作为师门的一分子,既为众师兄弟付出的努力击掌,亦感惭愧不已。一赞伤寒园中又添新枝,更赞吾师之衣钵有继,是为序。

刘力红

2021年8月

丛书编纂散记
（代前言）

看着案头甫定的"中医经典·跟名师读手记"伤寒辑笺注本书稿，思绪不禁拉回到三年前的沪上之旅，忆起与上海科学技术出版社编辑们商讨编纂这套丛书的缘起。

在上海一条记不起名字的弄堂里，一间简陋但却整洁的小酒屋中，我们以茶代酒敲定了这套丛书的编纂出版计划。

上海科学技术出版社曾以出版全国高等中医院校第五版中医教材蜚声海内外。先师陈亦人教授撰写的《伤寒论译释》影响数代中医人，出版方亦是上海科学技术出版社。近年来，在中医本科生、研究生《伤寒论》教材编写、出版方面，我们有过数度愉快的合作。

出版社此次新的编纂出版计划，开初着实令我吃惊！要知道，虽然三年前"读经典，做临床"已成为中医界的蔚然之风，但在崇尚"大道至简"、效率至上的时代，所谓的"读经典"实际是有其特定内涵的。以研读经典《伤寒论》为例，在众多人印象中，且不论诵读带笺注的注本，即或连读全本《伤寒论》似乎亦是问题，大家抱怨全本《伤寒论》太厚、责怪现代教材欠精要，于是经方成为当下最能迎合人们胃口的"快餐"。这样的背景下，确定编纂出版一套带笺注的《伤寒论》注本，无论对出版社还是对作者其实都是莫大的挑战，需要足够的勇气与底气。

这样一件做起来不易且可能难以"叫座"的活儿，为什么我们会欣然接下？这可能与我们过往接受的教诲与训练有关，是曾经的学习与成长经历让我们与出版社产生了强烈的共鸣。

谈起引发上述共鸣的具体动因，要回溯至二十世纪八十年代。考上陈亦人老师研究生、忝列门墙的我，与一众师兄弟都曾有过诵读注本的共同经历，在我们每届研究生的培养计划中赫然条列着《注解伤寒论》《伤寒论条辨》《伤寒来苏集》等必读的注本书目；此外，在培养目标中甚至还会看到诸如读一本注本需要摘记多少张读书卡片、发表几篇读后感等至为具体的考核指标，这俨然是一份放在当下也算时髦的教学过程管理计划。如此培养模式不仅造就了我们这一代，其中的合理内核在我们指导研究生时也得到了全面的继承，在我们师门中，这一读书习惯似乎已浸润骨髓。这可能亦是后来我将丛书编写计划在师门公开后，虽未作过多说明，大家仍踊跃参与的缘由。

为什么读《伤寒论》一定要读注本？步入师门的第一堂专业课，接受的便是陈亦人老师针对这一问题令人信服的解答。陈师认为经典是示范、是永恒，但是，经典难读。他甚至援引"昔孔圣作《十翼》之传为其注释，将《易》之奥义转变为系统化的哲学思想，垂万古而不弊"来佐证经典注本的重要。谈到《伤寒论》，他感佩前人总结的"经语奥深，句字藏曩"，"详其句说，审其字意，知一章各有其源，六经各有其本，片言必有其归，只字必体其蕴"，认为《伤寒论》著成后，正是因为众多医家的皓首穷经，并结合自身临床实践，才能从不同学术视角，在注释中见仁见智、各出机杼，明《伤寒论》之理，发其奥旨，使这部经典著作得以流传，珠光闪耀，并亦因此促进了伤寒学术的进步。所以，是不同时代注家为《伤寒论》注入了强大的生命动力，注本提供了维系《伤寒论》历一千八百年而不衰的活力支撑。

讲到这里，或许仍有人质疑，诵读注本对专门从事《伤寒论》教学、理论研究者来说确实无可非议，但与临床家可能关系不大。要回答这一问题，我们不妨从古今医家的众多著述以及他们的成长之路中寻找答案。无论是金元四大家的刘、张、李、朱，还是温病学派的叶、薛、吴、王，在他们著述中都可以窥见对《伤寒论》注家学术的关注与临床运用的剪影。不只这些古代著名的临床大家如此，即或在其他众多近代医家身上也不难发现这样的端倪。如徐灵胎巧妙引用注本理论为《临证指南医案》评点；俞根初汇聚前人著述发扬与完善热病遗证辨治理论……当代众多国医大师在辨治现代疾病时更是从《伤寒论》注本中汲取了充足的养料。周仲瑛教授结合历代医家创见，运用蓄水、蓄血理论辨治流行性出血热；张伯礼院士在后世注家创用《伤寒论》复法启示下，巧用合方，最终成为"新冠"战场的人民英雄……

因此，凡是从事医、教、研工作的中医人，对经典的关注都不应仅限于经典本身！如果经典本身是中医学术之源，则经典之注应该是经典学术得以延续的活水。

明确了中医人读经典需读注本后，读哪些注本成为需要回答的第二个重要问题。众所周知，在一千八百多年的历史长河中，流传下来的《伤寒论》注本可谓汗牛充栋，这是一个大洋般的知识宝库，如何在偌大的书库中抽取代表性样本，尽最大可能地窥一斑而知全豹，这是一个颇难把握的技术问题。

值得庆幸的是，《伤寒论》注本虽然内容、特色各有千秋，但历代医家的研究积累为我们提供了极大的帮助。依照前人经验，结合学界共识，丛书将学界公认的《伤寒论》常见流派及其学术特点作为选取注本时的首要参考，同时充分考虑了注本作者的学术影响力。在上述原则指导下，本套丛书第一批选定了伤寒界迄今最具学术代表性的注本为底本，包括《注解伤寒论》《伤寒论条辨》《伤寒论集注》《伤寒溯源集》《伤寒来苏集》《伤寒贯珠集》《伤寒论纲目》七种，它们或倡导以经解经，或强调维护旧论，或执着错简重订，或属意辨证论治，可谓各显风采，争相斗艳。借助这套丛书，能够大概领略《伤寒论》色彩斑斓的注本世界。

在《伤寒论》研究史上，整理、校订《伤寒论》注本有较多的范例，而以注本为底本，针对注释内容进行全面、深入的补充订正与分辨剖析，本套笺注本的编纂可谓是做了一次有益的尝试。本次笺注，拟定从"注文浅释""医理探微""临证薪传""案例犀烛"四个方面，真实记录现代伤寒名师读书心悟，为方家抛砖引玉。亦希冀读者能在名师札记中全面、深入领悟前人注解《伤寒论》之宗旨，更希望以此为契机踏上高效学习《伤寒论》之路。

如果将注本喻作攀登经典高峰的阶梯，则笺注应该能成为阶梯上一道道能帮助大家攀梯的鲜明指引。借助笺注，不仅能让读者加深对注家作注的认识、解读出各注本精妙微奥的义蕴、把握住伤寒学学术发展脉络，也可以藉由笺注中指出的注释偏颇，帮助大家在攀援阶梯时避开歧路与误区。此外，由于笺注中嵌入了较多的鲜活案例，因而，本套丛书除能帮助读者藉注本进一步领悟《伤寒论》深厚理论外，还能帮读者拉近经典理论、注家学术与临床实践的距离。

由于新冠肺炎疫情阻隔，尽管正式编纂前门内师兄弟们曾进行过数度线上交流与论证，但仍不如线下交流那么直接与顺畅，加之作为总主编的我协调能力有限，导致不少有益建议未能悉数摄纳其中，由此可能直接影响了丛书的编纂质量，这些，都应该责之于我。

希望丛书在出版发行后能得到大家批评与教正，以便下次再版时更上一层楼。

周春祥

2021 年 6 月

导读

成无己与《注解伤寒论》

一、成无己及《注解伤寒论》年代考证

有关成无己的祖籍及生平并无直接史料记载,后世多从文献侧面考证。成无己系金代山东聊摄人,公元1142年河南洛阳严器之的《伤寒明理论·前序》记载有"聊摄成公,家世儒医,性识明敏,记问赅博,撰述《伤寒》,义皆前人未经道者",公元1144年严器之在《注解伤寒论·序》中云"昨者邂逅聊摄成公",公元1172年王纬序云"今者聊摄成无己先生注解",同年渑池令魏公衡云"聊摄成无己为之注解"等文献可证。成无己的出生年代经考证有二,一为生于庆历末年到至和初年(1044~1052年),一说为嘉祐元年到治平二年(1056~1065年)。其卒年,无确切资料可考。关于《注解伤寒论》撰注年代,后世诸家多以严器之序"甲子中秋日"为据,推断其成书年代约为1144年,但据有关文献考证,该书至少在1140年以前就已经完成。现《注解伤寒论》常见的流传版本有明代汪济川本(刻于1545年)、明代赵开美本(刻于1599年)、明代吴勉学《医统正脉》本(刻于1601年)。本书是以涵芬楼影印明代嘉靖二十四年(1545年)汪济川校正本为底本。

二、成无己学术思想探赜

成无己《注解伤寒论》开注释、阐发《伤寒论》一书之先河。对成氏作注的评价,历代贤哲多有宏论,其中可谓褒贬皆有之。如何客观地评价成氏的学术成就,笔者以为不能轻率为之,需在仔细研读其注释后,方可作出定论。笔者有幸借此著书契机,重新咀嚼研读《注解伤寒论》,有别于早年间的认识,更深感其中所蕴学术思想的精深,现撮其吉光片羽,罗列于此,或可窥成氏学术之一斑矣。

1. 连类并论，注重辨证

《仲景全书附载·医林列传》谓成氏之注"分析形证，若同而异者明之，似是而非者辨之"，真可谓言之中肯。笔者尚认为，不只在形证，即仲景大论中所有相类处，成氏都能条分缕析之。稽成氏行文作注之一大特点，就是在某一相类的证候、症状、汤方、脉候的比较上不遗余力。意在通过类方、证、症、脉的比较分析，来突出其注重辨证的学术观点。

《伤寒论》一书由于成书年代久远，又加之历代传抄及兵燹之灾，隐晦难明之处颇多，淹没了辨证论治的本来面目。成氏在作注时，本着严谨而实事求是的学风，运用连类并论的方法，详加辨析，通过他详尽的阐发分析，不少疑窦得以冰释，辨证论治方法亦得以大放异彩。

(1) 类方并论：《伤寒论》中方剂配伍十分严谨，不少方剂仅因一味之差或药量有变而所主之证候则别若霄壤。成氏作注时，在阐述这类方剂的异同处，尤多着墨。如对太阳病篇 14 条桂枝加葛根汤的药物组成，历来有用与不用麻黄之争。成氏在阐述此条时，不是武断地加以肯定和否定，而是运用对比分析的方法，把后 31 条葛根汤条文并列于此讨论，指出："后葛根汤云：太阳病，项背强几几，无汗恶风，葛根汤主之，药味正与此同，其无汗当用麻黄，今自汗出，恐不加麻黄，但加葛根也。"分析有理有据，令人服膺，充分体现了他注重辨证的学术思想。因为两方虽只有一味麻黄之差，但一则适用于自汗之表虚证，而一则适用于无汗之表实证，虚实之性可谓泾渭分明矣。若不深谙于辨证之道，安能识得如此分明哉！此种将同类方剂连类并论的研究方法，对后世研究《伤寒论》的类方派无疑是有一定启迪作用的。

(2) 类证并论：临床上，一般不同的疾病表现为不同的证候，然而，由于疾病的复杂性，在某些疾病的过程中，却往往会出现和其他疾病相类的临床表现，这无疑增加了医者识病辨证的难度，而这一点又恰是一个医者必须熟练掌握的。成氏在阐述仲景大论时，意识到了这一点，便于疑似病证，每多详加辨析。如他在阐述少阴病篇 282 条的下利证时谓："自利不渴者，寒在中焦属太阴。此自利而渴，为寒在下焦属少阴"，连类论及太阴之下利。虽然二者皆属之虚寒下利，但病之浅深迥异，通过对口渴有无的识别，明确了病位。成氏这种类证对比分析的研究方法，为后世研究《伤寒论》开辟了又一蹊径，成为类证研究法的开山之举。

(3) 类脉并论：人体是一个复杂的有机体，即便是同一个脉候，亦往往可见于不同的疾病中。为了辨其所主之病，就必须详加辨别。成氏深谙于此，在其注释中，为了阐述脉象的不同病理意义，博引《内经》《难经》《脉经》之学，结合四诊进行分析，为后人提供了辨脉辨证的方法。如他在平脉法第2篇对"脉形如循丝，累累然，其面白脱色也"的注释写道："《内经》曰：血气者，人之神。恐怖者，血气不足，而神气弱也，脉形似循丝，累累然，面白脱色者。《针经》曰：血夺者，色夭然不泽。其脉空虚，是知恐怖，为血气不足。"又如他在论述促脉时，于太阳病篇21条注释中写道："脉来数，时一止，复来者，名曰促，促为阳盛，则不因下后，而脉促者也，此下后脉促，不得为阳盛也，太阳病下之，其脉促，不结胸者，此为欲解，此下后脉促而复胸满，则不得为欲解，由下后阳虚，表邪深入，而客于胸中也。"阐述了促脉不仅可见于阳盛，且可见于下后欲解及阳虚邪客胸中之证中，一脉而主三候，突出了辨脉识证的重要性，是深得仲师脉法心传的。

2. 学有所本，源于《内》《难》

众所周知，《注解伤寒论》一书的最大特点，是成氏在阐述仲师旨意时，广引《内经》《难经》，博采《千金方》《外台秘要》等古典医籍凡十五种之多，融入于宋以前各家之学，从而使得《注解伤寒论》的学术思想更趋完善。从成氏的广引博征中，我们不难窥见成氏学术思想的内容所涵及其所本，益因"文如其人"是也。

成氏在注释卷一《辨脉法》第4条时，曾前后4次引用了《内经》《难经》之说，而且经论之间的相吻又是那样的契合，起到了发隐就明之功。在解释原文"阳脉浮、阴脉弱者，则血虚，血虚则筋急也"的筋急时，成氏引《难经》之说，谓："《难经》曰'气主呴之，血主濡之'，血虚则不能濡养筋络，故筋急也。"在其后的论述中，又分别引《内经》《针经》之语，谓："《内经》云'脉者，血之府也'，脉实则血实，脉虚则血虚，此其常也。脉沉者，知营血内微也。《针经》云'气者，所以温分肉，充皮肤，肥腠理，司开合者也'，脉浮汗出如流珠者，腠理不密，开合不司，为卫气外衰也。浮主候卫，沉主候荣，以浮沉别营卫之衰微，理固然矣。然而衰甚于微，所以于营言微，而卫言衰者，以其汗出如流珠，为阳气外绝，所以卫病甚于营也。又云'卫，阳也多营，阴也'，烧针益阳而损阴，营气微者，谓阴虚也。《内经》曰：阴虚生内热，方其内热，又加烧针以补阳，不惟两热相合，而营血不行。必更外发热而内烦躁也。"可谓阐发无遗矣。

同样，成氏对论中方剂的解析，亦悉遵《内经》中组方配伍之说。如在阐述调胃承气汤方义时，成氏引《素问·至真要大论》曰："《内经》曰'热淫于内，治以咸寒,佐以苦甘',芒硝咸寒以除热,大黄苦寒以荡实,甘草甘平,助二物推陈而缓中。"可谓论述精当之极,使人产生一种仲景之论和《内经》学术浑然一体之感。又如对四逆汤的阐述,成氏谓:"《内经》曰'寒淫于内,治以甘热',又曰'寒淫所胜,平以辛热,甘草姜附相合,为甘辛大热之剂,乃可发散阴阳之气'。"同样深得《内经》旨意。

3. 祛邪安正,深得法度

疾病是正邪斗争的具体表现,从成氏作注的字里行间,不难发现他"祛邪护正,重在祛邪"的学术观点。如对少阴病三急下的认识,后之医者每多滋生疑窦,因仲师行文简洁,使得后之医者不能很好地领悟其精神实质,这是自然。成氏在注释此类病证条文时,却能独具慧眼,紧紧抓住正和邪这两个矛盾的主要方面,若能尽窥成氏之注,则疑窦可顿消矣。考成氏在阐述三急下320、321、322的条文中,于320条"少阴病,得之二三日,口燥咽干者,急下之,宜大承气汤"、322条"少阴病六七日,腹胀,不大便者,急下之,宜大承气汤"分别强调用大承气汤是"以全肾水"和"以救肾水",321条"少阴病,自利清水,色纯青,心下必痛,口干燥者,可下之,宜大承气汤"则谓:"以肾蕴实邪,必心下痛,口干燥也,与大承气汤,以下实邪。"点明了大承气汤之目的所在,突出了他"祛邪护正"的学术思想。

在《辨可下病脉证并治》第171条,成氏更能发仲景所未发,认为下药之"汤"能"涤荡肠胃,溉灌脏腑,推陈燥结,却热下寒,破散邪疫,理导润泽枯槁,悦人皮肤,益人血气",点出了下法这一攻邪之法有"理导润泽枯槁,悦人皮肤,益人血气"之效,无疑是其祛邪以护正、补正学术思想的具体表现。

4. 辨证方法,倡三焦论

仲景《伤寒论》一书,开后世辨证论治方法之先河,其中六经辨证方法可谓是贯穿了整个大论的始终。后之医家亦多以为仲景大论只言六经、八纲,而他法未举,成氏在作释时,却能在仲师学术的基础上,独树一帜,许多条文的阐述融入了三焦辨证的方法。尽管这一辨证方法尚处于极根之中,但已为后世之三焦辨证创立奠定了较为坚实的基础,出现了三焦辨证方法的端倪。

如成氏在注释第159条"伤寒服汤药,下利不止,心下痞鞕。服泻心汤已,复以他药下之,利不止,医以理中与之,利益甚。理中者,理中焦,此利在下焦,赤石脂禹余粮汤主之,复不止者,当利其小便"的下利时谓:"伤寒服汤药下后,利不止,而心下痞鞕者,气虚而客气上逆也,与泻心汤攻之则痞已,医复以他药下之,又虚其里,致利不止也。理中丸,脾胃虚寒下利者,服之愈。此以下焦虚,故与之其利益甚。"脾胃居中焦,理中丸本为脾胃虚寒之中焦下利而设,若以之治下焦之下利,则必然药不达病所,自然其利益甚。欲正确指导此两种下利的治疗,必须很好地掌握辨别下利病位的方法,区别其是在中焦抑或是在下焦,而这种辨别方法恰是三焦辨证的具体应用。

再如《辨不可下》原文:"脉濡而弱,弱反在关,濡反在巅;浮反在上,数反在下。浮为阳虚,数为亡血。浮为虚,数为热。浮为虚,自汗出,而恶寒;数为痛,振寒而栗。微弱在关,胸下为急,喘汗而不得呼吸,呼吸之中,痛在于胁,振寒相搏,形如疟状。医反下之,故令脉数,发热,狂走见鬼,心下为痞,小便淋沥,小腹甚硬,小便则尿血也。"成氏注云:"此里邪未实,表邪未解,医反下之,里气益虚,邪热内陷,故脉数,发热,狂走见鬼,心下为痞,此热陷于中焦者也;若热气深陷,则客放下焦,使小便淋沥,小腹甚硬,小便尿血也。"指出了根据症候辨别邪客中、下二焦的方法。

要之,虽然成氏论述之三焦辨析方法,在内涵上不尽同于后世之三焦辨证,但毋庸讳言的是,成氏已经具有了相当朴素的三焦辨证的学术思想。通过他比较详尽的阐述,道出了仲景的言外之音,无怪乎王履誉之曰:"可谓善羽翼仲景者。"(《医经溯洄集》)

成无己乃注释、阐发《伤寒论》之一代先师,正如清代汪琥所谓"成无己注解《伤寒论》犹王太仆之注《内经》,所难者唯首创耳。"诚是的当之语。值得提出的是,王太仆之注《内经》尚有全元启、杨上善诸先者,成氏注《伤寒论》堪称得上是"前无古人"。注释中"虽抵悟附会,间或有之,然诸家莫能胜之,初学不能舍此索途也。"(明代张遂辰语)仔细研玩,诚属瑕不掩瑜之作,他那"表章明义,迁悉不遗"的感触,实有伸于吾辈矣。

陈宁勇

2021 年 5 月

注 解 伤 寒 论

目录

注解伤寒论卷一

注解伤寒论卷二

注解伤寒论卷三

注解伤寒论卷四

注解伤寒论卷五

注解伤寒论卷六

注解伤寒论卷七

注解伤寒论卷八

注解伤寒论卷九

注解伤寒论卷十

附录一

附录二

新刻伤寒论序

《伤寒论》，为文简严，而寓意渊奥，离为六经，法有详略。详者，义例甄明，非长余也；略者，指趣该洽，非缺落也。散之若截然殊科，融之则约于一贯。顾读而用之者何如耳？儒者既不暇读，医流又鲜能读，是以微辞要义，秘而不宣，至谓此非全书，直欲分门平叙，续臆说以为奇，杂群方而云备，使矿镠^①合冶，貂犬同裘，如《活人》、《杀车》等书，皆仲景之螟螣^②也。余观成氏注，盖能独究遗经，与之终始，多所发明，间虽依文顺释，如传大将之令于三军，不敢妄为增易。听者惟谨行，自得之。其有功于是书不浅也。顾世未有遗其声而徒逐其响者，于是论注同湮，惜哉！夫医流相沿如是，则无望其出神奇，以上契千载之妙用。不幸有得是疾，而能逃医僇^③于喉吻者，其几人哉！余里人汪君处敬^④，为是悯恻，务购善本，反复校雠^⑤，惧其传之不远也。则遂锓^⑥刻以为公。噫！医之《素问》《灵枢》视儒之六经，若《伤寒论》可视《语》《孟》六经。《语》《孟》之书具存，非读之不能晓析。而司活民之寄者，顾有舍之，而忍其沟壑之盈。至如此书，世既罕见，卒读而通之不易，矧非有活人之寄而务好之，以杜夫医僇之冤。斯二者用心之为异，岂不远哉。余故窃有感焉，而为之序。

嘉靖二十四年岁在乙巳夏六月　望歙岩镇吕滨郑佐^⑦书

①【注文浅释】
镠(liú)：纯美的黄金，喻指《伤寒论》。

②【注文浅释】
螟螣(míng téng)：是两种食苗的害虫。

③【注文浅释】
僇(lù)：1. 侮辱。2. 同"戮"。3. 病害。此处应同"戮"。

④【注文浅释】
处敬：指明代汪济川，其字为"处敬"。

⑤【注文浅释】
雠(chóu)：校对文字。

⑥【注文浅释】
锓(qiān)：1. 刻；雕刻。2. 特指雕刻书板。

⑦【注文浅释】
郑佐于嘉靖乙巳年（1545 年）作序，此序为明代汪济川刻本特有。

刻伤寒论序

序曰：医自轩岐之学不传，惟《素》《难》二书，又多舛缺，遗文奥旨，代寡玄参，末学昧于原本，任疑用独，而经乃樊乱。逮后汉张长沙氏，始因《素问·热论》，广伊尹汤液，肆为论说，发其疑义，而经复一明。既而撰次①于王叔和，注释于成无己。厥后庞、朱、韩、许之流，因亦互有开发，提纲揭要，无越乎吐、汗、下、温四法而已。盖一证一方，万选万中，回生起死，千载合符。陶隐居称为群方之祖，孙真人叹其特有神功，岂无征哉！然方土异宜，古今殊运，阴阳虚实之交错，其候至微，发汗吐下之相反，其祸至速。兼以庸工固滞，迷误弗省，致微疴成膏肓之变，沉痼绝苏起之望，有由然矣。大都此书，条贯虽明，词旨雅奥，时俗难入，具眼几何，故医门罕读，鬻②者莫售，刿张经王传，又往往反复后先，鲁鱼相杂，版本漫缺，好古者致憾于斯。嗟乎！《脉诀》出而《脉经》隐，《百问》行而《伤寒论》乖。譬之俗儒，专诵时文而昧经传，其失均也。汪子希说氏，以博雅名家，慨俗学之惛迷，悯蒸民之夭札，出其家藏善本，视汪处敬氏，三复雠校，乃命入梓，而问序于余。余故以多病，好医而未能也。然耽味仲景之论有年矣，辄援古照今，溯其流委于卷后，且以嘉二子之有功于长沙也。学者诚能潜精斯籍，讨其指归，斯可以凌驾前贤，仁寿当代矣。

嘉靖乙巳之吉新安篁南江瓘③撰

①【注文浅释】
撰次：编撰或纂集。

②【注文浅释】
鬻（yù）：卖。

③【注文浅释】
江瓘于嘉靖乙巳年（1545年）作序。此序为明代汪济川刻本特有，与郑佐序均为汪济川刻本特征性序文，佐证了汪济川校《注解伤寒论》，是研究汪刻本成书年代以及同《注解伤寒论》其他版本相区别的依据。

注解伤寒论序

　　夫前圣有作，后必有继而述之者，则其教乃得著于世矣。医之道源自炎黄，以至神之妙，始兴经方。继而伊尹以元圣之才，撰成《汤液》，俾黎庶之疾疢，咸遂蠲除，使万代之生灵，普蒙拯济。后汉张仲景，又广《汤液》为《伤寒卒病论》十数卷，然后医方大备，兹先圣后圣，若合符节。至晋大医令王叔和，以仲景之书，撰次成叙，得为完秩。医统本作"帙"。昔人以仲景方一部为众方之祖，盖能继述先圣之所作，迄今千有余年，不坠于地者，又得王氏阐明之力也。

　　《伤寒论》十卷，其言精而奥，其法简而详，非寡闻浅见所能赜究。后虽有学者，又各自名家，未见发明。仆忝医业，自幼徂老，耽味仲景之书，五十余年矣。虽粗得其门而近升乎堂，然未入于室，常为之慊然。昨者，解后医统本作"邂逅"聊摄成公，议论该博，术业精通，而有家学，注成伤寒十卷，出以示仆，其三百九十七法之内，分析异同，彰明隐奥，调陈脉理，区别阴阳，使表里以昭然，俾汗下而灼见。百一十二方之后，通明名号之由，彰显药性之主，十剂轻重之攸分，七精制用之斯见，别气味之所宜，明补泻之所适，又皆引《内经》，旁牵众说，方法之辨，莫不允当，实前贤所未言，后学所未识，是得仲景之深意者也。昔所谓慊然者，今悉达其奥矣！亲觌其书，诚难默默，不揆荒芜，聊序其略。

　　　　　　时甲子中秋日洛阳严器之[①]序

伤寒卒病论集

论曰：余每览越人入虢之诊，望齐侯之色，未尝不慨然叹其才秀也。怪当今居世之士，曾不留神医药，精究方术，上以疗君亲之疾，下以救贫贱之厄，中以保身长全，以养其生。但竞逐荣势，企踵权豪，孜孜汲汲，惟名利是务；崇饰其末，忽弃其本，华其外而悴其内。皮之不存，毛将安附焉？卒然遭邪风之气，婴非常之疾，患及祸至，而方震栗。降志屈节，钦望巫祝，告穷归天，束手受败。赍百年之寿命，持至贵之重器，委付凡医，恣其所措。咄嗟呜呼！厥身已毙，神明消灭，变为异物，幽潜重泉，徒为啼泣。痛夫！举世昏迷，莫能觉悟，不惜其命，若是轻生，彼何荣势之云哉？而进不能爱人知人，退不能爱身知己，遇灾值祸，身居厄地，蒙蒙昧昧，蠢若游魂。哀乎！趋世之士，驰竞浮华，不固根本，忘躯徇物，危若冰谷，至于是也。

余宗族素多，向余二百，建安纪年以来，犹未十稔[①]，其死亡者，三分有二，伤寒十居其七。感往昔之沦丧，伤横夭之莫救，乃勤求古训，博采众方，撰用《素问》《九卷》《八十一难》《阴阳大论》《胎胪药录》，并平脉辨证，为《伤寒杂病论》合十六卷。虽未能尽愈诸病，庶可以见病知源。若能寻余所集，思过半矣。

夫天布五行，以运万类；人禀五常，以有五脏；经络腑俞，阴阳会通；玄冥幽微，变化难极。自非才高识妙，岂能探其理致哉！上古有神农、黄帝、岐伯、伯高、雷公、少俞、

① 【注文浅释】

稔(rěn)：本意指粮食成熟。古代一年一季粮。此处"十稔"意为十年。

少师、仲文，中世有长桑、扁鹊，汉有公乘阳庆及仓公。下此以往，未之闻也。观今之医，不念思求经旨，以演其所知，各承家技，终始顺旧。省疾问病，务在口给，相对斯须，便处汤药，按寸不及尺，握手不及足，人迎、趺阳，三部不参，动数发息，不满五十，短期未知决诊，九候曾无仿佛，明堂阙庭，尽不见察，所谓窥管而已。夫欲视死别生，实为难矣。孔子云：生而知之者上，学则亚之。多闻博识，知之次也。余宿尚方术，请事斯语。

图解运气图

①【注文浅释】

司天、在泉：属于"客气"运行的六步。"客气"运行于天，动而不息。在五运天气学说中，凡主岁的气为"司天"，位当三之气；在司天的下方，恰与之相对的，是为"在泉"，位当终之气。

②【注文浅释】

南北：政：可参陆筮泉的《运气辨》。"无论司天、在泉，都有南政与北政的区分。'南'即黄道南伟，起于寿星辰宫，一直到娵訾亥宫，因而岁支的亥、子、丑、寅、卯、辰都为南政"；"北"即黄道北纬，起于降娄戌宫，一直到鹑尾巳宫，因而岁支的巳、午、未、申、酉、戌都为北政。

南北政的运用，据《素问·至真要大论》所云，唯用于诊切少阴脉一途。

③【注文浅释】

所谓"不相应"，是指少阴脉的反常而言。

《经》曰：夫天地之气，胜复之作，不形于诊。《脉法》曰：天地之变，无以脉诊，此之谓也。又曰：随其气所在，期于左右，从其气则和，违其气则病；迭移其位者病，失守其位者危，寸尺反者死，阴阳交者死。《经》曰：夫阴阳交者，谓岁当阳在左，而反于右；谓岁当阴在右，而反于左。左交者死。若左右独然，非交，是谓不应。惟寅、申、巳、亥、辰、戌、丑、未八年有应也。谓寸尺反者死，谓岁当阴在寸，而反见于尺；谓岁当阳在尺，而反见于寸。若寸尺反者死。若寸尺独然，非反，见谓不应。惟子、午、卯、酉四年应之。今依夫《素问》正经直言图局，又言脉法，先立其年以知其气，左右应见，然后乃言生死也。凡三阴司天、在泉①上下，南北二政②或左或右，两手寸尺不相应③，皆为脉沉下者，仰手而沉，覆手则沉为浮细大大者也。若不明此法，如过渊海问津，岂不愚乎。区区白首不能晓明也，况因旬月邪。仆亦留入式之法，加临五运六气、三阴三阳、标本、南北之政、司天在泉、主病，立成图局，易晓其义，又何不达于圣意哉！

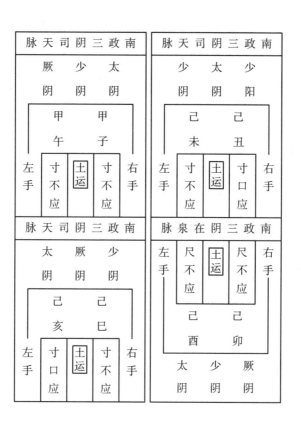

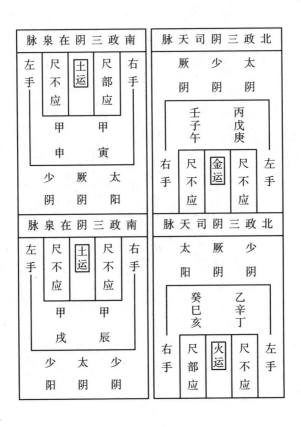

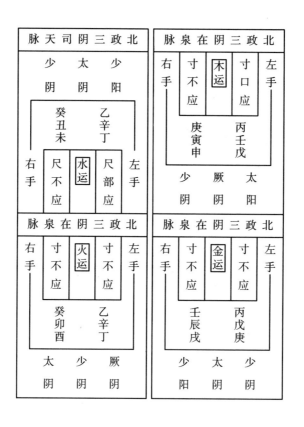

北政三阴司天脉
少阴　太阴　少阳
癸丑未　乙辛丁
右手 尺不应 水运 尺部应 左手

北政三阴在泉脉
右手 寸不应 未运 寸口应 左手
庚寅申　丙壬戊
少阴　厥阴　太阳

北政三阴在泉脉
右手 寸不应 火运 寸不应 左手
癸卯酉　乙辛丁
太阴　少阴　厥阴

北政三阴在泉脉
右手 寸不应 金运 寸不应 左手
壬辰戌　丙戊庚
少阳　太阴　少阴

死 交 脉 阳 阴 政 南

交
地
左

己　　　　己
未　　　　丑

厥　太　阳
阴　阳　明

死 交 脉 阳 阴 政 南

少　　太　　少
阴　　阴　　阳

己　　　　己
未　　　　丑

交
天
左

死 交 脉 阳 阴 政 南

交
地
左

甲　　　　甲
申　　　　寅

少　厥　太
阴　阴　阳

死 交 脉 阳 阴 政 南

厥　　少　　太
阴　　阴　　阴

甲　　　　甲
午　　　　子

交
天
左

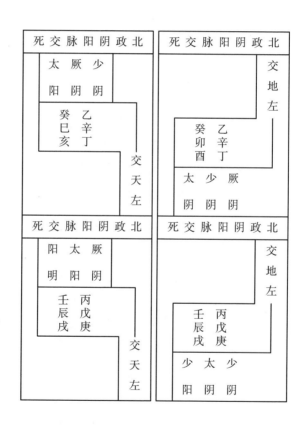

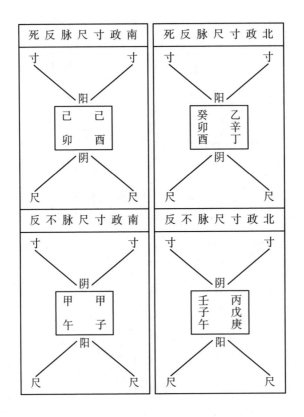

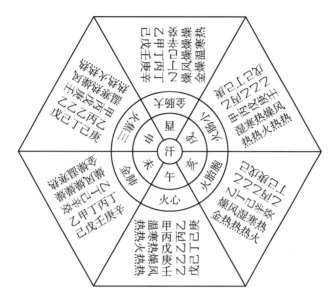

运气加临汗差手经指掌之图

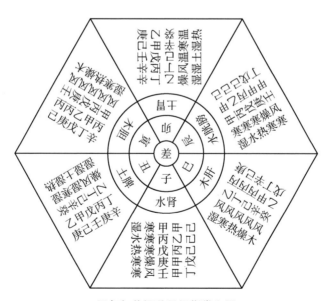

运气加临汗差足经指掌之图

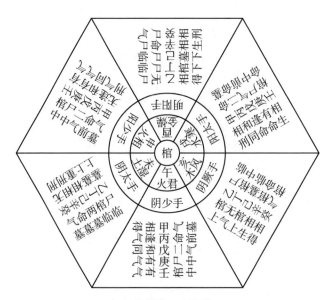

运气加临棺墓手经指掌之图

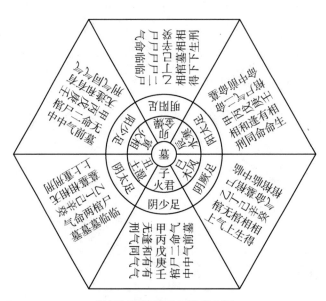

运气加临棺墓足经指掌之图

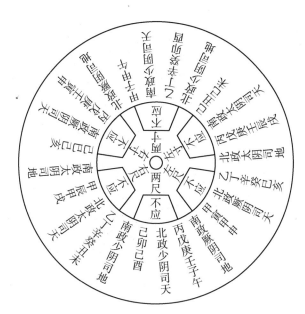

运气加临脉候寸尺不应之图

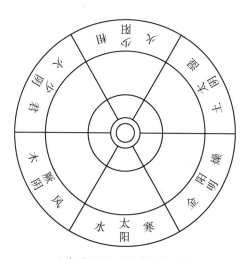

六气主客上下加临病证之图

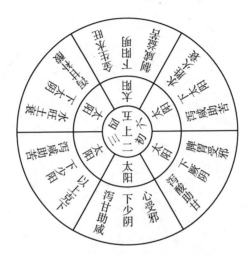

太阳上下加临补泻证之图

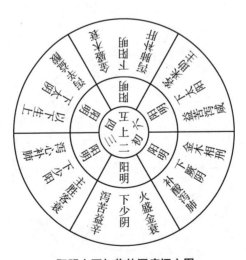

阳明上下加临补泻病证之图

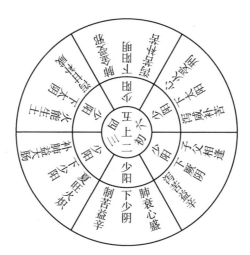

少阳上下加临补泻病证之图

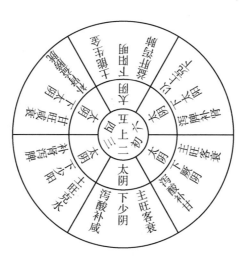

太阴上下加临补泻病证之图

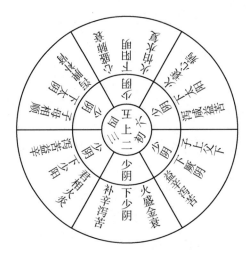

少阴上下加临补泻病证之图

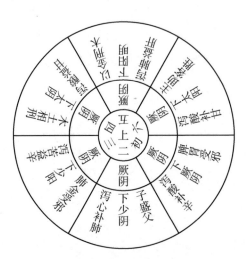

厥阴上下加临补泻病证之图

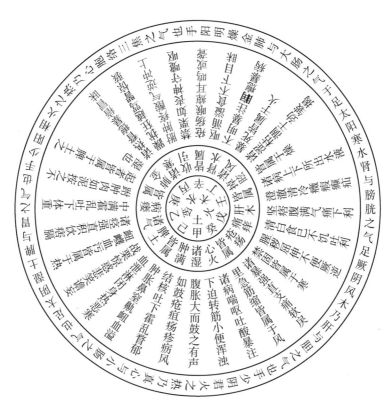

五运六气主病加临转移之图

注解伤寒论

汉张仲景著　晋王叔和撰次
宋成无己注

辨脉法　第一

问曰：脉有阴阳者，何谓也？答曰：凡脉大、浮、数、动、滑，此名阳也；脉沉、涩、弱、弦、微，此名阴也。凡阴病见阳脉者生；阳病见阴脉者死。

《内经》曰：微妙在脉，不可不察。察之有纪，从阴阳始，始之有经，从五行生^①。兹首论曰：脉之阴阳者，以脉从阴阳始故也。阳脉有五，阴脉有五，以脉从五行生故也。阳道常饶^②，大、浮、数、动、滑五者，比之平脉也，有余，故谓之阳。阴道常乏，沉、涩、弱、弦、微五者，比之平脉也，不及，故谓之阴。伤寒之为病，邪在表，则见阳脉；邪在里，则见阴脉。阴病见阳脉，而主生者，则邪气自里之表，欲汗而解也。如厥阴中风，脉微浮，为欲愈；不浮，为未愈者是也。阳病见阴脉，而主死者，则邪气自表入里，正虚邪胜，如谵言、妄语、脉沉细者，死是也。《金匮要略》曰：诸病在外者可治，入里者即死，此之谓也。

问曰：脉有阳结、阴结者，何以别之？答曰：其脉浮而数，能食，不大便者，此为实，名曰阳结也。期十七日当剧。其脉沉而迟，不能食，身体重，大便反硬，名曰阴结也。期十四日当剧。

① 【注文浅释】
引自《素问·脉要精微论》。脉之阴阳是机体正邪进退，阴阳消长的整体反映。

② 【医理探微】
饶：富裕，丰富。阳道常饶，意为阳常有余。
成氏从"阳道常饶""阴道常乏"来阐释阳脉阴脉，说明阳脉多为有余，反映阳气（正气）的亢盛，阴脉多为不足，反映阳气（正气）的衰退。

①【医理探微】

结者,指"大便硬"。针对"为何会发生阳结阴结",成氏此说侧重正气,即为人体本身阴阳的偏颇。我们认为分析病机,邪正双方都应注意,不可偏执,应当结合起来研究。

②【注文浅释】

"计日传经之"说,我们应着重领会其精神实质,不应拘于日数,临床不会如此机械。

③【注文浅释】

这与《素问·调经论》"阳虚则外寒,阴虚则内热"精神相一致。

结者,气偏结固,阴阳之气不得而杂之①。阴中有阳,阳中有阴,阴阳相杂以为和,不相杂以为结。浮数,阳脉也。能食而不大便,里实也。为阳气结固,阴不得而杂之,是名阳结。沉迟,阴脉也。不能食,身体重,阴病也。阴病见阴脉,则当下利,今大便硬者,为阴气结固,阳不得而杂之,是名阴结。论其数者,伤寒之病,一日太阳,二日阳明,三日少阳,四日太阴,五日少阴,六日厥阴。至六日为传经尽,七日当愈;七日不愈者,谓之再传经,言再传经者,再自太阳而传,至十二日再至厥阴为传经尽,十三日当愈。十三日不愈者,谓之过经,言再传过太阳之经,亦依次而传之也。阳结为火,至十七日传少阴水,水能制火,火邪解散,则愈;阴结属水,至十四日传阳明土,土能制水,水邪解散,则愈②。彼邪气结甚,水又不能制火,土又不能制水,故当剧。《内经》曰:一候后则病,二候后则病甚,三候后则病危也。

问曰:病有洒淅恶寒而复发热者何?答曰:阴脉不足,阳往从之;阳脉不足,阴往乘之。曰:何谓阳不足?答曰:假令寸口脉微,名曰阳不足,阴气上入阳中,则洒淅恶寒也。曰:何谓阴不足?答曰:假令尺脉弱,名曰阴不足,阳气下陷入阴中,则发热也。

一阴一阳谓之道,偏阴偏阳谓之疾。阴偏不足,则阳得而从之;阳偏不足,则阴得而乘之。阳不足,则阴气上入阳中,为恶寒者,阴胜则寒矣;阴不足,阳气下陷入阴中,为发热者,阳胜则热矣③。

阳脉浮、阴脉弱者,则血虚,血虚则筋急也。

阳为气,阴为血。阳脉浮者,卫气强也;阴脉弱者,荣血弱也。《难经》曰:气主呴之,血主濡之。血虚,则不能濡润筋络,故筋急也。

其脉沉者,荣气微也。

《内经》云:脉者,血之府也。脉实则血实,脉虚则血虚,此其常也。脉沉者,知荣血内微也。

其脉浮,而汗出如流珠者,卫气衰也。

《针经》云:卫气者,所以温分肉,充皮肤,肥腠理,司开阖者也。脉浮,汗出如流珠者,腠理不密,开阖不司,为卫气外衰也。浮主候卫,沉主候荣,以浮沉别荣卫之衰微,理固然矣。然而衰甚于微,所以于荣言微,而卫言衰者,以其汗出如流珠,为阳气外脱,所以卫病甚于荣也。

荣气微者,加烧针,则血留不行,更发热而躁烦也。

卫阳也,荣阴也。烧针益阳而损阴。荣气微者,谓阴虚也。《内经》曰:阴虚生内热,方其内热,又加烧针以补阳,不唯两热相合而荣血不行,必更外发热而内躁烦也。

脉蔼蔼,如车盖者,名曰阳结也。

蔼蔼如车盖^①者,大而厌厌聂聂也。为阳气郁结于外,不与阴气和杂也。

脉累累,如循长竿者,名曰阴结也。

累累如循长竿者,连连而强直也。为阴气郁结于内,不与阳气和杂也。

脉瞥瞥,如羹上肥^②者,阳气微也。

轻浮而阳微也。

脉萦萦,如蜘蛛丝者,阳气衰也。

萦萦滞也,若萦萦惹惹之不利也。如蜘蛛丝者,至细也。微为阳微,细为阳衰。《脉要》曰:微为气痞,是未至于衰。《内经》曰:细则气少,以至细为阳衰宜矣。

脉绵绵,如泻漆之绝者,亡其血也。

绵绵者,连绵而软也。如泻漆之绝者,前大而后细

①【注文浅释】

蔼蔼如车盖:指盛大而摇摇荡荡的样子。

②【注文浅释】

瞥瞥:轻而虚浮的样子。羹上肥:肉坦上漂浮的脂沫。

①【注文浅释】
指脉来如泻漆时，漆汁流落前大而后细，连绵柔软，断而未绝的样子。

②【注文浅释】
天枢：足阳明胃经穴，为大肠之募穴。在脐中—神阙穴旁开2寸处。天枢开发，意指胃肠系统对食物的消化吸收。

③【注文浅释】
指脉来时前为阳气，后为阴气。

④【医理探微】
这段原文说的结脉、促脉是阴阳偏盛而出现的脉搏时有一止，并不是阴阳脱绝而引起的脉搏停止。阴阳脱绝之脉为无根之脉，为死脉；结脉、促脉有根，属于病脉。

⑤【医理探微】
由这条可以看出，数脉与动脉有相似之处，但数脉于寸关尺三部皆见，而动脉仅见于关部。

也①。《正理论》曰：天枢②开发，精移气变，阴阳交会，胃和脉生，脉复生也。阳气前先至，阴气后至，则脉前为阳气，后为阴气③。脉来前大后细，为阳气有余而阴气不足，是知亡血。

脉来缓，时一止复来者，名曰结。脉来数，时一止复来者，名曰促脉。阳盛则促，阴盛则结，此皆病脉。

脉一息四至曰平，一息三至曰迟，小快于迟曰缓，一息六至曰数。时有一止者，阴阳之气不得相续也。阳行也速，阴行也缓。缓以候阴，若阴气胜，而阳不能相续，则脉来缓而时一止；数以候阳，若阳气胜，而阴不能相续，则脉来数而时一止。伤寒有结代之脉，动而中止，不能自还为死脉。此结促之脉，止是阴阳偏胜，而时有一止，即非脱绝而止，云此皆病脉④。

阴阳相搏，名曰动。阳动则汗出，阴动则发热。形冷、恶寒者，此三焦伤也。

动，为阴阳相搏。方其阴阳相搏而虚者，则动。阳动为阳虚，故汗出；阴动为阴虚，故发热也。如不汗出，发热，而反形冷，恶寒者，三焦伤也。三焦者，原气之别使，主行气于阳。三焦既伤，则阳气不通而微，致身冷而恶寒也。《金匮要略》曰：阳气不通即身冷。《经》曰：阳微则恶寒。

若数脉见于关上，上下无头尾，如豆大，厥厥动摇者，名曰动也。

《脉经》云：阳出阴入，以关为界，关为阴阳之中也。若数脉见于关上，上下无头尾，如豆大，厥厥动摇者，是阴阳之气相搏也，故名曰动⑤。

阳脉浮大而濡，阴脉浮大而濡，阴脉与阳脉同等者，名曰缓也。

阳脉寸口也，阴脉尺中也。上下同等，无有偏胜者，是阴阳之气和缓也，非若迟缓之有邪也。阴阳偏胜者为结、为促，阴阳相搏者为动，阴阳气和者为缓，学者不可不知也。

脉浮而紧者，名曰弦也。弦者状如弓弦，按之不移也。脉紧者，如转索无常也。

《脉经》云：弦与紧相类，以弦为虚，故虽紧如弦，而按之不移，不移则不足也。《经》曰：弦则为减，以紧为实，是切之如转索无常而不散。《金匮要略》曰：脉紧如转索无常者，有宿食也。

脉弦而大，弦则为减，大则为芤。减则为寒，芤则为虚。寒虚相搏，此名为革。妇人则半产、漏下，男子则亡血、失精。

弦则为减，减则为寒①。寒者，谓阳气少也。大则为芤，芤则为虚。虚者，谓血少不足也。所谓革者，言其既寒且虚，则气血改革，不循常度。男子得之，为真阳减，而不能内固，故主亡血、失精；妇人得之，为阴血虚，而不能滋养，故主半产、漏下。

问曰：病有战而汗出，因得解者，何也？答曰：脉浮而紧，按之反芤，此为本虚，故当战而汗出也。其人本虚，是以发战。以脉浮，故当汗出而解也。

浮为阳，紧为阴，芤为虚。阴阳争则战，邪气将出，邪与正争，其人本虚②，是以发战。正气胜则战，战已复发热而大汗解也。

若脉浮而数，按之不芤，此人本不虚。若欲自解，但汗出耳，不发战也。

浮、数，阳也。本实阳胜，邪不能与正争，故不发战也。

①【注文浅释】
指脉形弦且大，但是中候无力，所以说这种弦是阳气衰减。故成尼说"减则为寒"。

②【注文浅释】
这个"本"，乃是指病因、病机，应包括正与邪两个方面，而不专指正气。

问曰：病有不战而汗出解者，何也？答曰：脉大而浮数，故知不战汗出而解也。

阳胜则热，阴胜则寒，阴阳争则战，脉大而浮数皆阳也。阳气全胜，阴无所争，何战之有。

问曰：病有不战、不汗出而解者，何也？答曰：其脉自微，此以曾经发汗、若吐、若下、若亡血，以内无津液，此阴阳自和，必自愈，故不战、不汗出而解也。

脉微者，邪气微也。邪气已微，正气又弱，脉所以微。既经发汗、吐下、亡阳、亡血，内无津液，则不能作汗，得阴阳气和，而自愈也。

问曰：伤寒三日，脉浮数而微，病人身凉和者，何也？答曰：此为欲解也，解以夜半。脉浮而解者，濈然汗出也；脉数而解者，必能食也；脉微而解者，必大汗出也。

伤寒三日，阳去入阴之时，病人身热，脉浮数而大，邪气传也；若身凉和，脉浮数而微者，则邪气不传而欲解也。解以夜半者，阳生于子①也。脉浮，主濈然汗出而解者，邪从外散也；脉数，主能食而解者，胃气和也；脉微，主大汗出而解者，邪气微也②。

问曰：脉病，欲知愈未愈者，何以别之？答曰：寸口、关上、尺中、三处大小、浮沉、迟数同等，虽有寒热不解者，此脉阴阳为和平，虽剧当愈。

三部脉均等，即正气已和，虽有余邪，何害之有！

立夏得洪大脉，是其本位，其人病身体苦疼重者，须发其汗；若明日身不疼不重者，不须发汗；若汗濈濈自出者，明日便解矣。何以言之？立夏得洪大脉，是其时脉，故使然也。四时仿此。

脉来应时，为正气内固，虽外感邪气，但微自汗出而亦解尔。《内经》曰：脉得四时之顺者病无他③。

①【注文浅释】
子：指子时，夜半属于子时。

②【临证薪传】
本条的脉证，一定要联系起来看，才能全面了解。身凉和，为邪不传、病欲解的依据。病解的时间，是根据阴阳消长的道理来判断的，夜半阴尽阳生，所以说"解以夜半"。

③【注文浅释】
引自《素问·平人气象论》："脉得四时之顺，曰病无他；脉反四时及不间藏，曰难已。"

问曰：凡病欲知何时得？何时愈？答曰：假令夜半得病，明日日中愈；日中得病夜半愈。何以言之？日中得病，夜半愈者，以阳得阴则解也。夜半得病，明日日中愈者，以阴得阳则解也。

日中得病者，阳受之；夜半得病者，阴受之。阳不和，得阴则和，是解以夜半；阴不和，得阳则和，是解以日中。经曰：用阳和阴，用阴和阳。

寸口脉，浮为在表，沉为在里，数为在腑，迟为在脏。假令脉迟，此为在脏也。

《经》曰：诸阳浮数为乘腑，诸阴迟涩为乘脏[①]。

趺阳脉浮而涩，少阴脉如经也。其病在脾，法当下利。何以知之？若脉浮大者，气实血虚也。今趺阳脉浮而涩，故知脾气不足，胃气虚也。以少阴脉弦而浮才见此为调脉，故称如经也。若反滑而数者，故知当屎脓也。

趺阳者，胃之脉。诊得浮而涩者，脾胃不足也。浮者，以为气实，涩者，以为血虚者，此非也。《经》曰：脉浮而大，浮为气实，大为血虚。若脉浮大，当为气实血虚。今趺阳脉浮而涩，浮则胃虚，涩则脾寒，脾胃虚寒，则谷不消，而水不别，法当下利。少阴肾脉也，肾为肺之子，为肝之母，浮为肺脉，弦为肝脉，少阴脉弦而浮，为子母相生，故云调脉。若滑而数者，则客热在下焦，使血流腐而为脓，故屎脓也。

寸口脉浮而紧，浮则为风，紧则为寒。风则伤卫，寒则伤荣。荣卫俱病，骨节烦疼，当发其汗也。

《脉经》云：风伤阳，寒伤阴。卫为阳，荣为阴，风为阳，寒为阴，各从其类而伤也。《易》曰：水流湿，火就燥者是矣。卫得风则热，荣得寒则痛。荣卫俱病，故致骨节烦疼，当与麻黄汤，发汗则愈。

①【注文浅释】

本条以脉之浮沉迟数配表里脏腑，是言其常，非言其变。然不管伤寒杂病，不管脏腑表里，都有可能出现以上脉象，需作具体分析，不可拘泥。

趺阳脉迟而缓,胃气如经也。趺阳脉浮而数,浮则伤胃,数则动脾,此非本病,医特下之所为也。荣卫内陷,其数先微,脉反但浮,其人必大便硬,气噫而除。何以言之?本以数脉动脾,其数先微,故知脾代不治,大便硬,气噫而除。今脉反浮,其数改微,邪气独留,心中则饥,邪热不杀谷,潮热发渴,数脉当迟缓,脉因前后度数如法,病者则饥。数脉不时,则生恶疮也。

经,常也。趺阳之脉以候脾胃,故迟缓之脉为常。若脉浮数,则为医妄下,伤胃动脾,邪气乘虚内陷也。邪在表则见阳脉,邪在里则见阴脉。邪在表之时,脉浮而数也,因下里虚,荣卫内陷,邪客于脾,以数则动脾。今数先微,则是脾邪先陷于里也。胃虚脾热,津液干少,大便必硬。《针经》曰:脾病善噫,得后出余气,则快然而衰。今脾客邪热,故气噫而除。脾能消磨水谷,今邪气独留于脾,脾气不治,心中虽饥而不能杀谷也。脾主为胃行其津液,脾为热烁,故潮热而发渴也。趺阳之脉,本迟而缓,因下之后,变为浮数,荣卫内陷,数复改微,是脉因前后度数如法[1]。邪热内陷于脾,而心中善饥也。数脉不时者,为数当改微,而复不微,如此则是邪气不传于里,但郁于荣卫之中,必出自肌皮,为恶疮也。

师曰:病人脉微而涩者,此为医所病也。大发其汗,又数大下之,其人亡血,病当恶寒,后乃发热,无休止时。夏月盛热,欲着复衣;冬月盛寒,欲裸其身。所以然者,阳微则恶寒,阴弱则发热。此医发其汗。令阳气微,又大下之,令阴气弱,五月之时,阳气在表,胃中虚冷,以阳气内微,不能胜冷,故欲着复衣;十一月之时,阳气在里,胃中烦热,以阴气内弱,不能胜热,故欲裸其身。又阴脉迟涩,故知血亡也。

① 【注文浅释】

《医宗金鉴》从治法解释"数度如法",较易理解:"医者前后施治如法,而浮数之脉自当迟缓如经。"

微为亡阳，涩则无血，不当汗而强与汗之者，令阳气微，阴气上入阳中，则恶寒，故曰阳微则恶寒。不当下而强与下之者，令阴气弱，阳气下陷入阴中则发热，故曰阴弱则发热。气为阳，血为阴，阳脉以候气，阴脉以候血，阴脉迟涩，为荣血不足，故知亡血。《经》曰：尺脉迟者，不可发汗，以荣气不足，血少故也[①]。

脉浮而大，心下反硬，有热属脏者，攻之，不令发汗。

浮大之脉，当责邪在表。若心下反硬者，则热已甚，而内结也。有热属脏者，为别无虚寒，而但见里热也。脏属阴，为悉在里，故可下之。攻之，谓下之也，不可谓脉浮大，更与发汗。《病源》曰：热毒气乘心，心下痞满，此为有实，宜速下之。

属腑者，不令溲数。溲数则大便硬，汗多则热愈，汗少则便难，脉迟尚未可攻。

虽心下硬，若余无里证，但见表证者，为病在阳，谓之属腑，当先解表，然后攻痞。溲，小便也。勿为饮结，而利小便，使其溲数，大便必硬也。《经》曰：小便数者，大便必硬。谓走其津液也。汗多则邪气除，而热愈；汗少，则邪热不尽，又走其津液，必便难也。硬家当下，设脉迟，则未可攻。以迟为不足，即里气未实，故也。

脉浮而洪，身汗如油，喘而不休，水浆不下，形体不仁，乍静乍乱，此为命绝也。

病有不可治者，为邪气胜于正气也。《内经》曰：大则邪至。又曰：大则病进。脉浮而洪者，邪气胜也；身汗如油，喘而不休者，正气脱也；四时以胃气为本，水浆不下者，胃气尽也。一身以荣卫为充，形体不仁者，荣卫绝也；不仁为痛痒俱不知也。《针经》曰：荣卫不行，故为不仁。争则乱，安则静，乍静乍乱者，正与邪争，正负邪胜也。正

①【注文浅释】
引自《伤寒论·辨太阳病脉证并治》："脉浮紧者，法当身疼痛，宜以汗解之；假令尺中迟者，不可发汗，何以知然，以荣气不足，血少故也。"

气已脱,胃气又尽,荣卫俱绝,邪气独胜,故曰命绝也。

又未知何脏先受其灾。若汗出发润,喘不休者,此为肺先绝也。

肺,为气之主,为津液之帅。汗出、发润者,津脱也。喘不休者、气脱也。

阳反独留,形体如烟熏,直视摇头者,此为心绝也。

肺主气,心主血,气为阳,血为阴。阳反独留者,则为身体大热,是血先绝而气独在也。形体如烟熏者,为身无精华,是血绝不荣于身也。心脉侠咽系目,直视者,心经绝也。头为诸阳之会,摇头者,阴绝而阳无根也。

唇吻反青,四肢蛰习^①者,此为肝绝也。

唇吻者,脾之候。肝色青,肝绝则真色见于所胜之部也。四肢者,脾所主。肝主筋,肝绝则筋脉引急,发于所胜之分也。蛰习者,为振动,若搐搦,手足时时引缩也。

①【注文浅释】
四肢蛰习:形容手足颤摇振动的状态,如小鸟学习飞腾时振奋不已的样子。

环口黧黑,柔汗发黄者,此为脾绝也。

脾主口唇,绝则精华去,故环口黧黑。柔为阴,柔汗,冷汗也。脾胃为津液之本,阳气之宗,柔汗发黄者,脾绝而阳脱,真色见也。

溲便遗失,狂言,目反直视者,此为肾绝也。

肾司开阖,禁固便溺。溲便遗失者,肾绝不能约制也。肾藏志,狂言者,志不守也。《内经》曰:狂言者,是失志矣,失志者死。《针经》曰:五脏之精气皆上注于目,骨之精为瞳子,目反直视者,肾绝。则骨之精,不荣于瞳子,而瞳子不转也。

又未知何脏阴阳前绝。若阳气前绝,阴气后竭者,其人死,身色必青;阴气前绝,阳气后竭者,其人死,身色必赤,腋下温,心下热也。

阳主热而色赤,阴主寒而色青。其人死也,身色青,则阴未离乎体,故曰阴气后竭。身色赤,腋下温,心下热,则阳未离乎体,故曰阳气后竭。《针经》云:人有两死而无两生,此之谓也①。

寸口脉浮大,而医反下之,此为大逆。浮则无血,大则为寒,寒气相搏,则为肠鸣,医乃不知,而反饮冷水,令汗大出,水得寒气,冷必相搏,其人即饸②。

《经》云:脉浮大,应发汗,若反下之,为大逆。浮大之脉,邪在表也,当发其汗,若反下之,是攻其正气,邪气得以深入,故为大逆。浮则无血③者,下后亡血也;大则为寒者,邪气独在也。寒邪因里虚而入,寒气相搏,乃为肠鸣,医见脉大,以为有热,饮以冷水,欲令水寒胜热而作大汗,里先虚寒,又得冷水,水寒相搏,使中焦之气涩滞,故令饸也。

趺阳脉浮,浮则为虚,浮虚相搏,故令气饸,言胃气虚竭也。脉滑,则为哕。此为医咎,责虚取实,守空迫血。脉浮、鼻中燥者,必衄也。

趺阳脉浮为饸,脉滑为哕,皆医之咎,责虚取实之过也。《内经》曰:阴在内,阳之守也;阳在外,阴之使也。发汗攻阳,亡津液,而阳气不足者,谓之守空④。《经》曰:表气微虚,里气不守,故使邪中于阴也。阳不为阴守,邪气因得而入之,内搏阴血,阴失所守,血乃妄行,未知从何道而出。若脉浮,鼻燥者,知血必从鼻中出也。

诸脉浮数,当发热,而洒淅恶寒,若有痛处,饮食如常者,畜积有脓也。

浮数之脉,主邪在经。当发热,而洒淅恶寒,病人一身尽痛,不欲饮食者,伤寒也。若虽发热恶寒,而痛偏着一处,饮食如常者,即非伤寒,是邪气郁结于经络之间,血气壅遏不通,欲畜聚而成痈脓也。

①【注文浅释】
可理解为:人死亡时有阴气后竭和阳气后竭两种状态,但在出生时却无两种状态,即出生时状态都基本相同。

②【注文浅释】
饸(yē):通"噎"。

③【注文浅释】
脉浮,说明气分病而血分无病。

④【注文浅释】
守空:荣在内为守。即内守的荣血空虚之意。

脉浮而迟,面热赤而战惕者,六七日当汗出而解。反发热者,瘥迟。迟为无阳,不能作汗,其身必痒也。

脉浮,面热赤者,邪气外浮于表也;脉迟,战惕者,本气不足也。六七日为传经尽,当汗出而解之时。若当汗不汗,反发热者,为里虚津液不多,不能作汗,既不汗,邪无从出,是以瘥迟。发热为邪气浮于皮肤,必作身痒也。经曰:以其不能得小汗出,故其身必痒也^①。

寸口脉阴阳俱紧者,法当清邪中于上焦,浊邪中于下焦。清邪中上,名曰洁也;浊邪中下,名曰浑也。阴中于邪,必内栗也。表气微虚,里气不守,故使邪中于阴也。阳中于邪,必发热、头痛、项强、颈挛、腰痛、胫酸,所为阳中雾露之气,故曰清邪中上。浊邪中下,阴气为栗,足膝逆冷,便溺妄出,表气微虚,里气微急,三焦相溷,内外不通,上焦怫郁,脏气相熏,口烂食龂也。中焦不治,胃气上冲,脾气不转,胃中为浊,荣卫不通,血凝不流。若卫气前通者,小便赤黄,与热相搏,因热作使,游于经络,出入脏腑,热气所过,则为痈脓。若阴气前通者,阳气厥微,阴无所使,客气内入,嚏而出之,声嗢咽塞,寒厥相逐,为热所拥,血凝自下状如豚肝。阴阳俱厥,脾气独弱,五液注下,下焦不阖,清便下重,令便数、难,脐筑湫痛,命将难全。

浮为阳,沉为阴。阳脉紧,则雾露之气中于上焦;阴脉紧,则寒邪中于下焦。上焦者,太阳也。下焦者,少阴也。发热,头痛,项强,颈挛,腰疼,胫酸者,雾露之气中于太阳之经也;浊邪中下,阴气为栗,足胫逆冷,便溺妄出者寒邪中于少阴也。因表气微虚,邪入而客之,又里气不守,邪乘里弱,遂中于阴,阴虚遇邪,内为惧栗,致气微急矣。《内经》曰:阳病者,上行极而下;阴病者,下行极而上。此上焦之邪,甚则下干中焦,下焦之邪,甚则上干中

① 【注文浅释】

引自《伤寒论·辨太阳病脉证并治》:"太阳病,得之八九日,如疟状,发热恶寒,热多寒少,其人不呕,清便欲自可,一日二三度发。脉微缓者,为欲愈也;脉微而恶寒者,此阴阳俱虚,不可更发汗更下更吐也;面色反有热色者,未欲解也,以其不能得小汗出,身必痒,宜桂枝麻黄各半汤。"

焦，由是三焦溷①乱也。三焦主持诸气，三焦既相溷乱，则内外之气，俱不得通，膻中为阳气之海，气因不得通于内外，怫郁于上焦而为热，与脏相熏，口烂食龂。《内经》曰：隔热不便，上为口糜。中焦为上下二焦之邪溷乱，则不得平治。中焦在胃之中，中焦失治，胃气因上冲也。脾坤也，坤助胃气，消磨水谷，脾气不转，则胃中水谷不得磨消，故胃中浊也。《金匮要略》曰：谷气不消，胃中苦浊。荣者，水谷之精气也；卫者，水谷之悍气也。气不能布散，致荣卫不通，血凝不流。卫气者，阳气也；荣血者，阴气也。阳主为热，阴主为寒。卫气前通者，阳气先通而热气得行也。《内经》曰：膀胱者，津液藏焉，化则能出。以小便赤黄，知卫气前通也。热气与胃气，相搏而行，出入脏腑，游于经络，经络客热，则血凝肉腐，而为痈脓。此见其热气得行。若阴气前通者，则不然，阳在外为阴之使，因阳气厥微，阴无所使，遂阴气前通也。《内经》曰：阳气者，卫外而为固也。阳气厥微，则不能卫外，寒气因而客之。鼻者，肺之候，肺主声，寒气内入者，客于肺经，则嚏而出之。声嗢②咽塞，寒者，外邪也；厥者，内邪也。外内之邪合并，相逐为热，则血凝不流。今为热所拥，使血凝自下，如豚肝也。上焦阳气厥，下焦阴气厥，二气俱厥，不相顺接，则脾气独弱，不能行化气血，滋养五脏，致五脏俱虚，而五液注下。《针经》曰：五脏不和，使液溢而下流于阴。阖，合也。清，圊也。下焦气脱而不合，故数便而下重。脐为生气之原，脐筑湫痛③，则生气欲绝，故曰命将难全。

脉阴阳俱紧者，口中气出，唇口干燥，蜷卧足冷，鼻中涕出，舌上苔滑，勿妄治也。到七日来，其人微发热，手足温者，此为欲解。或到八日上，反大发热者，此为难治。设使恶寒者，必欲呕也。腹内痛者，必欲利也。

①【注文浅释】
溷(hùn)：通"混"。

②【注文浅释】
声嗢(wū)：形容出声短促。张令韶注："声混浊而难出之貌。"

③【注文浅释】
脐筑湫痛：寒气壅聚所致的脐腹拘急绞痛。

①【医理探微】

脉阴阳俱紧：历代医家对此阴阳在不同条文处有不同解释，一是指脉的部位，尺为阴，寸为阳，即寸、关、尺三部皆紧；二是指按脉的浮沉，沉取为阴，浮取为阳，此即指浮取、沉取皆紧。紧脉指脉来的形状如同转动的绳索，紧张有力。

脉阴阳俱紧①，为表里客寒。寒为阴，得阳则解。口中气出，唇口干燥者，阳气渐复，正气方温也。虽尔，然而阴未尽散，蜷卧足冷，鼻中涕出，舌上滑苔，知阴犹在也。方阴阳未分之时，不可妄治，以偏阴阳之气。到七日已来，其人微发热，手足温者，为阴气已绝，阳气得复，是为欲解。若过七日不解，到八日已上，反发大热者，为阴极变热，邪气胜正，故云难治。阳脉紧者，寒邪发于上焦，上焦主外也；阴脉紧者，寒邪发于下焦，下焦主内也。设使恶寒者，上焦寒气胜，是必欲呕也；复内痛者，下焦寒气胜，是必欲利也。

脉阴阳俱紧，至于吐利，其脉独不解，紧去安，此为欲解。若脉迟至六七日，不欲食，此为晚发，水停故也，为未解；食自可者，为欲解。

脉阴阳俱紧，为寒气甚于上下。至于吐利之后，紧脉不罢者，为其脉独不解，紧去则人安，为欲解。若脉迟至六七日，不欲食者，为吐利后脾胃大虚。《内经》曰：饮入于胃，游溢精气，上输于脾，脾气散精，上归于肺，通调水道，下输膀胱，水精四布，五经并行。脾胃气强，则能输散水饮之气；若脾胃气虚，则水饮内停也。所谓晚发者，后来之疾也。若至六七日而欲食者，则脾胃已和，寒邪已散，故云欲解。

病六七日，手足三部脉皆至，大烦而口噤不能言，其人躁扰者，必欲解也。

烦，热也。传经之时，病人身大烦，口噤不能言，内作躁扰，则阴阳争胜。若手足三部脉皆至，为正气胜，邪气微，阳气复，寒气散，必欲解也。

若脉和，其人大烦，目重，睑内际黄者，此为欲解也。

《脉经》曰：病人两目眦有黄色起者，其病方愈。病以脉为主，若目黄大烦，脉不和者，邪胜也，其病为进；目黄大烦，而脉和者，为正气已和，故云欲解。

脉浮而数，浮为风，数为虚^①，风为热，虚为寒，风虚相搏，则洒淅恶寒也。

①【注文浅释】
此处"虚"字，是指正气受邪，正与邪相对而言，并不是真正的虚弱。

《内经》曰：有者为实，无者为虚。气并则无血，血并则无气。风则伤卫，数则无血。浮数之脉，风邪并于卫，卫胜则荣虚也。卫为阳，风搏于卫，所以为热；荣为阴，荣气虚，所以为寒。风并于卫者，发热，恶寒之证具矣。

脉浮而滑，浮为阳，滑为实，阳实相搏，其脉数疾，卫气失度。浮滑之脉数疾，发热汗出者，此为不治。

浮为邪气并于卫，而卫气胜；滑为邪气并于荣，而荣气实。邪气胜实，拥于荣卫，则荣卫行速，故脉数疾。一息六至曰数，平人脉一息四至，卫气行六寸，今一息六至，则卫气行九寸，计过平人之半，是脉数疾，知卫气失其常度也。浮滑数疾之脉，发热汗出而当解；若不解者，精气脱也，必不可治。经曰：脉阴阳俱盛，大汗出不解者，死。

伤寒咳逆上气，其脉散者，死。谓其形损故也。

《千金方》云：以喘嗽为咳逆，上气者肺病，散者心脉，是心火刑于肺金也。《内经》曰：心之肺谓之死阴，死阴之属，不过三日而死，以形见其损伤故也。

平脉法　第二

问曰：脉有三部，阴阳相乘。荣卫血气，在人体躬。呼吸出入，上下于中，因息游布，津液流通。随时动作，效象形容，春弦秋浮，冬沉夏洪。察色观脉，大小不同，一时

①【注文浅释】

衡铨：量轻重的器具。

②【注文浅释】

引自《素问·脉要精微论》，成氏以四时常度比喻营卫流行之正常法度。

③【注文浅释】

五脏之常脉：肾脉沉，心脉洪，肺脉浮，肝脉弦。四时之常脉：春弦，夏洪，秋浮，冬沉。

④【注文浅释】

循环无端：往复回旋，没有终始。引自《灵枢·营卫生会》："人受气于谷，谷入于胃，以传于肺，五脏六腑皆以受气，其清者为营，浊者为卫，营行脉中，卫行脉外，营周不休，五十而复大会，阴阳相贯，如环无端，故知营卫相随也。"

⑤【注文浅释】

经脉流行，复大会于寸口，脏腑虚实乃可见之。

⑥【医理探微】

脉浮虚：太阳中风，阳浮而阴弱。此处脉浮虚乃寸浮尺弱。脉牢坚：寒则牢坚，有牢固之象。牢脉，似沉似伏，实大而长，微弦。（《脉经》）

⑦【注文浅释】

潨(xù)：水聚曰潨。

⑧【注文浅释】

支饮：水饮停积胸膈，不能消化，支乘于心，故名支饮，其状令人心下筑悸，咳逆喘息，饮食不下，身体虚浮，形如肿是也。（《圣济总录》）

之间，变无经常。尺寸参差，或短或长。上下乖错，或存或亡。病辄改易，进退低昂。心迷意惑，动失纪纲。愿为具陈，令得分明。师曰：子之所问，道之根源。脉有三部，尺寸及关。

寸为上部，关为中部，尺为下部。

荣卫流行，不失衡铨。

衡铨①者，称也，可以称量轻重。《内经》曰：春应中规，夏应中矩，秋应中衡，冬应中权②。荣行脉中，卫行脉外，荣卫与脉相随，上下应四时，不失其常度。

肾沉、心洪、肺浮、肝弦，此自经常，不失铢分。

肾，北方水，旺于冬，而脉沉；心，南方火，旺于夏而脉洪；肺，西方金，旺于秋，而脉浮；肝，东方木，旺于春而脉弦。此为经常，铢分之不差也。③

出入升降，漏刻周旋，水下二刻，一周循环。

人身之脉，计长一十六丈二尺，一呼脉行三寸，一吸脉行三寸，一呼一吸为一息，脉行六寸。一日一夜，漏水下百刻，人一万三千五百息，脉行八百一十丈，五十度周于身。则一刻之中，人一百三十五息，脉行八丈一尺。水下二刻，人二百七十息，脉行一十六丈二尺，一周于身也。脉经之行，终而复始，若循环之无端④也。

当复寸口，虚实见焉。

经脉之始，从中焦注于手太阴寸口，二百七十息，脉行一周身，复还至于寸口。寸口为脉之经始，故以诊视虚实焉⑤。《经》曰：虚实死生之要，皆见于寸口之中。

变化相乘，阴阳相干。风则浮虚，寒则牢坚；沉潜水潨支饮急弦；动则为痛，数则热烦。

风伤阳，故脉浮虚；寒伤阴，故脉牢坚⑥；畜积于内者，谓之水潨⑦，故脉沉潜；支散于外者，谓之支饮⑧，故脉急弦；动则阴阳相搏，相搏则痛生焉①；数为阳邪气胜，阳胜则热烦焉。

设有不应，知变所缘，三部不同，病各异端。

脉与病不相应者，必缘传变之所致。三部以候五脏之气，随部察其虚实焉。

太过可怪，不及亦然。邪不空见，中必有奸，审察表里，三焦别焉。知其所舍，消息诊看，料度腑脏，独见若神。为子条记，传与贤人。

太过、不及之脉，皆有邪气干于正气，审看在表在里，入腑入脏，随其所舍而治之。

师曰：呼吸者，脉之头也。

《难经》曰：一呼脉行三寸，一吸脉行三寸，以脉随呼吸而行，故言脉之头也②。

初持脉，来疾去迟，此出疾入迟，名曰内虚外实也。初持脉，来迟去疾，此出迟入疾，名曰内实外虚也。

外为阳，内为阴。《内经》曰：来者为阳，去者为阴。是出以候外，入以候内。疾为有余，有余则实；迟为不足，不足则虚。来疾去迟者，阳有余而阴不足，故曰内虚外实；来迟去疾者，阳不足而阴有余，故曰内实外虚。

问曰：上工望而知之，中工问而知之，下工脉而知之，愿闻其说。师曰：病家人请，云病人苦发热，身体疼，病人自卧。师到，诊其脉，沉而迟者，知其瘥也。何以知之？表有病者，脉当浮大，今脉反沉迟，故知愈也。

望以观其形证，问以知其所苦，脉以别其表里。病苦发热、身疼，邪在表也，当卧不安，而脉浮数。今病人自卧，而脉沉迟者，表邪缓也，是有里脉而无表证，则知表邪当愈也。

假令病人云腹内卒痛，病人自坐。师到，脉之，浮而

① 【医理探微】
动为阴阳相搏之候，阳动则汗出，阴动则发热。《诊宗三昧》
阴阳不和，气搏击则痛。阴阳相搏，心脾不安，动乃痛作。《脉诀汇辨》

② 【注文浅释】
脉随气之出入而来去，故呼吸是其源头也。

大者,知其瘥也。何以知之？若里有病者,脉当沉而细,今脉浮大,故知愈也。

腹痛者,里寒也。痛甚则不能起,而脉沉细。今病人自坐,而脉浮大者,里寒散也,是有表脉而无里证也,则知里邪当愈。是望证、问病、切脉三者,相参而得之,可为十全之医。《针经》曰：知一为上,知二为神,知三神且明矣。

师曰：病家人来请,云病人发热,烦极。明日师到,病人向壁卧,此热已去也。设令脉不和,处言已愈。

发热、烦极,则不能静卧。今向壁静卧,知热已去。

设令向壁卧,闻师到,不惊起而盼视[1],若三言三止,脉之,咽唾者,此诈病也。设令脉自和,处言此病大重,当须服吐下药,针灸数十百处,乃愈。

诈病者,非善人,以言恐之,使其畏惧,则愈。医者意也,此其是欤。

师持脉,病人欠者,无病也。

《针经》曰：阳引而上,阴引而下,阴阳相引,故欠[2]。阴阳不相引则病,阴阳相引则和。是欠者,无病也。

脉之,呻者,病也。

呻,为呻吟之声。身有所苦,则然也。

言迟者,风也。

风客于中[3],则经络急,舌强难运用也。

摇头言者,里痛也。

里有病,欲言,则头为之战摇。

行迟者,表强也。

表强[4]者,由筋络引急,而行步不利也。

坐而伏者,短气也。

短气者,里不和也,故坐而喜伏。

坐而下一脚者,腰痛也。

《内经》曰：腰者，身之大关节也。腰痛，为大关节不利，故坐不能正，下一脚^①，以缓腰中之痛也。

里实护腹，如怀卵物者，心痛也。

心痛，则不能伸仰，护腹以按其痛。

师曰：伏气之病，以意候之，今月之内，欲有伏气。假今旧有伏气，当须脉之。若脉微弱者，当喉中痛似伤，非喉痹也。病人云：实咽中痛，虽尔今复欲下利。

冬时感寒，伏藏于经中，不即发者，谓之伏气。至春分之时，伏寒欲发，故云今月之内，欲有伏气。假令伏气已发，当须脉之，审在何经。得脉微弱者，知邪在少阴，少阴之脉，循喉咙，寒气客之，必发咽痛。肾司开阖，少阴治在下焦，寒邪内甚，则开阖不治，下焦不约，必成下利。故云：虽尔咽痛，复欲下利。

问曰：人病恐怖者，其脉何状？师曰：脉形如循丝，累累然，其面白脱色也。

《内经》曰：血气者，人之神。恐怖者，血气不足，而神气弱也。脉形似循丝，累累^②然，面白脱色者，《针经》曰：血夺者，色夭然不泽。其脉空虚，是知恐怖，为血气不足。^③

问曰：人不饮，其脉何类？师曰：其脉自涩，唇口干燥也。

涩为阴，虽主亡津液，而唇口干燥，以阴为主内，故不饮也。^④

问曰：人愧者，其脉何类？师曰：脉浮，而面色乍白乍赤。

愧者，羞也。愧则神气怯弱，故脉浮，而面色变改不常也。

问曰：经说脉有三菽、六菽重者，何谓也？师曰：脉

人以指按之如三菽之重者，肺气也；如六菽之重者，心气也；如九菽之重者，脾气也。如十二菽之重者，肝气也；按之至骨者，肾气也。

　　菽，豆也。《难经》曰：如三菽之重，与皮毛相得者，肺部也；如六菽之重，与血脉相得者，心部也①；如九菽之重，与肌肉相得者，脾部也；如十二菽之重，与筋平者，肝部也；按之至骨，举指来疾者，肾部也。各随所主之分，以候脏气。

　　假令下利，寸口、关上、尺中，悉不见脉。然尺中时一小见，脉再举头者，肾气也。若见损脉来至，为难治。

　　《脉经》曰：冷气在胃中，故令脉不通。下利不见脉，则冷气客于脾胃。今尺中时一小见，为脾虚肾气所乘②。脉再举头者③，脾为肾所乘也。若尺中之脉更或减损，为肾气亦衰，脾复胜之，鬼贼相刑，故云难治，是脾胜不应时也。

　　问曰：脉有相乘、有纵、有横、有逆、有顺，何谓也？师曰：水行乘火，金行乘木，名曰纵；火行乘水，木行乘金，名曰横；水行乘金，火行乘木，名曰逆；金行乘水，木行乘火，名曰顺也。

　　金胜木，水胜火。纵者，言纵任其气，乘其所胜；横者，言其气横逆，反乘所不胜也。纵横与恣纵、恣横之义通。水为金子，火为木子，子行乘母，其气逆也；母行乘子，其气顺也。④

　　问曰：脉有残贼，何谓也？师曰：脉有弦、紧、浮、滑、沉、涩，此六者名曰残贼，能为诸脉作病也。

　　为人病脉，名曰八邪，风寒暑湿伤于外也，饥饱劳逸伤于内也。经脉者，荣卫也。荣卫者，阴阳也。其为诸经脉作病者，必由风寒暑湿，伤于荣卫，客于阴阳之中。风

①【注文浅释】
　　菽：豆的总称。"三菽""六菽"等是说诊脉时布指用力的轻重。

②【医理探微】
　　脾虚肾气所乘：土克水，土虚至极，故水来乘土，反克己所不胜。

③【注文浅释】
　　再举头者，谓一呼再起头，一吸再举头，合为四至，乃尺中时一小见之脉四至。《医宗金鉴》

④【注文浅释】
　　纵、横、顺、逆的名称，形象比喻了五行生克关系，同时可联系病情的微甚虚实来理解此句。

则脉浮,寒则脉紧,中暑则脉滑,中湿则脉涩,伤于阴则脉沉,伤于阳则脉浮。所以谓之残贼者,伤良曰残,害良曰贼,以能伤害正气也。①

问曰:脉有灾怪,何谓也? 师曰:假令人病,脉得太阳,与形证相应,因为作汤。比还送汤如食顷,病人乃大吐,若下利,腹中痛。师曰:我前来不见此证,今乃变异,是名灾怪。又问曰:何缘作此吐利? 答曰:或有旧时服药,今乃发作,故为灾怪耳。

医以脉证与药相对而反变异,为其灾可怪,故名灾怪。②

问曰:东方肝脉,其形何似? 师曰:肝者,木也,名厥阴。其脉微弦濡弱而长,是肝脉也。肝病自得濡弱者,愈也。

《难经》曰:春脉弦者,肝、东方木也,万物始生,未有枝叶,故脉来濡弱而长,故曰弦。是肝之平脉,肝病得此脉者,为肝气已和也。③

假令得纯弦脉者,死。何以知之? 以其脉如弦直,是肝脏伤,故知死也。

纯弦者,为如弦直而不软,是中无胃气,为真脏之脉。《内经》曰:死肝脉来,急益劲,如新张弓弦。

南方心脉,其形何似? 师曰:心者,火也,名少阴。其脉洪大而长,是心脉也。心病自得洪大者,愈也。

心旺于夏,夏则阳外胜,气血淖溢④,故其脉来洪大而长也。

假令脉来微去大,故名反,病在里也。脉来头小本大者,故名食,病在表也。上微头小者,则汗出,下微本大者,则为关格不通,不得尿。头无汗者可治,有汗者死。

心脉来盛去衰为平,来微去大,是反本脉。《内经》

①【医理探微】

成氏认为来盛去衰当为心脉本象，来微去大与来盛去衰相反，故反本脉。微为正气，大为邪气，故来微为表和，去大则为里病，故来微去大是表和里病。果如所说，那么来盛去衰，是否能说是表病里和呢？显然难以自圆其说。本条可参张隐庵注："夫心者火也，火性上炎，脉当来大去微，今来微去大，反其火性，故名反；此心气内郁，不充于外，故病在里。"

②【医理探微】

成氏释义"食"为邪先在里，复还于表，有失妥帖，将"头小本大"转换为前小后大，亦其意难明。本条可遵张隐庵之注解："夫心者火也，火性上炎，脉当头大本小，今头小本大，是下者反上，上者反下，故名覆；此心气外虚，不荣与内，故病在表也。"

③【注文浅释】

《景岳全书》云："头汗之证有二，一为邪热上壅，一为阳气内脱也。关格已是正气不通，出现头汗乃是阳气内脱，故难治；若无汗者，乃阳气尚存，可治。"

④【注文浅释】

火克金乃为五行正常的生克规律，此处当为心火亢盛，火来乘金之义。

⑤【注文浅释】

五脏病得脉宜相生而不宜相克。见其色而不得其脉，反得其相胜之脉，则死矣；得其相生之脉，则病已矣。（《灵枢·邪气藏府病形》）

曰：大则邪至，小则平。微为正气，大为邪气。来以候表，来微则知表和；去以候里，去大则知里病。《内经》曰：心脉来不盛去反盛，此为不及，病在中①。头小本大者，即前小后大也。小为正气，大为邪气，则邪气先在里，今复还于表，故名曰食②。不云去而止云来者，是知在表。《脉经》曰：在上为表，在下为里。汗者心之液，上微为浮之而微，头小为前小，则表中气虚，故主汗出。下微沉之而微，本大为后大，沉则在里，大则病进。《内经》曰：心为牡脏，小肠为之使。今邪甚下行，格闭小肠，使正气不通，故不得尿，名曰关格。《脉经》曰：阳气上出，汗见于头，今关格正气不通，加之头有汗者，则阳气不得下通而上脱也。其无汗者，虽作关格，然阳未衰，而犹可治③。

西方肺脉，其形何似？师曰：肺者金也，名太阴。其脉毛浮也，肺病自得此脉。若得缓迟者，皆愈；若得数者，则剧。何以知之？数者南方火，火克西方金，法当痈肿，为难治也。

轻虚浮曰毛，肺之平脉也；缓迟者，脾之脉。脾为肺之母，以子母相生，故云皆愈。数者，心之脉，火克金④，为鬼贼相刑，故剧。肺主皮毛，数则为热，热客皮肤，留而不去，则为痈疡。《经》曰：数脉不时，则生恶疮。

问曰：二月得毛浮脉，何以处言至秋当死？师曰：二月之时，脉当濡弱，反得毛浮者，故知至秋死。二月肝用事，肝脉属木，脉应濡弱，反得毛浮者，是肺脉也。肺属金，金来克木，故知至秋死。他皆仿此。

当春时，反见秋脉，为金气乘木，肺来克肝，夺王脉而见，至秋肺王，肝气则绝，故知至秋死也⑤。

师曰：脉，肥人责浮，瘦人责沉。肥人当沉，今反浮；瘦人当浮，今反沉，故责之。

肥人肌肤厚，其脉当沉；瘦人肌肤薄，其脉当浮。今肥人脉反浮，瘦人脉反沉，必有邪气相干，使脉反常，故当责之。①

师曰：寸脉下不至关，为阳绝；尺脉上不至关，为阴绝。此皆不治，决死也。若计其余命死生之期，期以月节克之也。

《脉经》曰：阳生于寸，动于尺；阴生于尺，动于寸。寸脉下不至关者，为阳绝，不能下应于尺也；尺脉上不至关者，为阴绝，不能上应于寸也。《内经》曰：阴阳离决，精气乃绝。此阴阳偏绝，故皆决死。期以月节克之者，谓如阳绝死于春夏，阴绝死于秋冬②。

师曰：脉病人不病，名曰行尸，以无王气，卒眩仆不识人者，短命则死。人病脉不病，名曰内虚，以无谷神，虽困无苦。

脉者，人之根本也。脉病人不病，为根本内绝。形虽且强，卒然气绝，则眩运僵仆而死，不曰行尸而何？人病，脉不病，则根本内固，形虽且羸，止内虚尔。谷神者，谷气也。谷气既足，自然安矣。《内经》曰：形气有余，脉气不足死；脉气有余，形气不足生。③

问曰：翕奄沉，名曰滑，何谓也？师曰：沉为纯阴，翕为正阳，阴阳和合，故令脉滑。关尺自平，阳明脉微沉，食饮自可。少阴脉微滑，滑者紧之浮名也，此为阴实，其人必股内汗出，阴下湿也。

脉来大而盛，聚而沉，谓之翕奄沉④，正如转珠之状也。沉为脏气，故曰纯阴；翕为腑气，故曰正阳。滑者，阴阳气不为偏胜也。关尺自平，阳明脉微沉者，当阳部见阴脉，则阴偏胜而阳不足也。阳明胃脉，胃中阴多，故食饮自可。少阴脉微滑者，当阴部见阳脉，则阳偏胜而阴不足

①【注文浅释】

成氏以形体肥瘦论脉的正常与反常，当于反常的脉象查其邪气所在，符合知常达变的精神。

②【注文浅释】

阳绝指阳气亢盛，春夏时阳气本盛则阳亢无制而死；阴绝指阴气偏盛，秋冬时阴气本盛则纯阴无阳而死。

③【医理探微】

脉为人身之根本，诊脉不仅有助于辨证，而且能够提示疾病预后及病情轻重，具有极大的临床意义。当脉有病象，即使形体正常，也当及早防治；反之，形体虽病，脉象平而无异，则知根本未伤，此乃谷气暂时不充，形体稍有虚弱所致。

④【注文浅释】

翕：①起，浮升之义；翕，起也。（《说文解字》）②合，聚敛之义；翕，合也。（《尔雅释诂》）

奄：忽也。翕与沉对举，应取浮升之义，状脉之浮沉起伏如波浪于奄忽之间，正是滑脉的动态特征。

①【注文浅释】

阳热凑阴：少阴肾为热邪所犯。

②【注文浅释】

暴狂：凶暴狂妄。元稹《沂国公魏博德政碑》："尔视群孽，胡为而亡？僭久而大，顽昏暴狂。"

肥：肥，多肉也。（《说文解字》）

成氏引《内经》《针经》原文，认为卫气盛于外之人可见情志狂暴，体型肥厚。

③【注文浅释】

身暴光泽：身体润泽有光彩。

④【医理探微】

《灵枢·本藏》云："经脉者，所以行血气而荣阴阳，濡筋骨、利关节者也。卫气者，所以温分肉，充皮肤，肥腠理，司关阖者也。荣行脉中，故主于里而利筋骨，荣卫俱盛，则见筋络满急。""纲"形容气血壅盛，成氏注为"筋络满急"，较贴合实际。

⑤【注文浅释】

惵(dié)：惧也。

⑥【注文浅释】

惙(chuò)：微弱的样子。

也。以阳凑阴分，故曰阴实。股与阴，少阴之部也。今阳热凑阴①，必熏发津液，泄达于外，股内汗出，而阴下湿也。

问曰：曾为人所难，紧脉从何而来？师曰：假令亡汗、若吐，以肺里寒，故令脉紧也。假令咳者，坐饮冷水，故令脉紧也。假令下利，以胃中虚冷，故令脉紧也。

《金匮要略》曰：寒令脉急。《经》曰：诸紧为寒。

寸口卫气盛，名曰高。

高者，暴狂而肥②。《内经》曰：阴不胜其阳，则脉流薄疾并乃狂。卫为阳气，卫盛而暴狂者，阴不胜阳也。《针经》曰：卫气者，所以温分肉，充皮毛，肥腠理，司开阖者也。卫气盛，为肥者，气盛于外也。

荣气盛，名曰章。

章者，暴泽而光。荣者，血也，荣华于身者也。荣盛故身暴光泽③也。

高章相搏，名曰纲。

纲者，身筋急脉直。荣卫俱盛，则筋络满急。④

卫气弱，名曰惵。

惵者，心中气动迫怯。卫出上焦，弱则上虚，而心中气动迫怯也。

荣气弱，名曰卑。

卑者，心中常自羞愧。《针经》曰：血者，神气也。血弱则神弱，故常自羞愧。

惵⑤卑相搏，名曰损。

损者，五脏六腑之虚惙⑥也。卫以护阳，荣以养阴，荣卫俱虚，则五脏六腑失于滋养，致俱乏气虚惙也。

卫气和，名曰缓。

缓者，四肢不能自收。卫气独和，不与荣气相谐，则荣病。《内经》曰：目受血而能视，足受血而能步，掌受血而能握，指受血而能摄。四肢不收，由荣血病，不能灌养故也。①

荣气和，名曰迟。

迟者，身体重，但欲眠也。荣气独和，不与卫气相谐，则卫病，身体重，而眼欲眠者，卫病而气不敷布也。

缓迟相搏，名曰沉。

沉者，腰中直，腹内急痛，但欲卧，不欲行，荣气独和于内，卫气独和于外，荣卫不相和谐，相搏而为病。腰中直者，卫不利于外也；腹内痛者，荣不和于内也。但欲卧不欲行者，荣卫不营也。②

寸口脉缓而迟，缓则阳气长，其色鲜，其颜光，其声商，毛发长，迟则阴气盛，骨髓生，血满肌肉紧薄鲜硬。阴阳相抱，荣卫俱行，刚柔相搏，名曰强也。

缓为胃脉，胃合卫气，卫温分肉，充皮毛，肥腠理，司开阖。卫和气舒，则颜色光润，声清，毛泽矣。迟为脾脉，脾合荣气，荣养骨髓，实肌肉，濡筋络，利关节③。荣和血满，则骨正髓生，肌肉紧硬矣。阴阳调和，二气相抱，而不相戾，荣卫流通，刚柔相得，是为强壮。

跌阳脉滑而紧，滑者胃气实，紧者脾气强。持实击强，痛还自伤，以手把刃，坐作疮也。

跌阳之脉，以候脾胃。滑则谷气实，是为胃实；紧则阴气胜，是为脾强。以脾胃一实一强，而相搏击，故令痛也。若一强一弱相搏，则不能作痛。此脾胃两各强实相击④，腑脏自伤而痛，譬若以手把刃而成疮，岂非自贻其害乎？

寸口脉浮而大，浮为虚，大为实。在尺为关，在寸为格，关则不得小便，格则吐逆。

《经》曰：浮为虚。《内经》曰：大则病进。浮则为正

① **【注文浅释】**
缓，乃和缓之义。成氏仍作病理分析，于理难通。可参王肯堂注："缓为胃脉，胃合卫气，卫气和，故见缓脉。"

② **【注文浅释】**
沉，当从沉静、沉实而不虚浮，阳密则脉沉之义理解。成氏作病脉解，有牵强附会之嫌。

③ **【注文浅释】**
本条引自《灵枢·本藏》云："经脉者，所以行血气而荣阴阳，濡筋骨、利关节者也。卫气者，所以温分肉，充皮肤，肥腠理，司关阖者也。营卫流通则刚柔相得，是谓强壮。"

④ **【注文浅释】**
此处指脾胃的实邪相互影响而发病。

气虚,大则为邪气实。在尺,则邪气关闭下焦,里气不得下通,故不得小便;在寸,则邪气格拒上焦,使食不得入,故吐逆。

跌阳脉伏而涩,伏则吐逆,水谷不化,涩则食不得入,名曰关格。

伏则胃气伏而不宣,中焦关格,正气壅塞,故吐逆而水谷不化;涩则脾气涩而不布,邪气拒于上焦,故食不得入。

脉浮而大,浮为风虚,大为气强,风气相搏,必成隐疹。身体为痒,痒者名泄风,久久为痂癞。

痂癞者,眉少、发稀,身有干疮而腥臭。《内经》曰:脉风成病疠①。

① 【注文浅释】
疠:痂癞者,疠风也。《素问·风论》云:"癞者,因营卫热腐,其气不清,故使其鼻柱坏而色败,皮肤疡溃,风寒客于脉而不去,名曰疠风。"

寸口脉弱而迟,弱者卫气微,迟者荣中寒。荣为血,血寒则发热;卫为气,气微者,心内饥,饥而虚满不能食也。

卫为阳,荣为阴。弱者,卫气微,阳气不足也;迟者,荣中寒,经中客邪也。荣客寒邪,搏而发热也。阳气内微,心内虽饥,饥而虚满不能食也②。

② 【注文浅释】
营卫皆为水谷之精气所化,《灵枢·营卫生会》云:"人受气于谷,谷入于胃,以传与肺,五脏六腑,皆以受气,其清者为营,浊者为卫。今卫气衰微,亦与中焦阳气虚滞有关,故饥而虚满不能食。"

跌阳脉大而紧者,当即下利,为难治。

大为虚,紧为寒。胃中虚寒,当即下利,下利脉当微小,反紧者,邪胜也,故云难治。经曰:下利脉大者,为未止。

寸口脉弱而缓,弱者阳气不足,缓者胃气有余。噫而吞酸,食卒不下,气填于膈上也。

弱者,阳气不足。阳能消谷,阳气不足,则不能消化谷食。缓者,胃气有余,则胃中有未消谷物也,故使噫而吞酸,食卒不下,气填于膈上也。《金匮要略》曰:中焦未和,不能消谷,故令噫。

趺阳脉紧而浮，浮为气，紧为寒。浮为腹满，紧为绞痛，浮紧相搏，肠鸣而转，转即气动，膈气乃下。少阴脉不出，其阴肿大而虚也。

浮为胃气虚，紧为脾中寒，胃虚则满，脾寒则痛，虚寒相搏，肠鸣而转，转则膈中之气，因而下泄也。若少阴脉不出，则虚寒之气至于下焦，结于少阴，而聚于阴器，不得发泄，故阴肿大而虚也。

寸口脉微而涩，微者卫气不行，涩者荣气不逮，荣卫不能相将，三焦无所仰，身体痹不仁。荣气不足，则烦疼，口难言；卫气虚，则恶寒数欠。三焦不归其部，上焦不归者，噫而酢吞；中焦不归者，不能消谷引食；下焦不归者则遗溲。

人养三焦者血也，护三焦者气也。荣卫俱损，不能相将而行，三焦无所依仰①，身体为之顽痹而不仁。《内经》曰：荣气虚而不仁。《针经》曰：卫气不行，则为不仁。荣为血，血不足则烦疼；荣属心，荣弱心虚，则口难言。卫为阳，阳微则恶寒；卫为气，气虚则数欠。三焦因荣卫不足，无所依仰，其气不能归其部。《金匮要略》曰：上焦竭，善噫。上焦受中焦气，中焦未和，不能消谷，故令噫耳。下焦竭，即遗溺失便。以上焦在膈上，物未化之分也，不归者不至也。上焦之气不至其部，则物未能传化，故噫而酢吞。中焦在胃之中，主腐熟水谷，水谷化则思食，中焦之食不归其部，则水谷不化，故云不能消谷引食。下焦在膀胱上口，主分别清浊，溲小便也。下焦不归其部，不能约制溲便，故遗溲。

趺阳脉沉而数，沉为实，数消谷。紧者，病难治。

沉为实者，沉主里也。数消谷者，数为热也。紧为肝脉，见于脾部，木来克土，为鬼贼相刑，故云难治。②

①【注文浅释】
依仰：依赖，依靠。仰，恃也。

②【医理探微】
成氏注紧为肝脉，见于脾部，木克土，脾病得相克之脉，故云难治。又紧可主寒，寒邪内盛，脾胃阳气必遭戕伐，邪实正伤，故难治，亦可参考此说。

寸口脉微而涩,微者卫气衰,涩者荣气不足。卫气衰,面色黄;荣气不足,面色青。荣为根,卫为叶,荣卫俱微,则根叶枯槁,而寒栗咳逆,唾腥吐涎沫也。

卫为气,面色黄者,卫气衰也;荣为血,面色青者,荣血衰也。荣行脉中为根,卫行脉外为叶。荣为阴,卫为阳;荣为根,卫为叶、根叶俱微,则阴阳之气内衰,致生寒栗,而咳逆唾腥^①吐涎沫也。

跌阳脉浮而芤,浮者卫气衰,芤者荣气伤,其身体瘦,肌肉甲错,浮芤相搏,宗气衰微,四属断绝。

《经》曰:卫气盛,名曰高。高者,暴狂而肥。荣气盛,名曰章。章者,暴泽而光。其身体瘦而不肥者,卫气衰也;肌肉甲错而不泽者,荣气伤也。宗气者,三焦归气也。四属者,皮肉脂髓也。荣卫衰伤则宗气亦微,四属失所滋养,致断绝矣。

寸口脉微而缓,微者卫气疏,疏则其肤空;缓者胃气实,实则谷消而水化也。谷入于胃,脉道乃行,水入于经,其血乃成。荣盛,则其肤必疏,三焦绝经,名曰血崩。

卫为阳,微为亡阳。疏微者,卫气疏。卫温分肉,肥腠理,卫气既疏,皮肤不得温肥,则空虚也。经曰:缓者胃气有余,有余为实,故云缓者胃气实。《内经》曰:食入于胃,淫精于脉。是谷入于胃,脉道乃行也。《针经》曰:饮而液渗于络,合和于血。是水入于经,其血乃成也。胃中谷消水化而为血气,今卫疏荣盛,是荣气强而卫气弱也。卫气弱者,外则不能固密皮肤而谓之气疏,内则不能卫护其血,而血为之崩^②。经,常也。三焦者,气之道路。卫气疏。则气不循常度,三焦绝其常度也。

跌阳脉微而紧,紧则为寒,微则为虚。微紧相搏,则为短气。

①【注文浅释】
《素问·金匮真言论》曰:肺臭腥。肺气虚则唾腥。

②【注文浅释】
《内经》曰:阳密乃固。今为阳虚,在外则不能固密皮肤气疏肤空;在内则不能收摄经血津液,而发生血崩。

中虚且寒,气自短矣。①

少阴脉弱而涩,弱者微烦,涩者厥逆。

烦者,热也。少阴脉弱者,阴虚也。阴虚则发热,以阴部见阳脉②非大虚也,故生微烦。厥逆者,四肢冷也。《经》曰:阴阳不相顺接便为厥,厥者手足厥冷是也。少阴脉涩者,阴气涩③不能与阳相顺相接,故厥逆也。

趺阳脉不出,脾不上下,身冷肤硬。

脾胃为荣卫之根,脾能上下则水谷消磨,荣卫之气,得以行。脾气虚衰不能上下,则荣卫之气不得通营于外,故趺阳脉不出。身冷者,卫气不温也。肤硬者,荣血不濡也。

少阴脉不至,肾气微,少精血,奔气促迫,上入胸膈,宗气反聚,血结心下,阳气退下,热归阴股,与阴相动,令身不仁,此为尸厥。当刺期门、巨阙。

尸厥者,为其从厥而生,形无所知,其状若尸,故名尸厥。少阴脉不出,则厥气客于肾,而肾气微,少精血,厥气上奔,填塞胸膈,壅遏阳气,使宗气反聚,而血心结下。《针经》曰:五谷入于胃,其糟粕、津液、宗气,分为三隧。宗气积于胸中出于喉咙,以贯心脉而行呼吸。又曰:荣气者,必其津液注之于脉,化而为血,以营四末。今厥气大甚,宗气反聚而不行,则绝其呼吸,血结心下而不流,则四体不仁。阳气为厥气所拥,不能宣发,退下至阴股间,与阴相动。仁者,柔也,不仁者,言不柔和也,为寒热痛痒俱不觉知者也。阳气外不为使,内不得通,荣卫俱不能行,身体不仁,状若尸也。《内经》曰:厥气上行,满脉去形,刺期门者,以通心下结血;刺巨阙者,以行胸中宗气,血气流通,厥气退,则苏④矣。

寸口脉微,尺脉紧,其人虚损多汗,知阴常在,绝不见

---

① **【注文浅释】**

脾胃中焦虚而寒,土不能生金,则肺金失养,肺气虚而不利,故气短矣。

---

② **【医理探微】**

凡脉大、浮、数、动、滑,此名阳也;脉沉、涩、弱、弦、微,此名阴也,凡阴病见阳脉者生,阳病见阴脉者死。弱脉、涩脉均为阴脉,此处可能为成氏之误。"微烦"可参方有执注解:"弱为虚损不足,阴虚生内热,所以烦,然属少阴,虽烦亦微也。"

---

③ **【注文浅释】**

涩则血少,血属阴,阴不足则不能上与阳相顺接。

---

④ **【注文浅释】**

苏:死而复生谓之苏。

阳也。

　　寸微为亡阳，尺紧为阴胜。阳微阴胜，故云虚损。又加之多汗，则愈损阳气，是阴常在，而绝不见阳[①]也。

①【医理探微】
　　绝不见阳，即纯阴无阳之证，可伴有手足逆冷、下利清谷等症，救治当以四逆辈回阳救逆。

　　寸口诸微亡阳，诸濡亡血，诸弱发热，诸紧为寒。诸乘寒者，则为厥，郁冒不仁，以胃无谷气，脾涩不通，口急不能言，战而栗也。

　　卫，阳也。微为卫气微，故云亡阳。荣，血也。濡为荣气弱，故云亡血。弱为阴虚，虚则发热。紧为阴胜，故为寒。诸乘寒者，则阴阳俱虚，而为寒邪乘之也。寒乘气虚，抑伏阳气不得宣发，遂成厥也。郁冒，为昏冒不知人也。不仁，为强直而无觉也，为尸厥焉。以胃无谷气，致脾涩不通于上下，故使口急，不能言。战者，寒在表也；栗者，寒在里也。

　　问曰：濡弱何以反适十一头？师曰：五脏六腑相乘故令十一。

　　濡弱者，气血也。往反有十一头，头者五脏六腑其有十一也。

　　问曰：何以知乘腑，何以知乘脏？师曰：诸阳浮数为乘腑，诸阴迟涩为乘脏也。

②【注文浅释】
　　阳脉乘腑，阴脉乘脏只是一般情况，但临床病症复杂多变，不可机械从之。

　　腑，阳也。阳脉见者，为乘腑也。脏，阴也。阴脉见者为乘脏也。[②]

注解伤寒论

卷 二

伤寒例① 第三

《阴阳大论》云：春气温和，夏气暑热，秋气清凉，冬气冷冽，此则四时正气之序也。

春夏为阳，春温夏热者，以阳之动，始于温，盛于暑故也。秋冬为阴，秋凉而冬寒者，以阴之动，始于清，盛于寒故也。②

冬时严寒，万类深藏，君子固密，则不伤于寒。触冒之者，乃名伤寒耳。

冬三月纯阴用事，阳乃伏藏，水冰地坼，寒气严凝，当是之时，善摄生者，出处固密，去寒就温，则不伤于寒。其涉寒冷，触冒霜雪为病者，谓之伤寒也。③

其伤于四时之气，皆能为病。

春风、夏暑、秋湿④、冬寒，谓之四时之气。

以伤寒为毒者，以其最成杀厉之气也。

热为阳，阳主生；寒为阴，阴主杀。阴寒为病，最为肃杀毒厉之气。

中而即病者，名曰伤寒；不即病者，寒毒藏于肌肤，至春变为温病，至夏变为暑病。暑病者，热极重于温也。

《内经》曰：先夏至日为温病，后夏至日为暑病。温暑

① 【注文浅释】

《伤寒例》主要阐述了时病理论，对时病的发病学、病因学、病机学等方面都有所创见。从所提出的许多论点来看，已基本具备了后世温病学说的雏形。就这一意义来说，《伤寒例》奠立了时病特别是温病学说的基础。

② 【注文浅释】

《素问·阴阳应象大论》云："阳生阴长，阳杀阴藏。春夏主阳，秋冬主阴。故春温夏热者，以阳之动；秋凉冬寒者，以阴之动。"

③ 【注文浅释】

《素问·四时调神大论》云："冬三月，此为闭藏。水冰地坼，勿扰乎阳，早卧晚起，必待日光，使志若伏若匿，若有私意，若已有得，去寒就温，无泄皮肤，使气亟夺。此冬气之应，养藏之道也；逆之则伤肾，春为痿厥，奉生者少。故善于养身者，周身固密，而不伤于寒。"

④ 【注文浅释】

喻嘉言曰："病机一十九条，独遗燥气。夫六气配四时，风于时为春，暑于时为夏，燥于时为秋，寒于时为冬。湿生于土，土寄旺四时，而季夏十八日为尤旺。"成氏注以秋气为湿，误矣。秋气以燥气为先，湿气具于长夏及四季之中。

之病,本伤于寒而得之。故太医均谓之伤寒也。

是以辛苦之人,春夏多温热病,皆由冬时触寒所致,非时行之气也。凡时行者,春时应暖,而反大寒;夏时应大热,而反大凉;秋时应凉,而反大热;冬时应寒,而反大温。此非其时而有其气,是以一岁之中,长幼之病多相似者,此则时行之气也。

四时气候不正为病,谓之时行之气。时气所行为病,非暴厉之气,感受必同,是以一岁之中,长幼之病多相似也。

夫欲候知四时正气为病,及时行疫气之法,皆当按斗历占之。

四时正气者,春风、夏暑、秋湿、冬寒是也。时行者,时行之气是也。温者,冬时感寒,至春发者是也[①]。疫者,暴厉之气是也。占前斗建,审其时候之寒温,察其邪气之轻重而治之,故下文曰:

九月霜降节后,宜渐寒,向冬大寒,至正月雨水节后,宜解也。所以谓之雨水者,以冰雪解,而为雨水故也。至惊蛰二月节后,气渐和暖,向夏大热,至秋便凉。

冬寒、春温、夏热、秋凉,为四时之正气也。

从霜降以后,至春分以前,凡有触冒霜露,体中寒即病者,谓之伤寒也。九月、十月,寒气尚微,为病则轻;十一月、十二月,寒冽已严,为病则重;正月、二月,寒渐将解,为病亦轻。此以冬时不调,适有伤寒之人,即为病也。

此为四时正气,中而即病者也。

其冬有非节之暖者,名曰冬温,冬温之毒,与伤寒大异。冬温复有先后,更相重沓,亦有轻重,为治不同,证如后章。

此为时行之气,前云:冬时应寒而反大温者是也。

从立春节后，其中无暴大寒，又不冰雪，而有人壮热为病者，此属春时阳气，发于冬时伏寒，变为温病。

此为温病也。《内经》曰：冬伤于寒，春必病温。

从春分以后，至秋分节前，天有暴寒者，皆为时行寒疫也。三月、四月，或有暴寒，其时阳气尚弱，为寒所折，病热犹轻；五月、六月，阳气盛，为寒所折，病热则重；七月、八月，阳气已衰，为寒所折，病热亦微。其病与温及暑病相似，但治有殊耳。

此为疫气也。是数者，以明前斗历之法。占其随时气候，发病寒热轻重不同耳。

十五日得一气，于四时之中，一时有六气，四六名为二十四气也。

节气十二，中气^①十二，共二十四。《内经》曰：五日谓之候，三候谓之气，六气谓之时，四时谓之岁。

然气候亦有应至而不至，或有未应至而至者，或有至而太过者，皆成病气也。

疑漏"或有至而不去"，此一句按《金匮要略》曰：有未至而至，有至而不至，有至而不去，有至而太过，何故也？师曰：冬至之后，甲子夜半，少阳起。少阴之时，阳始生，天得温和，以未得甲子，天因温和，此为未至而至也；以得甲子，而天未温和，此为至而不至也；以得甲子，天大寒不解，此为至而不去也；以得甲子，而天温如盛夏五六月时，此为至而太过也。《内经》曰：至而和则平，至而甚则病，至而反者病，至而不至者病，未至而至者病。即是观之，脱漏明矣。

但天地动静，阴阳鼓击者，各正一气耳。

《内经》曰：阴阳者天地之道。清阳为天，动而不息；浊阴为地，静而不移。天地阴阳之气，鼓击而生，春夏秋

① 【注文浅释】
中气：二十四节气中，在月初的叫节气，月中以后的叫中气。

冬,寒热温凉,各正一气也。

是以彼春之暖,为夏之暑;彼秋之忿,为冬之怒。

春暖为夏暑,从生而至长也;秋忿为冬怒,从肃而至杀也。

是故冬至之后,一阳爻升,一阴爻降也。夏至之后,一阳气下,一阴气上也。

十月六爻皆阴,坤卦为用,阴极阳来,阳生于子。冬至之后,一阳爻升,一阴爻降,于卦为复,言阳气得复也。四月六爻皆阳,乾卦为用,阳极阴来,阴生于午^①。夏至之后,一阳气下,一阴气上,于卦为姤,言阴得遇阳也。《内经》曰:冬至四十五日,阳气微上,阴气微下;夏至四十五日,阴气微上,阳气微下。

斯则冬夏二至,阴阳合也;春秋二分,阴阳离也。

阳生于子,阴生于午,是阴阳相接,故曰合。阳退于酉,阴退于卯,是阴阳相背,故曰离。《内经》曰:气至之谓至,气分之谓分。至则气同,分则气异。

阴阳交易,人变病焉。

天地阴阳之气,既交错而不正,人所以变病。《内经》曰:阴阳相错,而变由生也。

此君子春夏养阳,秋冬养阴,顺天地之刚柔也。

《内经》曰:养生者必顺于时,春夏养阳,以凉以寒;秋冬养阴,以温以热。所以然者,从其根故也。

小人触冒,必婴暴疹^②。须知毒烈之气,留在何经,而发何病,详而取之。

不能顺四时调养,触冒寒温者,必成暴病。医者当在意审详而治之。

是以春伤于风,夏必飧泄;夏伤于暑,秋必病疟;秋伤于湿,冬必咳嗽;冬伤于寒,春必病温。此必然之道,可不

① 【注文浅释】
阳爻升,阴爻降;阳气下,阴气上,皆为阴阳消长变化之理。

② 【注文浅释】
必婴暴疹:必然会得急性疾病。婴,触也,得也。疹,义同"病"。

审明之。

当春之时,风气大行。春伤于风,风气通于肝,肝以春适旺,风虽入之,不能即发,至夏肝衰,然后始动。风淫末疾,则当发于四肢。夏以阳气外盛,风不能外发,故攻内而为飧泄①。飧泄者,下利米谷不化,而色黄。当秋之时,湿气大行。秋伤于湿,湿则干于肺,肺以秋适旺,湿虽入之,不能即发,至冬肺衰,然后湿始动也。雨淫腹疾,则当发为下利。冬以阳气内固,湿气不能下行,故上逆而为咳嗽。当夏之时,暑气大行,夏伤于暑。夏以阴为主内,暑虽入之,势未能动,及秋阴出而阳为内主,然后暑动,搏阴而为痎疟。痎②者二日一发,疟者一日一发。当冬之时,寒气大行,冬伤于寒,冬以阳为主内,寒虽入之,势未能动,及春阳出而阴为内主,然后寒动搏阳而为温病。是感冒四时正气为病必然之道。

伤寒之病,逐日浅深,以斯方治。

《内经》曰:未满三日者,可汗而已;其满三日者,可泄而已。

今世人伤寒,或始不早治,或治不对病,或日数久淹,困乃告医。医人又不依次第而治之,则不中病。皆宜临时消息制方,无不效也。今搜采仲景旧论,录其证候诊脉声色,对病真方,有神验者,拟防世急也。

仲景之书,逮今千年而显用于世者,王叔和之力也。③

又土地温凉,高下不同;物性刚柔,餐居亦异。是黄帝兴四方之问,岐伯举四治之能,以训后贤,开其未悟者。临病之工,宜须两审也。

东方地气温,南方地气热,西方地气凉,北方地气寒。西北方高,东南方下。是土地温凉、高下不同也。东方安居食鱼,西方陵居华食,南方湿处而嗜酸,北方野处而食

① **【医理探微】**

风为阳邪,其性开泄,当随阳热而发,成氏注夏以阳气外盛,风不能外发,误矣。此当因风木之邪在体,夏季暑湿之邪较盛,脾已被刑,加之风木之邪克于脾土,故生飧泄。

② **【注文浅释】**

痎(jiē):二日一发的疟疾。

③ **【注文浅释】**

此条不是仲景原著,可能是王叔和整理《伤寒论》时所作,成氏肯定了王叔和的功绩。

乳,是餐居之异也。东方治宜砭石,西方治宜毒药,南方治宜微针,北方治宜灸焫,是四方医治不同也。医之治病,当审其土地所宜。①

凡伤于寒,则为病热,热虽甚,不死。

《内经》曰:风寒客于人,使人毫毛毕直,皮肤闭而为热,是伤寒为病热也。《针经》曰:多热者易已,多寒者难已,是热虽甚,不死。

若两感于寒而病者,必死。

表里俱病者,谓之两感②。

尺寸俱浮者,太阳受病也,当一二日发。以其脉上连风府,故头项痛,腰脊强。

太阳为三阳之长,其气浮于外,故尺寸俱浮,是邪气初入皮肤外在表也,当一二日发。风府,穴名也,项中央太阳之脉,从巅入络脑,还出别下项,是以上连风府。其经循肩膊内侠脊,抵腰中,故病头项痛,腰脊强。

尺寸俱长者,阳明受病也,当二三日发。以其脉侠鼻,络于目,故身热、目疼、鼻干、不得卧。

阳明血气俱多,尺寸俱长者,邪并阳明,而血气淖溢也。太阳受邪不已,传于阳明,是当二三日发。其脉侠③鼻者,阳明脉起于鼻交頞④中,络于目。阳明之脉,正上頞⑤頞,还出系目系。身热者,阳明主身之肌肉。《针经》曰:阳明气盛,则身以前皆热;目疼鼻干者,经中客邪也;不得卧者,胃气逆不得从其道也。《内经》曰:胃不和,则卧不安。

尺寸俱弦者,少阳受病也,当三四日发。以其脉循胁络于耳,故胸胁痛而耳聋。

《内经》曰:阳中之少阳,通于春气。春脉弦,尺寸俱弦者,知少阳受邪也。二三日阳明之邪不已,传于少阳,

---

①【医理探微】

成氏先释土地温凉高下不同,继释餐居之义,从而得出四方医治会有不同之理,最后提出医之致病,当审其土地所宜,层次清楚,析理透辟。

②【注文浅释】

两感:阴经与阳经同时受病。

③【注文浅释】

侠:傍也。有依附、临近之义。

④【注文浅释】

頞(è):鼻梁。

⑤【注文浅释】

頥(zhuó):颧骨。

是当三四日发。胸胁痛而耳聋者,经壅而不利也。

此三经皆受病,未入于腑者,可汗而已。

三阳受邪,为病在表,法当汗解。然三阳亦有便入腑者,入腑则宜下,故云未入于腑者,可汗而已。

尺寸俱沉细者,太阴受病也,当四五日发。以其脉布胃中,络于嗌,故腹满两而嗌干。

阳极则阴受之,邪传三阳既遍,次乃传于阴经。在阳为在表,在阴为在里。邪在表则见阳脉,邪在里则见阴脉。阳邪传阴,邪气内陷,故太阴受病而脉尺寸俱沉细也。自三阳传于太阴,是当四五日发也。邪入于阴则渐成热,腹满而嗌干者,脾经壅而成热也。

尺寸俱沉者少,少阴受病也,当五六日发。以其脉贯肾,络于肺,系舌本,故口燥舌干而渴。

少阴,肾水也,性趣①下。少阴受病,脉尺寸俱沉也。四五日太阴之邪不已,至五六日则传于少阴也,是少阴病当五六日发。人伤于寒,则为病热,谓始为寒,而终成热也。少阴为病,口燥舌干而渴,邪传入里,热气渐深也。

尺寸俱微缓者,厥阴受病也,当六七日发。以其脉循阴器络于肝,故烦满而囊缩。

缓者,风脉也。厥阴脉微缓者,邪传厥阴,热气已剧,近于风也,当六七日发,以少阴邪传于厥阴。烦满而囊缩者,热气聚于内也。

此三经皆受病,已入于腑可下而已。

三阴受邪,为病在里,于法当下。然三阴亦有在经者,在经则宜汗,故云已入于腑者,可下而已。经曰:临病之工,宜须两审②。

若两感于寒者,一日太阳受之,即与少阴俱病,则头痛、口干、烦满而渴;二日阳明受之,即与太阴俱病,则腹

①【注文浅释】
趣:通"趋",趋势。

②【注文浅释】
成氏之注提示临证之际,当详审病机,极有指导意义。

满身热、不欲食、谵语；三日少阳受之，即与厥阴俱病，则耳聋，囊缩而厥，水浆不入，不知人者，六日死。若三阴三阳、五脏六腑皆受病，则荣卫不行；腑脏不通，则死矣。

阴阳俱病、表里俱伤者，为两感。以其阴阳两感，病则两证俱见。至于传经，则亦阴阳两经俱传也。始得一日，头痛者，太阳。口干烦满而渴者，少阴，至二日则太阳传于阳明，而少阴亦传于太阴，身热谵语者，阳明，腹满不欲食者太阴。至三日，阳明传于少阳，而太阴又传于厥阴，耳聋者少阳，囊缩而厥者厥阴。水浆不入，不知人者，胃气不通也。《内经》曰：五脏已伤，六腑不通，荣卫不行，如是之后，三日乃死，何也？岐伯曰：阳明者十二经脉之长也，其血气盛，故云不知人。三日其气乃尽，故死矣。谓三日六经俱病，荣卫之气不得行于内外，腑脏之气不得通于上下，至六日腑脏之气俱尽，荣卫之气俱绝，则死矣①。

其不两感于寒，更不传经，不加异气者，至七日太阳病衰，头痛少愈也；八日阳明病衰，身热少歇也；九日少阳病衰，耳聋微闻也；十日太阴病衰，腹减如故，则思饮食；十一日少阴病衰，渴止舌干，已而嚏也；十二日厥阴病衰，囊纵，少腹微下，大气皆去，病人精神爽慧也。

六日传遍②，三阴三阳之气皆和，大邪之气皆去，病人精神爽慧也。

若过十三日以上不间，尺寸陷者，大危。

间也，瘳③也。十二日传经尽，则当瘳愈。若过十三日已上不瘳，尺寸之脉沉陷者，即正气内衰，邪气独胜，故云大危。

若更感异气，变他病者，当依旧坏证病而治之。若脉阴阳俱盛，重感于寒者，变为温疟。

① 【注文浅释】
该条文展示了两感证病情严重至死候的表现及病机，具有一定临床指导意义。但两感证不一定是死候，如果治疗及时、恰当，还是有可能逆转的，若失治误治，病情进一步恶化，到达热势鸱张、津液枯竭的地步，多难免死亡。

② 【注文浅释】
更不传经者，乃是邪在此经，不传他经，病情向愈也。成氏认为六日传遍六经，误矣。可参李士材注："六经以次受病，其愈皆以七日为期。"

③ 【注文浅释】
瘳（chōu）：病愈。

异气者,为先病未已,又感别异之气也。两邪相合,变为他病,脉阴阳俱盛者,伤寒之脉也。《难经》曰:伤寒之脉,阴阳俱盛而紧涩。经曰:脉盛身寒,得之伤寒。则为前病热未已,再感于寒,寒热相搏,变为温疟。

阳脉浮滑,阴脉濡弱者,更遇于风,变为风温。

此前热未歇,又感于风者也。《难经》曰:中风之脉,阳浮而滑,阴濡而弱,风来乘热,故变风温。

阳脉洪数,阴脉实大者,更遇温热,变为温毒,温毒为病最重也。

此前热未已,又感温热者也。阳主表,阴主里,洪数实大皆热也,两热相合,变为温毒。以其表里俱热,故为病最重。

阳脉濡弱,阴脉弦紧者,更遇温气,变为温疫。以此冬伤于寒,发为温病,脉之变证,方治如说。

此前热未已,又感温气者也。温热相合,变为温疫。

凡人有疾,不时即治,隐忍冀瘥,以成痼疾。

凡觉不佳,急须求治,苟延时日,则邪气入深,难可复制。《千金》曰:凡有少苦,似不如平常,即须早道;若隐忍不治,冀望自瘥,须臾之间,以成痼疾,此之谓也。①

小儿女子,益以滋甚。

小儿气血未全,女子血室多病,凡所受邪,易于滋蔓②。

时气不和,便当早言,寻其邪由,及在腠理,以时治之,罕有不愈者。

腠理者,津液腠泄之所,交理缝会之中也。《金匮要略》曰:腠者,是三焦通会元真之处,为血气所注;理者,是皮肤脏腑之文理也。邪客于皮肤,则邪气浮浅,易为散发,若以时治之③,罕有不愈者矣。《金匮玉函》曰:主候

①【注文浅释】
此条提示早期治疗的重要意义,深谙未病先防、既病防变之医理。

②【注文浅释】
滋蔓:此处代指病情更为严重。

③【注文浅释】
"以时治之"有两层含义:一是一旦有不适及时治疗;二是因时气不和为病,当治其实气。

长存,形色未病,未入腠理,针药及时,服将调节,委以良医,病无不愈。

患人忍之,数日乃说,邪气入脏,则难可制,此为家有患备虑之要。

邪在皮肤,则外属阳而易治;邪传入里,则内属阴而难治。《内经》曰:善治者,治皮毛,其次治肌肤,其次治筋脉,其次治六腑,其次治五脏。治五脏者,半死,半生也。昔桓侯怠于皮肤之微疾,以至骨髓之病,家有患者,可不备虑。

凡作汤药,不可避晨夜,觉病须臾,即宜便治,不等早晚,则易愈矣。

《千金》曰:凡始觉不佳,即须治疗,迄至于病,汤食竞进,折其毒势,自然而瘥。[①]

若或瘥迟,病即传变,虽欲除治,必难为力。

传有常也,变无常也。传为循经而传,此太阳传阳明是也;变为不常之变,如阳证变阴证是也[②]。邪既传变,病势深也。《本草》曰:病势已成,可得半愈;病势已过,命将难全。

服药不如方法,纵意违师,不须治之。

《内经》曰:拘于鬼神者,不可与言至德;恶于针石者,不可与言至巧。病不许治者,病必不治,治之无功矣。[③]

凡伤寒之病,多从风寒得之。

凡中风与伤寒为病,自古通谓之伤寒。《千金》曰:夫伤寒病者,起自风寒,入于腠理,与精气分争,荣卫偏隔[④],周身不通而病。

始表中风寒,入里则不消矣。

始自皮肤,入于经络,传于脏腑是也。

未有温覆而当,不消散者。

① 【注文浅释】
《金匮要略方论》言:"若人能养慎,不令邪风干忤经络,适中经络,未流传脏腑,即医治之,四肢才觉重滞,即导引、吐纳、针灸、膏摩,勿令九窍闭塞。"这与始觉不佳,即汤食竞进而愈合的医理相一致。

② 【注文浅释】
成氏对传与变的解释极佳。

③ 【注文浅释】
医家用药的方法及药后调护都有一定的法度,需要病家密切配合,才能获取预期疗效。

④ 【注文浅释】
偏隔:卫不合荣,荣不合卫,荣卫流行失于正常法度。

风寒初客于皮肤,便投汤药,温暖发散,而当①者则无不消散之邪。

不在证治,拟欲攻之,犹当先解表,乃可下之。

先解表而后下之,则无复传之邪也。

若表已解,而内不消,非大满,犹生寒热,则病不除。

表证虽罢,里不至大坚满者,亦未可下之,是邪未收敛成实。下之则里虚而邪复不除,犹生寒热也。②

若表已解,而内不消,大满大实,坚有燥屎,自可除下之。虽四五日,不能为祸也。

外无表证,里有坚满,为下证悉具。《外台》云:表和里病,下之则愈。下证既具,则不必拘于日数。

若不宜下,而便攻之,内虚热入,协热遂利。烦躁诸变,不可胜数,轻者困笃,重者必死矣。

下之不当,病轻者,证犹变易而难治,又矧③重者乎。

夫阳盛阴虚,汗之则死,下之则愈。阳虚阴盛,汗之则愈,下之则死。

表为阳,里为阴。阴虚者,阳必凑之,阳盛之邪,乘其里虚而入于腑者,为阳盛阴虚也。《经》曰:尺脉弱,名曰阴不足。阳气下陷入阴中,则发热者是矣。下之,除其内热而愈;若反汗之,则竭其津液而死。阴脉不足,阳往从之;阳脉不足,阴往乘之。阴邪乘其表虚,客于荣卫之中者,为阳虚阴盛也。《经》曰:假令寸口脉微,名曰阳不足。阴气上入阳中,则洒淅恶寒者是矣。汗之,散其表寒则愈;若反下之,则脱其正气而死。《经》曰:本发汗而复下之,此为逆也。本先下之,而反汗之为逆。

夫如是,则神丹安可以误发,甘遂何可以妄攻?虚盛之治,相背千里,吉凶之机,应若影响,岂容易哉!

神丹者,发汗之药也。甘遂者,下药也。若汗下当则

①【注文浅释】
当:适当,恰当。

②【注文浅释】
临证使用下法宜慎重,当须查里实程度之轻重以及整体情况衡量后再做决定。

③【注文浅释】
矧(shěn):况且。

①【注文浅释】

庞安时：温病若作伤寒，行汗下必死。此条与庞安时之说，其医理相通，都说明了误汗的危害。

②【注文浅释】

医以误药之病者众多，总由于庸医糊涂，辨不清病源的缘故。成氏注投汤不当，灾祸立见，提醒医家临证时须详查病机，见病知源，才可处方用药。

③【注文浅释】

治疗两感病，医者必当审慎，全面体察病情的轻重缓急以确定先表后里、先里后表或表里双解的治疗步骤。

吉，汗下不当则凶①，其应如影随形，如响应声。

况桂枝下咽，阳盛则毙；承气入胃，阴盛以亡。

桂枝汤者，发汗药也；承气汤者，下药也。《金匮玉函》曰：不当汗而强与汗之者，令人夺其津液，枯槁而死；不当下而强与下之者，令人开肠洞泄，便溺不禁而死。

死生之要，在乎须臾，视身之尽，不暇计日。

投汤不当，则灾祸立见，岂暇计其日数哉。②

此阴阳虚实之交错，其候至微；发汗吐下之相反，其祸至速，而医术浅狭，懵然不知病源，为治乃误，使病者殒殁，自谓其分，至令冤魂塞于冥路，死尸盈于旷野，仁者鉴此，岂不痛欤！凡两感病俱作，治有先后，发表攻里，本自不同，而执迷妄意者，乃云神丹、甘遂合而饮之，且解其表，又除其里。言巧似是，其理实违。夫智者之举错也，常审以慎；愚者之动作也，必果而速。安危之变，岂可诡哉！世上之士，但务彼翕习之荣，而莫见此倾危之败，惟明者，居然能护其本，近取诸身，夫何远之有焉。

两感病俱作，欲成不治之疾，医者大宜消息，审其先后，次第而治之。若妄意攻治，以求速效者，必致倾危之败。③

凡发汗温服汤药，其方虽言日三服，若病剧不解，当促其间，可半日中尽三服。若与病相阻，即便有所觉。重病者，一日一夜，当晬时观之。如服一剂，病证犹在，故当复作本汤服之。至有不肯汗出，服三剂乃解；若汗不出者，死病也。

发汗药，须温暖服者，易为发散也。日三服者，药势续也。病势稍重，当促急服之，以折盛热，不可拘于本方。设药病不相对，汤入即便知之。如阴多者，投以凉药，即寒逆随生；阳多者，饮以温剂，则热毒即起，是便有所觉。

晬时者,周时也,一日一夜服汤药尽剂,更看其传,如病证犹在,当复作本汤,以发其汗;若服三剂不解,汗不出者,邪气大甚,汤不能胜,必成大疾。《千金》曰:热病脉躁盛而不得汗者,此阳脉之极也,死。[①]

凡得时气病,至五六日,而渴欲饮水,饮不能多,不当与也,何者?以腹中热尚少,不能消之,便更与人作病也。至七八日,大渴欲饮水者,犹当依证与之。与之常令不足,勿极意也。言能饮一斗,与五升。若饮而腹满,小便不利,若喘若哕,不可与。忽然大汗出,是为自愈也。

热在上焦,则为消渴,言热消津液,而上焦干燥,则生渴也。大热则能消水,热少不能消之,若强饮,则停饮变为诸病。至七八日阳胜气温,向解之时,多尚生大渴[②],亦须少少与之,以润胃气,不可极意饮也。若饮而腹满,小便不利,若喘若哕者,为水饮内停而不散,不可更与之。忽然阳气通,水气散,先发于外,作大汗而解。

凡得病,反能饮水,此为欲愈之病。其不晓病者,但闻病饮水自愈。小渴者,乃强与饮之,因成其祸,不可复数。

小渴者,为腹中热少[③]。若强与水,水饮不消,复为诸饮病也。

凡得病厥,脉动数,服汤药更迟,脉浮大减小,初躁后静,此皆愈证也。

动数之脉,邪在阳也,汤入而变迟者,阳邪愈也。浮大之脉,邪在表也,而复减小者,表邪散也。病初躁乱者,邪所烦也,汤入而安静者,药胜病也。是皆为愈证。

凡治温病,可刺五十九穴。

五十九穴者,以泻诸经之温热。《针经》曰:热病取之诸阳五十九穴,刺以泻其热而出其汗,实其阴而补其不

① **【注文浅释】**

本条极具临床应用价值,阐述了给药法度,包括药汁的温凉、服药的次数及服药时间。这些对于方药的疗效都有着很大的影响,所以临证时勿不可一论以概之,需根据病家的具体病况来指导服药的时间、次数及药汁的温凉。

② **【注文浅释】**

成氏注时气病至七八日,大渴者乃因处于向解之时,其理牵强。虽前文有云:时行病解多在七八日,但不可机械从之,此可由病至七八日热愈甚而渴愈甚矣。

③ **【临证薪传】**

"小渴者"除腹中热少,临床还可因阳气复、寒饮去而出现小渴,如服小青龙汤后出现口渴,此乃寒去欲解也,乃是病情好转的征象。

足。所谓五十九刺，两手内外侧各三，凡十二痏；五指间各一，凡八痏；足亦如是；头入发际一寸，旁三分，各三，凡六痏；更入发三寸，边五，凡十痏。耳前后、口下，各一，项中一穴，凡六痏；巅上一、囟会一、发际一、廉泉一、风池二、天柱二。又《内经》曰：热俞五十九，头上五行。行五者，以泻诸阳之热逆也。大杼、膺俞、缺盆、背俞，此八者，以泻胸中之热也；气冲、三里、巨虚、上下廉，此八者，以泻胃中之热也；云门、髃骨、委中、髓空，此八者，以泻四肢之热也；五脏俞旁五，此十者，以泻五脏之热也。凡此五十九穴者，皆热之左右也。

又身之穴，三百六十有五，其三十九穴，灸之有害；七十九穴，刺之为灾。并中髓也。

穴有三百六十五，以应一岁。其灸刺之禁，皆肉薄骨解之处，血脉虚少之分，针灸并中髓①也。

凡脉四损，三日死。平人四息，病人脉一至，名曰四损。脉五损，一日死。平人五息，病人脉一至，名曰五损。脉六损，一时死。平人六息，病人脉一至，名曰六损。

四脏气绝者，脉四损；五脏气绝者，脉五损；五脏六腑俱绝者，脉六损。

脉盛身寒，得之伤寒；脉虚身热，得之伤暑。

《内经》曰：脉者血之府也。脉实血实，脉虚血虚。寒则伤血，邪并于血，则血盛而气虚，故伤寒者，脉盛而身寒。热则伤气，邪并于气，则气盛而血虚，故伤暑者，脉虚而身热。②

脉阴阳俱盛，大汗出，不解者，死。

脉阴阳俱盛，当汗出而解；若汗出不解，则邪气内胜，正气外脱，故死。《内经》曰：汗出，而脉尚躁盛者，死。《千金》曰：热病已得汗，脉尚躁盛，此阳脉之极也，死。

①【注文浅释】
中髓：伤及骨髓，乃误灸误刺的严重后果。

②【注文浅释】
《素问》云"气盛身寒，得之伤寒；气虚身热，得之伤暑"，可见该"气"字为"脉"字。但临床上伤寒不一定见气盛，伤暑也未必气虚，宜当详辨。

脉阴阳俱虚，热不止者，死。

脉阴阳俱虚者，真气弱也。热不止者，邪气胜也。《内经》曰：病温虚甚者，死。

脉至乍疏乍数者，死。

为天真荣卫之气断绝也。

脉至如转索者，其日死。

为紧急而不软，是中无胃气①，故不出其日而死。

谵言妄语，身微热，脉浮大，手足温者，生。逆冷，脉沉细者，不过一日，死矣。

谵言妄语，阳病也。身微热，脉浮大，手足温，为脉病相应；若身逆冷②，脉沉细，为阳病见阴脉，脉病不相应，故不过一日而死。《难经》曰：脉不应病，病不应脉，是为死病。

此以前是伤寒病证候也。

辨痓湿暍脉证　　第四

伤寒所致太阳痓、湿、暍三种，宜应别论，以为与伤寒相似，故此见之。

痓，当作痉，传写之误也。痉者，恶也，非强也。《内经》曰：肺移热于肾，传为柔痓。柔为筋柔而无力，痓谓骨痓而不随。痉者，强也。《千金》以强直为痉。经曰：颈项强急，口噤背反张者，痉。即是观之，痓为痉字明矣。③

太阳病，发热无汗，反恶寒者，名曰刚痓。

《千金》曰：太阳中风，重感寒湿，则变痓。太阳病，发热无汗，为表实。则不当恶寒，今反恶寒者，则太阳中风，重感于寒，为痓病④也。以表实感寒，故名刚痓。

太阳病，发热汗出不恶汗者，名曰柔痓。

①【注文浅释】
《素问·平人常气论》曰："平人之常气禀于胃，胃者平人之常气也，人无胃气曰逆，逆者死。"

②【注文浅释】
前问言"身微热，脉浮大，手足温"，可见，此处的逆冷当指四肢而言，成氏注身逆冷，前后矛盾且于理不通。

③【注文浅释】
成氏对"痓"和"痉"的字义做剖析，引《内经》《千金》的有关内容为佐证指出"痓"系"痉"的传写之误，有理有据。

④【注文浅释】
痓病："痓"当作"痉"。《素问·至真要大论》曰："诸痉项强，皆属于湿。"

太阳病,发热汗出为表虚,则当恶寒,其不恶寒者,为阳明病。今发热汗出,而不恶寒者,非阳明证,则是太阳中风,重感于湿,为柔痓也。表虚感湿,故曰柔痓①。

太阳病,发热脉沉而细者,名曰痓。

太阳主表,太阳病,发热为表病,脉当浮大,今脉反沉细②,既不愈,则太阳中风,重感于湿,而为痓也。《金匮要略》曰:太阳病,其证备,身体强,几几然,脉反沉迟,此为痓,栝蒌桂枝汤主之。

太阳病,发汗太多,因致痓。

太阳病,发汗太多,则亡阳③。《内经》曰:阳气者,精则养神,柔则养筋。阳微不能养筋,则筋脉紧急而成痓也。

病身热足寒,颈项强急,恶寒,时头热面赤,目脉赤,独头面摇,卒口噤,背反张者,痓病也。

太阳中风,为纯中风也;太阳伤寒,为纯伤寒也,皆不作痓。惟是太阳中风,重感寒湿,乃变为痓也④。身热足寒者,寒湿伤下也。时头热面赤,目脉赤,风伤于上也。头摇者,风主动也。独头摇者,头为诸阳之会,风伤阳也,若纯伤风者,身亦为之动摇,手足为之搐搦⑤,此者内挟寒湿,故头摇也。口噤者,寒主急也,卒口噤者,不常噤也,有时而缓,若风寒相搏,则口噤而不时开,此者加之风湿,故卒口噤也。足太阳之脉,起于目内眦,上额交巅上,其支别者,从巅入络脑,还出别下项,循肩膊内,夹脊,抵腰中,下贯臀,以下至足,风寒客于经中,则筋脉拘急,故颈项强急,而背反张也。

太阳病,关节疼痛而烦,脉沉而细者,此名湿痹之候。其人小便不利,大便反快,但当利其小便。

《金匮要略》曰:雾伤皮腠,湿流关节,疼痛而烦者,湿气内流也。湿同水也,脉沉而细者,水性趣下也。痹,痛

---

① 【注文浅释】
《素问·生气通天论》曰:"因于湿,首如裹,湿热不攘,大筋缓短,小筋弛长。柔痓者,非不强也,但刚痓强而有力,柔痓强而无力耳。"

② 【医理探微】
成氏注痓病脉反沉细乃因重感寒湿,符合《内经》"诸痓项强,皆属于湿"之说,但痓病并非全都因于湿,有因于阴虚而筋脉失养,有因燥热甚而灼伤筋脉,绝不可一概而论。

③ 【医理探微】
发汗过多,既可耗损津液又会损伤阳气,阳气或津液不足均不能濡养筋脉而致痓。成氏注解不能窥其全貌。

④ 【医理探微】
本条症状复杂繁多,成氏注为痓因太阳中风、重感寒湿所致,其理难圆,邪当在太阳、阳明二经。可参程云来之注:"身热头热,邪在太阳也;面赤目赤,邪在阳明也;颈属阳明,项属太阳,邪在二经,则颈项强急恶寒也。阳明之脉挟口,故卒口噤,太阳之脉,循背上头,故头独摇,背反张也。此其人必汗下亡血之后,正气已虚,而邪气但胜于上,其足则寒,此痓病之证具见也。"

⑤ 【注文浅释】
搐搦(chù nuò):痉挛。肌肉不自觉地抽动的症状。

也。因其关节烦疼，而名曰湿痹，非脚气之痹^①也。《内经》曰：湿胜则濡泄^②。小便不利，大便反快者，湿气内胜也。但当利其小便，以宣泄腹中湿气。古云：治湿之病，不利小便，非其治也。

湿家之为病，一身尽疼，发热，身色如似熏黄。

身黄如橘子色者，阳明瘀热也。此身色如似熏黄，即非阳明瘀热。身黄发热者，栀子柏皮汤主之，为表里有热，则身不疼痛。此一身尽疼，非伤寒客热也，知湿邪在经而使之，脾恶湿，湿伤则脾病，而色见，是以身发黄者，为其黄如烟熏，非正黄色也。

湿家，其人但头汗出，背强，欲得被覆向火，若下之早，则哕，胸满，小便不利，舌上如苔者，以丹田有热，胸中有寒，渴欲得水而不能饮，则口燥烦也。

湿家，有风湿、有寒湿，此寒湿相搏者也。湿胜则多汗，伤寒则无汗，寒湿相搏，虽有汗而不能周身，故但头汗出也。背，阳也；腹，阴也。太阳之脉，夹脊抵腰，太阳客寒湿，表气不利，而背强也。里有邪者，外不恶寒，表有邪者，则恶寒。欲得被覆向火者，寒湿在表，而恶寒也。若下之早，则伤动胃气，损其津液，故致哕而胸满，小便不利。下后里虚，上焦阳气因虚而陷于下焦，为丹田^③有热，表中寒乘而入于胸中，为胸上有寒，使舌上生白苔滑也。脏燥则欲饮水，以胸上客寒湿^④，故不能饮，而但口燥烦也。

湿家下之，额上汗出，微喘，小便利者，死。若下利不止者，亦死。

湿家发汗则愈。《金匮要略》曰：湿家身烦疼，可与麻黄加术四两，发其汗为宜；若妄下则大逆，额上汗出而微喘者^⑤，乃阳气上逆也。小便自利或下利者，阴气下流也。

① **【注文浅释】**
脚气之病：脚气者，湿热在足，而作气痛也。因内有湿热，外感风寒，相合为病。初起憎寒壮热状，类伤寒。痛似痹证，唯独痛在脚，为有异耳。

② **【注文浅释】**
湿胜则濡泄：脾喜燥而恶湿，湿胜则脾伤而为濡泄，大便利则小便涩也。

③ **【注文浅释】**
丹田：依抱朴子之说，在脐下为下丹田，在心下为中丹田，在两眉间为上丹田。这里所指的是位于脐下的下丹田。

④ **【注文浅释】**
胸上客寒湿，湿阻则津不上承则口渴欲饮，但非真的津伤，故不能饮。

⑤ **【注文浅释】**
湿家，即久患湿病之人，其脾气必虚，妄用攻下则脾气大伤，土为金之母，脾伤及肺，则肺气虚而上越，故额上汗出而微喘。

阴阳相离,故云死矣。《内经》曰:阴阳离决,精气乃绝。

问曰:风湿相搏,一身尽疼痛,法当汗出而解,值天阴雨不止,医云此可发汗,汗之病不愈者,何也?答曰:发其汗,汗大出者,但风气去,湿气在,是故不愈也。若治风湿者,发其汗,但微微似欲汗出者,风湿俱去也。

值天阴雨不止,明其湿胜也。《内经》曰:阳受风气,阴受湿气。又曰:伤于风者,上先受之;伤于湿者,下先受之。风湿相搏,则风在外,而湿在内。汗大出者,其气暴,暴则外邪出,而里邪不能出,故风去而湿在①。汗微微而出者,其气缓,缓则内外之邪皆出,故风湿俱去也。

湿家病,身上疼痛,发热面黄而喘,头痛,鼻塞而烦,其脉大,自能饮食,腹中和无病,病在头,中寒湿,故鼻塞,纳药鼻中,则愈。

病有浅深,证有中外,此则湿气浅者也。何以言之?湿家不云关节烦疼,而云身上疼痛,是湿气不流关节而外客肌表也;不云发热身似熏黄,复云发热面黄而喘,是湿不干于脾,而薄于上焦也。阴受湿气,则湿邪为深,今头痛,鼻塞而烦,是湿客于阳,而不客于阴也。湿家之脉当沉细,为湿气内流,脉大者阳也,则湿不内流,而外在表也。又以自能饮食,胸腹别无满痞,为腹中和无病,知其湿气微浅,纳药鼻中②,以宣泄头中寒湿。

病者一身尽疼,发热,日晡所剧者,此名风湿。此病伤于汗出当风或久伤取冷所致也。

一身尽疼者,湿也;发热日晡所剧者,风也。若汗出当风而得之者,则先客湿,而后感风;若久伤取冷得之者,则先伤风,而后中湿③,可与麻黄杏仁薏苡仁甘草汤。见《金匮要略》中。

太阳中热者,暍是也。其人汗出恶寒,身热而渴也。

汗出恶寒,身热而不渴者,中风也。汗出恶寒,身热而渴者,中暍也,白虎加人参汤主之。见《金匮要略》中方。

太阳中暍者,身热疼重,而脉微弱,此以夏月伤冷水,水行皮中所致也。

《经》曰:脉虚身热,得之伤暑。身热脉微弱者,暍也。身体疼重者,水也。夏时暑热,以水灌洗而得之^①。一物瓜蒂散主之。见《金匮要略》中方。

太阳中暍者,发热恶寒,身重而疼痛,其脉弦细芤迟,小便已,洒洒然毛耸,手足逆冷,小有劳,身即热,口开,前板齿燥。若发汗,则恶寒甚;加温针,则发热甚;数下之,则淋甚。

病有在表,有在里者,有表里俱病者,此则表里俱病者也。发热恶寒,身重疼痛者,表中暍也。脉弦细芤迟者,中暑脉虚也。小便已,洒洒然毛耸,手足逆冷者,太阳经气不足也。小有劳,身即热者,谓劳动其阳,而暍即发也。口开、前板齿燥者,里有热也。《内经》曰:因于暑,汗,烦则喘喝。口开,谓喘喝也。以喘喝不止,故前板齿干燥。若发汗以去表邪,则外虚阳气,故恶寒甚;若以温针助阳,则火热内攻,故发热甚;若下之,以除里热,则内虚,而膀胱燥,故淋甚^②。

辨太阳病脉证并治法上　第五

太阳之为病,脉浮,头项强痛,而恶寒。

《经》曰:尺寸俱浮者,太阳受病。太阳受病,太阳主表,为诸阳主气。脉浮,头项强痛,而恶寒^③者,太阳表病也。

①【注文浅释】
夏日暑盛,腠理常开,以冷水淋浴,水渍经络,则皮毛闭塞,经热不泄,故身热而疼,水阻气滞,故肢体重浊。(黄坤载)

②【医理探微】
本证为暑湿相兼而又有气阴不足,治之当补正的同时分消暑湿。

张璐:惟以甘药补正以解其热,东垣制清暑益气汤深得其旨。

尤在泾:暑因湿入,而暑反居湿之中,阴包阳之象也。治之者一如分解风湿之法,辛以散湿,寒以清暑可矣。

③【医理探微】
恶寒者,因风所伤,故恶也。恶寒是太阳病必见的症状,而且贯穿太阳病始终,所谓"有一分恶寒未罢,即有一分表邪未尽"。

太阳病,发热,汗出,恶风,脉缓者,名为中风。

风,阳也;寒,阴也。风则伤卫,发热,汗出,恶风者,卫中风。荣病,发热无汗,不恶风,而恶寒;卫病则发热,汗出,不恶寒,而恶风。以卫为阳,卫外者也[①]。病则不能卫固其外,而皮腠疏,故汗出而恶风也。伤寒脉紧,伤风脉缓者,寒性劲急,而风性解缓故也。

太阳病,或已发热,或未发热,必恶寒,体痛,呕逆,脉阴阳俱紧者,名曰伤寒。

《经》曰:凡伤于寒,则为病热,为寒气客于经中,阳经佛结,而成热也。中风即发热者,风为阳也。及伤寒云,或已发热,或未发热,以寒为阴邪,不能即热,郁而方变热也[②]。风则伤卫,寒则伤荣,卫虚者恶风,荣虚者恶寒,荣伤寒者,必恶寒也。气病者则麻,血病者则痛。风令气缓,寒令气逆,体痛呕逆者,荣中寒也。《经》曰:脉盛身寒,得之伤寒。脉阴阳俱紧者,知其伤寒也。

伤寒一日,太阳受之,脉若静者为不传;颇欲吐,若躁烦,脉数急者,为传也。

太阳主表,一日则太阳受邪,至二日当传阳明,若脉气微而不传阳明,胃经受邪,则喜吐。寒邪传里者,则变热,如颇欲吐,若烦躁,脉急数者,为太阳寒邪变热,传于阳明也。

伤寒二三日,阳明少阳证不见者,为不传也。

伤寒二三日,无阳明少阳证,知邪不传,止在太阳经中也。[③]

太阳病,发热而渴,不恶寒者,为温病。

发热而渴,不恶寒者,阳明也。此太阳受邪,知为温病[④],非伤寒也。积温成热,所以发热而渴,不恶寒也。

若发汗已,身灼热者,名风温。风温为病,脉阴阳俱浮,自汗出,身重,多眠睡,鼻息必鼾,语言难出。若被下者,小便不利,直视,失溲;若被火者,微发黄色,剧则如惊痫,时瘛疭;若火熏之,一逆尚引日,再逆促命期。

伤寒发汗已,则身凉。若发汗已,身灼热者,非伤寒为风温也。风伤于上,而阳受风气,风与温相合,则伤卫。脉阴阳俱浮,自汗出者,卫受邪也。卫者,气也。风则伤卫,温则伤气。身重,多眠睡者卫受风温而气昏也。鼻息必鼾,语言难出者,风温外甚,而气拥不利也。若被下者,则伤脏气,太阳膀胱经也。《内经》曰:膀胱不利为癃,不约为遗溺。癃者,小便不利也。太阳之脉起目内眦①。《内经》曰:瞳子高者,太阳不足;戴眼者,太阳已绝。小便不利,直视,失溲,为下后竭津液,损脏气,风温外胜。经曰:欲绝也为难治。若被火者,则火助风温成热,微者热瘀而发黄,剧者热甚生风,如惊痫而时瘛疭也。先曾被火为一逆,若更以火熏之,是再逆也。一逆尚犹延引时日而不愈,其再逆者,必致危殆,故云促命期②。

病有发热恶寒者,发于阳也;无热恶寒者,发于阴也。发于阳者七日愈,发于阴者,六日愈。以阳数七,阴数六故也。

阳为热也,阴为寒也。发热而恶寒,寒伤阳也;无热而恶寒,寒伤阴也③。阳法火,阴法水。火成数七,水成数六。阳病七日愈者,火数足也;阴病六日愈者,水数足也。

太阳病,头痛。至七日以上自愈者,以行其经尽故也。若欲作再经者,针足阳明,使经不传则愈。

伤寒自一日至六日,传三阳三阴经尽,至七日当愈④。

经曰：七日太阳病衰，头痛少愈；若七日不愈，则太阳之邪再传阳明，针足阳明为迎而夺之，使经不传则愈。

太阳病欲解时，从巳至未上。

巳为正阳，则阳气得以复也。始于太阳，终于厥阴。六经各以三时为解，而太阳从巳至未，阳明从申至戌，少阳从寅至辰，至于太阴，从亥至丑，少阴从子至寅厥阴从丑至卯者，以阳行也速，阴行也缓，阳主于昼，阴主于夜，阳三经解时，从寅至戌，以阳道常饶也；阴三经解时，从亥至卯，以阴道常乏也。《内经》曰：阳中之太阳，通于夏气，则巳午未太阳乘旺也[①]。

风家，表解而不了了者，十二日愈[②]。

中风家，发汗解后，未全快畅者，十二日大邪皆去，六经悉和则愈。

病人身大热，反欲得近衣者，热在皮肤，寒在骨髓也；身大寒，反不欲近衣者，寒在皮肤，热在骨髓也。

皮肤言浅，骨髓言深；皮肤言外，骨髓言内。身热欲得衣者，表热里寒[③]也；身寒不欲衣者，表寒里热也。

太阳中风，阳浮而阴弱，阳浮者，热自发，阴弱者，汗自出，啬啬恶寒，淅淅恶风，翕翕发热，鼻鸣干呕者，桂枝汤主之。

阳以候卫，阴以候荣。阳脉浮者，卫中风也；阴脉弱者，荣气弱也[④]。风并于卫，则卫实而荣虚，故发热汗自出也。《经》曰：太阳病，发热汗出者，此为荣弱卫强者是也。啬啬者，不足也，恶寒之貌也。淅淅者，洒淅也，恶风之貌也。卫虚则恶风，荣虚则恶寒，荣弱卫强，恶寒复恶风者，以自汗出，则皮肤缓，腠理疏，是亦恶风也。翕翕者，熇熇然而热也，若合羽所覆，言热在表也。鼻鸣干呕者，风拥而气逆也。与桂枝汤和荣卫，而散风邪也。

桂枝汤方①

桂枝三两，去皮，味辛热　　**芍药**三两，味苦酸，微寒　　**甘草**二两，炙，味甘平　　**生姜**三两，切，味辛温　　**大枣**十二枚，擘，味甘温

《内经》曰：辛甘发散为阳。桂枝汤，辛甘之剂也，所以发散风邪。《内经》曰：风淫所胜，平以辛，佐以苦甘，以甘缓之，以酸收之。是以桂枝为主，芍药、甘草为佐也。《内经》曰：风淫于内，以甘缓之，以辛散之，是以生姜、大枣为使也。

上五味，㕮咀三味，以水七升，微火煮取三升，去滓，适寒温。服一升，服已须臾，歠热稀粥一升余，以助药力，温覆令一时许，遍身漐漐，微似有汗者益佳，不可令如水流漓，病必不除。若一服汗出病瘥，停后服，不必尽剂；若不汗，更服，依前法；又不汗，后服小促其间，半日许，令三服尽；若病重者，一日一夜服，周时观之。服一剂尽，病证犹在者，更作服；若汗不出者，乃服至二三剂。禁生冷、黏滑、肉面、五辛、酒酪、臭恶等物。

太阳病，头痛发热，汗出恶风者，桂枝汤主之。

头痛者，太阳也；发热汗出，恶风者，中风也，与桂枝汤，解散风邪。

太阳病，项背强几几，反汗出恶风者，桂枝加葛根汤主之。②

几几者，伸颈之貌也。动则伸颈，摇身而行。项背强者，动则如之。项背几几者，当无汗，反汗出恶风者，中风表虚也，与桂枝汤以和表，加麻黄、葛根以祛风，且麻黄主表实。后葛根汤证云：太阳病，项背强几几，无汗恶风，葛根汤主之。药味正与此方同。其无汗者，当用麻黄，今自

汗出，恐不加麻黄，但加葛根也。

太阳病，下之后，其气上冲者，可与桂枝汤。方用前法。若不上冲者，不可与之。

太阳病属表，而反下之，则虚其里，邪欲乘虚传里。若气上冲者，里不受邪，而气逆上，与邪争也，则邪仍在表，故当复与桂枝汤解外。其气不上冲者，里虚不能与邪争，邪气已传里也，故不可更与桂枝汤攻表①。

太阳病三日，已发汗，若吐，若下，若温针，仍不解者，此为坏病，桂枝不中与之也。观其脉证，知犯何逆，随证治之。

太阳病三日中，曾经发汗，吐下、温针，虚其正气，病仍不解者，谓之坏病，②言为医所坏病也，不可复与桂枝汤。审观脉证，知犯何逆而治之，逆者随所逆而救之③。

桂枝本为解肌，若其人脉浮紧，发热汗不出者，不可与之也。常须识此，勿令误也。

脉浮，发热，汗出恶风者，中风也，可与桂枝汤解肌。脉浮紧，发热，汗不出者，伤寒也，可与麻黄汤。常须识此，勿妄治也。

若酒客病，不可与桂枝汤。得汤则呕，以酒客不喜甘故也。

酒客内热，喜辛而恶甘。桂枝汤甘，酒客得之，则中满而呕。

喘家作，桂枝汤加厚朴杏子佳④。

太阳病，为诸阳主气，风甚气拥，则生喘也，与桂枝汤以散风，加厚朴、杏仁，以降气。

凡服桂枝汤，吐者，其后必吐脓血也⑤。

① 【临证薪传】
黄元御《伤寒悬解·太阳中篇》云："下后其气上冲，是奔豚发作也，可与桂枝汤，用如前法，疏风木而降奔冲。若不上冲者，奔豚未作，不可与前汤也。"黄氏认为，太阳表证误用下法，表邪乘虚内陷，气上冲则奔豚证作，处以桂枝汤以疏肝木而降奔豚；若奔豚未成，则不用桂枝汤。黄氏之说有一定道理，桂枝汤即可用于下后邪未入里之证，也可用于下后变生奔豚之证，临床运用可随证施治。

② 【注文浅释】
坏病：即变证。指因失治、误治而致病证发生变化，以病情复杂、又疑似难辨而得名。

③ 【注文浅释】
此乃辨证论治之精髓。临证时不论坏病或常病均要观其脉证，知犯何逆，随证治之。

④ 【案例犀烛】
王某，女，50 岁，中学教师。2012 年 3 月 12 日来诊，自诉感冒数日，发热，喘咳闷气，汗出，自服西药及中成药若干，喘咳发热不减。其汗出恶风甚，不敢在室内走动动则恶风，舌白脉促急，喘咳无痰，咽无红肿痛，二便无热象。遂投桂枝加厚朴杏子汤，调和营卫以解肌解表，加厚朴杏仁以下气止喘，3 剂热退汗止喘平。
按：本证病人虽不是喘家，不但其喘咳与太阳经直接相关，故投之亦愈。既解表，又定其喘此类病人多发生于体虚之人。

⑤ 【案例犀烛】
周某，34 岁。屡屡失血，饮食如故，形瘦面赤，禀至木火，阴不配阳，据说服桂枝汤治外感，即得此恙。
按：可见内有蕴热之人，服甘温助热之品的危害。

内热者，服桂枝汤则吐，如酒客之类也。既亡津液，又为热所搏，其后必吐脓血。吐脓血，谓之肺痿。《金匮要略》曰：热在上焦为肺痿。谓或从汗或从呕吐，重亡津液，故得之。①

太阳病，发汗，遂漏不止，其人恶风，小便难，四肢微急，难以屈伸者，桂枝加附子汤主之。

太阳病，因发汗，遂汗漏不止，而恶风者，为阳气不足，因发汗，阳气益虚，而皮腠不固也。《内经》曰：膀胱者，州都之官，津液脏焉，气化则出。小便难者，汗出亡津液，阳气虚弱，不能施化。四肢者，诸阳之本也，四肢微急，难以屈伸者，亡阳而脱液也。《针经》曰：液脱者，骨属屈伸不利，与桂枝加附子汤以温经复阳②。

太阳病，下之后，脉促胸满者，桂枝去芍药汤主之。若微恶寒者，桂枝去芍药加附子汤主之。

脉来数，时一止复来者，名曰促。促为阳盛③，则不因下后，而脉促者也。此下后脉促，不得为阳盛也。太阳病下之，其脉促不结胸者，此为欲解。此下后脉促而复胸满，则不得为欲解，由下后阳虚，表邪渐入而客于胸中也。与桂枝汤以散客邪通行阳气，芍药益阴，阳虚者非所宜，故去之。阳气已虚，若更加之，微恶寒，则必当温剂以散之，故加附子。

太阳病，得之八九日，如疟状，发热恶寒，热多寒少，其人不呕，清便欲自可，一日二三度发，脉微缓者，为欲愈也。脉微而恶寒者，此阴阳俱虚，不可更发汗、更下、更吐也。面色反有热色者，未欲解也，以其不能得小汗出，身必痒，宜桂枝麻黄各半汤④。

伤寒八九日，则邪传再经又遍，三阳欲传三阴之时也。传经次第，则三日传遍三阳，至四日阳去入阴，不入

①【医理探微】

此条说明桂枝汤不止是酒客当禁，凡热淫于内，用甘温辛热之品，不能解肌，反而涌越而吐，甚则灼伤阳络而吐脓血。

②【医理探微】

本证之漏汗恶风、溲难肢急乃因卫阳虚所致，远未及肾阳虚衰及真阴耗竭的程度，所以不需要四逆诸方，只用桂枝汤加附子一味以复阳固表即可，阳复则表固汗止，汗止则液复，而溲难肢急自愈。

③【注文浅释】

本证脉促是胸阳被遏求伸所成，其机理与阳盛则促完全不同，不可混为一谈。140条有"太阳病下之，其脉促不结胸者，此为欲解"，可知此促脉乃是邪有向外之势。

④【临证薪传】

本方临证运用：①凡外感风寒延日较久，正气略虚，表郁恶寒者；②荨麻疹属于风寒者。

阴者为欲解,其传阴经,第六日传遍三阴,为传经尽而当解。其不解传为再经者,至九日又遍三阳,阳不传阴则解。如疟,发作有时也。寒多者为病进,热多者为病退。经曰:厥少热多,其病为愈;寒多热少,阳气退,故为进也。今虽发热恶寒,而热多寒少,为阳气进,而邪气少也。里不和者,呕而利,今不呕,清便自调者里和也。寒热间日发者,邪气深也;日一发者,邪气复常也;日再发者,邪气浅也;日二三发者,邪气微也①。《内经》曰:大则邪至,小则平。言邪甚则脉大,邪少则脉微,今日数多而脉微缓者,是邪气微缓也,故云欲愈。脉微而恶寒者,表里俱虚也。阳表也,阴里也。脉微为里虚,恶寒为表虚,以表里俱虚,故不可更发汗、更下、更吐也。阴阳俱虚,则面色青白,反有热色者,表未解也。热色为赤色也。得小汗则和,不得汗,则得邪气外散皮肤而为痒也。与桂枝麻黄各半汤,小发其汗②,以除表邪。

太阳病,初服桂枝汤,反烦不解者,先刺风池、风府,却与桂枝汤则愈。

烦者,热也。服桂枝汤后,当汗出而身凉和,若反烦不解者,风甚而未能散也。先刺风池、风府,以通太阳之经,而泄风气,却与桂枝汤解散则愈。

服桂枝汤,大汗出,脉洪大者,与桂枝汤,如前法。若形如疟,一日再发者,汗出必解,宜桂枝二麻黄一汤③。

《经》曰:如服一剂,病证犹在者,故当复作本汤服之。服桂枝汤汗出后,脉洪大者,病犹在也;若形如疟,日再发者,邪气客于荣卫之间也。与桂枝二麻黄一汤,解散荣卫之邪。

服桂枝汤,大汗出后,大烦渴不解,脉洪大者,白虎加人参汤主之。

大汗出,脉洪大而不渴,邪气犹在表也,可更与桂枝

---

① **【医理探微】**

成氏对寒热一日二三度发机制的分析,通过列举间日发、一日发、日再发到日二三度发的比较,得出因邪气的浅深微甚,颇有发挥。且对于脉证的分析,始终环绕着邪正双方,抓住了病机变化的本质。

② **【医理探微】**

尤在泾:夫既不得汗出,则非桂枝所能解,而邪气又微,亦非麻黄所可发,故两方合为一方,变大制为小制,故小发其汗,使药不过病。

③ **【案例犀烛】**

头痛恶寒,脉紧,言蹇,肢冷,舌色淡,太阳中风,虽系春季,天气早间阴晦,雨气甚寒,以桂枝二麻黄一法。去节麻黄三钱,桂枝六钱,炙甘草三钱,杏仁五钱,生姜六片,大枣二枚。煮三杯,得微汗,止后服,不汗再服。(摘自《吴鞠通医案》,作者吴鞠通)

按:头痛恶寒脉紧是麻黄汤证,肢冷舌色淡,显系阳虚体质,表证虽急,但不宜峻发,故以桂枝汤顾护不足之阳气,麻黄汤疏散表邪。

汤。若大汗出，脉洪大，而烦渴不解者，表里有热[1]，不可更与桂枝汤。可与白虎加人参汤[2]，生津止渴，和表散热。

太阳病，发热恶寒，热多寒少，脉微弱者，此无阳也，不可更汗，宜桂枝二越婢一汤方。

桂枝二越婢一汤方[3]

桂枝去皮　芍药　甘草各十八铢　生姜一两三钱　大枣四枚，擘　麻黄十八铢，去节　石膏二十四铢，碎，绵裹

胃为十二经之主，脾治水谷为卑脏若婢。《内经》曰：脾主为胃行其津液。是汤所以谓之越婢者，以发越脾气，通行津液。《外台》方，一名越脾汤，即此义也。

上七味，㕮咀，以五升水煮麻黄一二沸，去上沫，纳诸药，煮取二升，去滓，温服一升。本云当裁为越婢汤、桂枝汤，合之，饮一升。今合为一方，桂枝二，越婢一。

服桂枝汤，或下之，仍头项强痛，翕翕发热，无汗，心下满微痛，小便不利者，桂枝汤去桂，加茯苓白术汤主之。

头项强痛，翕翕发热，虽经汗下，为邪气仍在表也。心下满，微痛，小便利者，则欲成结胸。今外证未罢，无汗，小便不利，则心下满，微痛，为停饮也。与桂枝汤以解外，加茯苓白术利小便行留饮[4]。

①【医理探微】

表里有热出现的原因有二：①病家素体阳旺，易于化热化燥；②本为风热表证，误用辛温之桂枝汤，而致阳明里热证。

②【案例犀烛】

住三角街梅寄里屠人吴某之室，病起四五日，脉大身热，大汗，不谵语，不头痛，惟口中大渴。时方初夏，思食西瓜，家人不敢以应，乃延予诊。予曰：此白虎汤证也。随书方如下：生石膏一两，肥知母八钱，生甘草三钱，洋参一钱，粳米一小杯。

服后，渴稍解。知药不误，明日再服原方。至第三日，仍如是，惟较初诊时略安，本拟用犀角地黄汤，以其家寒，仍以白虎原剂，增石膏至二两，加赤芍一两，丹皮一两，生地一两，大小蓟五钱，并令买西瓜与食，二剂略安，五剂全愈。（摘自《经方实验录》，作者曹颖甫）

按：本案方原为白虎加人参汤，却标作白虎汤证者，盖为求说解便利，病家见大热大渴脉洪大，处以白虎加人参汤清热生津止渴。

③【案例犀烛】

白某，女，75岁，神头村人。

因冠心病住本院内科治疗，近感冒发热五日，症见头痛骨楚，腰背疼痛，无汗恶寒，咽干微痛，口苦，口渴思饮，大便秘结，舌淡红，苔薄白，脉象浮细。

脉症相参析之，酷似太阳病表寒内热之大青龙汤证，然年高体弱，脉象浮细，大青龙汤发散峻猛，显然不宜。似此气血不足者，不予扶正，何以汗出热退？桂枝二越婢一汤，与大青龙汤功用相近，既能散表寒，复可清内热。唯力小性缓耳，体虚脉弱者。正所宜也。拟：麻黄6克，桂枝4.5克，白芍4.5克，甘草3克，石膏15克，生姜3片，红枣5枚。一剂症减，二剂痊愈。（摘自《临证实验录》，作者闫云科）

按：病人体虚而患有表郁化热之证，表邪寒少，肌里肉多，故用桂枝二越婢一汤以达热散邪。

④【医理探微】

桂枝去桂加茯苓白术汤证并不是桂枝汤证的兼证，而是变证，其病机是水停阳郁，所以加茯苓白术旨在利水，所以方后注有"利小便则愈"。叶天士有"通阳不在温，而在利小便"之说，小便利则阳郁即除。

①【医理探微】

阴阳俱虚，本可益阴复阳同时进行，但并非本条最佳方案，采取先复其阳，再复其阴的治疗步骤以提高其治疗效果。《景岳全书·新方八略》云："善补阳者，必于阴中求阳，则阳得阴助而生化无穷；善补阴者，必于阳中求阴，则阴得阳升而泉源不竭。"

②【案例犀烛】

张某，女，50 岁，农民。头晕目眩，呕吐，发作已有 3 年，每次历时 3～5 日不等，病情呈进行性加重。于 2000 年 8 月 5 日上午劳动时，突然头晕目眩，恶心呕吐，吐出胃内物和清稀痰涎。起初服用西药镇吐和支持疗法未效，眩晕及呕吐逐渐加重，不敢张目站立，乃改用中药治疗。查体温、血压均正常，神志清楚，精神萎靡，面色灰暗，大便两天未解（亦未进食），小便清，舌淡苔薄白，脉沉缓。诊为眩晕病，脾胃阳虚型。病机为水湿不运，升降失常。方选甘草干姜汤加味治之。处方：炙甘草 20 克，炮干姜 12 克，姜半夏 6 克，生大黄 3 克，服完 1 剂后，呕吐眩晕减，当晚继续服用第二服，药后眩晕止，能进食，能独自下床活动，第二天带原方 2 剂回家服用，以巩固疗效。（摘自《内蒙古中医药》，2010 年第 6 期，作者陈峰）

按：本案病人脾胃阳虚，则水湿不化，升降失常而致眩晕呕吐，方选甘草干姜汤复阳以恢复脾胃的正常升降。

③【案例犀烛】

四嫂（十一月十三日）。足遇多行走时则肿痛，而色紫，始则右足，继乃痛及左足。天寒不可向

伤寒脉浮，自汗出，小便数，心烦，微恶寒，脚挛急，反与桂枝汤。欲攻其表，此误也，得之便厥，咽中干，烦躁，吐逆者，作甘草干姜汤与之，以复其阳。若厥愈，足温者，更作芍药甘草汤与之，其脚即伸；若胃气不和，谵语者，少与调胃承气汤；若重发汗复加烧针者，四逆汤主之。

脉浮，自汗出，小便数，而恶寒者，阳气不足也。心烦、脚挛急者，阴气不足也。阴阳血气俱虚，则不可发汗。若与桂枝汤攻表，则又损阳气，故为误也。得之便厥，咽中干，烦躁吐逆者，先作甘草干姜汤，复其阳气。得厥愈，足温，乃与芍药甘草阳汤，益其阴血，则脚胫得伸①。阴阳虽复，其有胃燥、谵语，少与调胃承气汤，微溏以和其胃。重发汗为亡阳，加烧针则损阴。《内经》曰：荣气微者，加烧针则血不流行，重发汗，复烧针，是阴阳之气大虚，四逆汤以复阴阳之气。

甘草干姜汤方②

甘草四两，炙，味甘平　干姜　二两，炮，味辛热

《内经》曰：辛甘发散为阳。甘草干姜相合，以复阳气。

上二味，㕮咀，以水三升，煮取一升五合，去滓，分温再服。

芍药甘草汤方③

白芍药四两，味酸，微寒　甘草四两，炙，甘平

芍药，白补而赤泻，白收而赤散也。酸以收之，甘以缓之，酸甘相合，用补阴血。

上二味,㕮咀,以水三升,煮取一升半,去滓,分温再服。

调胃承气汤方

大黄四两,去皮,清酒浸　甘草二两,炙,味甘平

芒硝半斤,味咸苦,大寒

《内经》曰:热淫于内,治以咸寒,佐以苦甘。芒硝咸寒以除热,大黄苦寒以荡实,甘草甘平助二物,推陈而缓中。

上三味,㕮咀,以水三升,煮取一升,去滓,纳芒硝,更上火微煮令沸,少少温服。

四逆汤方^①

甘草二两,炙,味甘平　干姜一两半,味辛热　附子一枚,生用,去皮,破八片,辛,大热

《内经》曰:寒淫于内,治以甘热。又曰:寒淫所胜,平以辛热。甘草、姜、附相合,为甘辛大热之剂,乃可发散阴阳之气。

上三味,㕮咀,以水三升,煮取一升二合,去滓,分温再服。强人可大附子一枚,干姜三两。

问曰:证象阳旦,按法治之而增剧,厥逆,咽中干,两胫拘急而谵语,师曰言夜半手足当温,两脚当伸。后如师言,何以知此?答曰:寸口脉浮而大,浮则为风,大则为虚,风则生微热,虚则两胫挛,病证象桂枝,因加附子参其间,增桂令汗出,附子温经,亡阳故也。厥逆咽中干,烦躁,阳明内结,谵语,烦乱。更饮甘草干姜汤,夜半阳气还,两足当热,胫尚微拘急,重与芍药甘草汤,尔乃胫伸,

火,见火则痛剧。故虽甚恶寒,必得耐冷。然天气过冷,则又痛。眠睡至浃晨,而肿痛止,至夜则痛如故。按历节病足亦肿,赤白芍各一两,生甘草八钱,二剂愈。但肿常不退,今有时退者,非历节也。惟痛甚时筋挛,先用芍药甘草汤以舒筋。(摘自《经方实验录》,作者曹颖甫)

按:本案并非伤寒误治证,根据其足肿痛而色紫与痛甚时痉挛的特点,试用本方而取效,因芍药有"除血痹""散恶血"之功。

---

① 【案例犀烛】

挚友贾君,因病不育,抱养一子,视如己出,不啻明珠耳。子近三岁,其身不高,齿不齐,行立迟,言语缓,先天不足也。一日申酉发热,体温39.4℃,请治于西医,点滴消炎液体,并滴入地塞米松一支(剂量不详),输毕归。子夜,患儿大汗淋漓,拭之不尽,瞑目沉睡,呼之不应,推之不动。急唤余诊,视其面色苍白,鼻息咻咻,全身冰冷,非仅四肢厥冷也。撬齿观之,舌淡润滑。脉细如丝,指纹淡红,已近命关矣。观其脉症。此大汗亡阳也。急宜回阳抑阴,以挽阴阳立绝之势,若阳气回复,则阴液固敛,汗自止也。拟四逆汤:附子3克,干姜3克,炙甘草3克。上药捣碎,开水煎煮,频频撬喂。及拂晓,一剂已尽,汗渐止。面微转红,肌肤四末亦温,阳气虽回,犹仍不足。改用桂枝汤以温阳益阴:桂枝4.5克,白芍4.5克,甘草3克,生姜1片,红枣3枚。翌日,诸症皆失,惟饮食不思耳。(摘自《临证实验录》,作者闫云科)

按:本案患儿大汗亡阳,故使用辛甘大热之剂以回阳,发散阴阳之气。但其阳气尚未完全回复,故用桂枝汤以善后。

以承气汤微溏则止其谵语,故知病可愈。

阳旦,桂枝汤别名也。前证脉浮自汗出,小便数,心烦,微恶寒,脚挛急,与桂枝汤证相似,是证象阳旦也。与桂枝汤而增剧,得寸口脉浮大,浮为风邪,大为血虚,即于桂枝汤加附子温经以补虚,增桂令汗出以祛风。其有治之之逆而增厥者,与甘草干姜汤,阳复而足温,更与芍药甘草汤,阴和而胫伸。表邪已解,阴阳已复,而有阳明内结,谵语烦乱,少与调胃承气汤,微溏泄以和其胃,则阴阳之气皆和,内外之邪悉去,故知病可愈。

注解伤寒论

卷 三

辨太阳病脉证并治　　第六

太阳病,项背强几几,无汗,恶风,葛根汤主之。

太阳病,项背强几几,汗出恶风者,中风表虚也;项背强几几,无汗恶风者,中风表实^①也。表虚宜解肌,表实宜发汗,是以葛根汤发之也。

葛根汤方

葛根_{四两}　麻黄_{三两,去节}　桂枝_{二两,去皮}　芍药_{二两,切}
甘草_{二两,炙}　生姜_{三两,切}　大枣_{十二枚,擘}

《本草》云:轻可去实,麻黄、葛根之属是也。此以中风表实,故加二物于桂枝汤中也。

上七味,㕮咀,以水一斗,先煮麻黄、葛根,减二升,去沫,纳诸药,煮取三升,去滓。温服一升,覆取微似汗,不须啜粥。余如桂枝法将息及禁忌。

太阳与阳明合病者,必自下利,葛根汤主之。^②

伤寒有合病、有并病,本太阳病不解,并于阳明者,谓之并病。两经俱受邪,相合病者,谓之合病。合病者,邪气甚也。太阳阳明合病者,与太阳少阳合病、阳明少阳合

① 【医理探微】

　　成氏注本证是中风表实,不属于伤寒,可能是只提恶风,未提恶寒的缘故。但其麻黄汤也只提了恶风,寒本兼风,无论是中风还是伤寒,都属于风寒,所以不必强分。重点在于辨汗之有无,自汗用桂枝加葛根汤,无汗用葛根汤。

② 【案例犀烛】

　　男,5岁,2016年5月20日初诊。家长代述患儿于半月前因出汗后受凉,出现发热、咳嗽、鼻塞、流涕等症状,入某西医院诊断为急性支气管炎,经西医治疗热退咳减,患儿继于10日前出现腹泻,经中西治疗效果不显。刻诊:腹泻,日7～8行,便质清稀,夹有泡沫,色淡不臭,肠鸣腹痛,无发热,无汗,鼻塞,流清涕,舌淡苔薄白,脉浮。血常规:白细胞6.54×10^9/L,便常规检查无异常。西医诊断:肠道外感染性腹泻;中医诊断:风寒泻。治法:解表散寒,升清止泻。方用葛根汤加减,处方:葛根10克,紫苏叶5克,桂枝5克,白芍5克,大枣(擘开)3枚,炙甘草5克,生姜3片。5剂,水煎服,每日1剂,分三次饭前温服。服药期间忌食生冷辣腥及肥甘油腻之品。

　　按:本案腹泻乃太阳阳明合并,邪客阳明而发生泄泻。

①【注文浅释】

证属风寒之邪。成氏注"里气虚，故必下利"，误矣。

---

②【注文浅释】

若利则宜葛根汤表而升之，利自可至，呕则加半夏表而降之，呕自可除。（《医宗金鉴》）

---

③【注文浅释】

此非肠胃真虚证，乃胃有邪热，下通于肠而作泄。

---

④【注文浅释】

此促脉非热邪亢盛之促脉，乃是正气抗邪于表之反应。

---

⑤【注文浅释】

里热气逆：里热偏胜，热逆于肺则气喘，热蒸津液外泄则汗出，热迫于肠则下利。

---

⑥【案例犀烛】

李孩，疹发未畅，下利而臭，日行二十余次，舌质绛，而苔白腐，唇干，目赤，脉数，寐不安，宜葛根芩连汤加味。粉葛根六钱、细川连一钱、淮山药五钱、生甘草三钱、淡黄芩二钱、天花粉六钱、升麻一钱半。李孩服后，其利渐稀，痧透有增无减，逐渐调理而安。（摘自《经方实验录》，作者曹颖甫）

按：麻疹宜向外透达，发疹期间发生腹泻，易致疹毒内陷，本案下利日行二十余次，舌质绛，而苔白腐，唇干，目赤，脉数，寐不安，一派热象，当以清热透邪，加升麻以助葛根透发之力，加天花粉以清热生津，更加山药顾护脾胃，面面俱到，药效如神。

病，皆言必自下利者，以邪气并于阴，则阴实而阳虚；邪气并于阳，则阳实而阴虚。寒邪气甚，客于二阳，二阳方外实而不主里，则里气虚，故必下利，与葛根汤，以散经中甚邪①。

太阳与阳明合病，不下利，但呕者，葛根加半夏汤主之。

邪气外甚，阳不主里，里气不和，气下而不上者，但下利而不呕；里气上逆而不下者，但呕而不下利，与葛根汤，以散其邪，加半夏以下逆气②。

葛根加半夏汤方

葛根四两　麻黄三两，去节，汤泡去黄汁，焙干，称　生姜三两，切　甘草二两，炙　芍药二两　桂枝二两，去皮　大枣十二枚，擘　半夏半斤，洗

上八味，以水一斗，先煮葛根、麻黄，减二升，去白沫，纳诸药，煮取三升，去滓。温服一升，覆取微似汗。

太阳病，桂枝证，医反下之，利遂不止，脉促者，表未解也，喘而汗出者，葛根黄连黄芩汤主之。

《经》曰：不宜下，而便攻之，内虚热入，协热遂利。桂枝证者，邪在表也，而反下之，虚其肠胃，为热所乘，遂利不止③。邪在表则见阳脉，邪在里则见阴脉。下利脉微迟，邪在里也。促为阳盛④，虽下利而脉促者，知表未解也。病有汗出而喘者，为自汗出而喘也，即邪气外甚所致。喘而汗出者，为因喘而汗出也，即里热气逆⑤所致，与葛根黄芩黄连汤，散表邪、除里热。

葛根黄芩黄连汤方⑥

葛根半斤　甘草二两，炙，味甘平

黄芩二两,味苦寒　黄连三两,味苦寒

《内经》曰:甘发散为阳。表未解者,散以葛根、甘草之甘苦;以坚里气弱者,坚以黄芩、黄连之苦。

上四味,以水八升,先煮葛根,减二升,纳诸药,煮取二升,去滓,分温再服。

太阳病,头痛发热,身疼,腰痛,骨节疼痛,恶风,无汗而喘者,麻黄汤主之。

此太阳伤寒也。寒则伤荣,头痛、身疼、腰痛,以至牵连骨节疼痛者,太阳经荣血不利也。《内经》曰:风寒客于人,使人毫毛毕直,皮肤闭而为热者,寒在表也。风并于卫,卫实而荣虚者,自汗出而恶风寒也;寒并于荣,荣实而卫虚者,无汗而恶风也。以荣强卫弱,故气逆而喘①,与麻黄汤以发其汗。

麻黄汤方

麻黄三两,去节,味甘温　桂枝二两,去皮,味辛热

甘草一两,炙,味甘平　杏仁七十个,去皮尖,味辛温

《内经》曰:寒淫于内,治以甘热,佐以苦辛。麻黄、甘草,开肌发汗,桂枝、杏仁,散寒下气。

上四味,以水九升,先煮麻黄,减二升,去上沫,纳诸药,煮取二升半,去滓,温服八合,覆取微似汗,不须啜粥,余如桂枝法将息。

太阳与阳明合病,喘而胸满者,不可下,宜麻黄汤。

阳受气于胸中,喘而胸满者,阴气不宜发,壅而逆也②。心下满、腹满,皆为实,当下之。此以为胸满,非里实,故不可下,虽有阳明,然与太阳合病,为属表③,是与麻黄汤发汗。

①【医理探微】

成氏谓"以荣强卫弱,故气逆而喘",误矣。风寒客于人,荣伤卫亦伤也。本由肺主皮毛,寒邪在表,内通于肺,邪气不得发泄,肺气不得宣通,故作喘也。

②【注文浅释】

寒邪客于胸中,肺气不得宣发,壅逆而喘也。

③【注文浅释】

胸虽为阳明之部分,喘乃太阳之本病,其表邪甚,故不治阳明但治太阳也。

① 【注文浅释】

嗜卧：面向墙壁安静而卧，非少阴证之但欲寐也，乃病家已无所苦，邪气已衰，病向愈也。

② 【临证薪传】

成氏等医家注桂枝汤证为风伤卫，麻黄汤证为寒伤荣，大青龙汤证为风寒两伤荣卫，且逐渐形成了"三纲鼎力说"，过于牵强附会。三者皆是感受风寒之邪，区别在于：有汗脉缓的桂枝汤证，无汗脉紧的麻黄汤证，表实兼里热不汗出而烦躁的大青龙汤证。

③ 【注文浅释】

筋惕（tì）肉瞤（shùn）：因亡阳脱液，筋肉得不到濡养所致。瞤，指筋肉跳动之意。

太阳病，十日以去，脉浮细而嗜卧者，外已解也。设胸满胁痛者，与小柴胡汤。脉但浮者，与麻黄汤。

十日以去，向解之时也。脉浮细而嗜卧①者，表邪已罢也。病虽已和解之，若脉但浮而不细者，则邪气但在表也，与麻黄汤发散之。

太阳中风，脉浮紧，发热恶寒，身疼痛，不汗出而烦躁者，大青龙汤主之。若脉微弱，汗出恶风者，不可服之。服之则厥逆，筋惕肉瞤，此为逆也。

此中风见寒脉也。浮则为风，风则伤卫；紧则为寒，寒则伤荣。荣卫俱病②，故发热恶寒，身疼痛也。风并于卫者，为荣弱卫强；寒并于荣者，为荣强卫弱。今风寒两伤，则荣卫俱实，故不汗出，而烦躁也。与大青龙汤发汗，以除荣卫风寒。若脉微弱，汗出恶风者，为荣卫俱虚，反服青龙汤，则必亡阳，或生厥逆、筋惕肉瞤③，此治之逆也。

大青龙汤方

麻黄六两，去节，味甘温　桂枝二两，去皮，味辛热　甘草二两，炙，味甘平　杏仁四十个，去皮尖，味苦，甘温　生姜三两，切，味辛温　大枣十二枚，擘，味甘温　石膏如鸡子大，碎，味甘，微寒

辛甘均为发散。然风宜辛散，寒宜甘发，辛甘相合，乃能发散荣卫之风寒。麻黄、甘草、石膏、杏仁，以发散荣中之寒，桂枝、姜、枣，以解除卫中之风。

上七味，以水九升，先煮麻黄，减二升，去上沫，纳诸药，煮取三升，去滓。温服一升，取微似汗。汗出多者，温粉扑之。一服汗者，停后服。汗多亡阳，遂虚，恶风，烦躁，不得眠也。

伤寒脉浮缓，身不疼，但重，乍有轻时，无少阴证者，

大青龙汤发之。

此伤寒见风脉也。伤寒者，身疼，此以风胜，故身不疼；中风者身重，此以兼风，故乍有轻时。不发厥，吐利，无少阴里证者，为风寒外甚也。与大青龙汤，以发散表中风寒。

伤寒表不解，心下有水气，干呕发热而咳，或渴，或利，或噎，或小便不利，少腹满，或喘者，小青龙汤主之。[①]

伤寒表不解，心下有水饮，则水寒相搏，肺寒气逆，故干呕发热而咳。《针经》曰：形寒饮冷则伤肺。以其两寒相感，中外皆伤，故气逆而上行，此之谓也。与小青龙汤发汗散水。水气内渍，则所传不一，故有或为之证。随证增损，以解化之。

小青龙汤方

麻黄三两，去节，味甘温　芍药三两，味酸，微寒　五味子半升，味酸温　干姜三两，味辛热　甘草三两，炙，味甘平　桂枝三两，去皮，味辛热　半夏半升，洗，味辛，微温　细辛三两，味辛温

寒邪在表，非甘辛不能散之。麻黄、桂枝、甘草之辛甘，以发散表邪。水停心下而不行，则肾气燥，《内经》曰：肾苦燥，急食辛以润之。干姜、细辛、半夏之辛，以行水气而润肾。咳逆而喘，则肺气逆，《内经》曰：肺欲收，急食酸以收之。芍药、五味子之酸，以收逆气而安肺。[②]

上八味，以水一斗，先煮麻黄，减二升，去上沫，纳诸药，煮取三升，去滓，温服一升。

加减法

若微利者，去麻黄加荛花，如鸡子大，熬令赤色。

下利者，不可攻其表，汗出必胀满，麻黄发其阳，水渍

① 【案例犀烛】

赵某，26岁。新产满月，由并州返忻州。途中感受风寒，致娇脏失却清肃之令，肺气壅遏而咳嗽不休。虽经多方医治，均未中病，迁延已逾月余。倦怠神疲，日渐消瘦，自疑肺结核而来就诊。经胸透，心、膈、肺未见异常，求服中药。

望其面色姜黄，略显浮肿，形态畏冷，时已至夏，头仍双巾。舌质淡红，苔白滑。询知恶寒，无汗，夜间鼻塞，咳喘气短，痰涎清稀，且泛白沫。胃纳不馨，时呕吐清水，二便正常。诊得脉象沉细。

观其脉症，知为风寒束肺，支饮停结。治宜辛温发散，宣肺化饮。拟小青龙汤加味：麻黄6克，桂枝6克，白芍6克，甘草4.5克，半夏10克，茯苓10克，细辛3克，五味子3克，生姜6片。二剂，药后汗出津津，当晚咳嗽大减，二剂后咳逆全止。患者得陇望蜀，因乳汁不足，要求同治，遂拟六君子汤加味治之。（摘自《经方实验录》，作者曹颖甫）

按：小青龙汤证，系外有表寒，内有水饮，致肺失宣降，通调失职。临床以冬春较多见，然炎夏之际恣意饮冷，贪恋空调，或泳池久浴，雨淋露袭及久服、过服清凉药、消炎药，皆可形成小青龙汤证，表现多以里饮为主，并不拘于表证。临床有久咳不愈者，虽无恶寒发热之证，但喉痒即咳，咳痰不爽，日轻夜重，口渴不思饮，或喜热饮，舌苔白滑，脉弦紧者，亦小青龙汤之适应证也，切不可早用寒凉，冰伏其邪。

② 【注文浅释】

《内经》曰："以辛散之，以甘缓之，以酸收之。"

入胃，必作利。芫花下十二水，水去利则止。

　　若渴者，去半夏，加栝蒌根三两。

　　辛燥而苦润，半夏辛而燥，津液，非渴者所宜，故去之。栝蒌味苦而生津液，故加之。

　　若噎者，去麻黄，加附子一枚，炮。

　　《经》曰：水得寒气，冷必相搏，其人即噎①。加附子温散水寒。病人有寒，复发汗，胃中冷，必吐蛔，去麻黄恶发汗。

　　若小便不利、少腹满，去麻黄加茯苓四两。

　　水蓄下焦不行，为小便不利，少腹满，麻黄发津液于外，非所宜也。茯苓泄蓄水于下，加所当也。

　　若喘者去麻黄，加杏仁半升，去皮尖。

　　《金匮要略》曰：其人形肿，故不内麻黄，内杏子。以麻黄发其阳故也。喘呼形肿，水气标本之疾。

　　伤寒，心下有水气，咳而微喘，发热不渴。服汤已，渴者，此寒去欲解也。小青龙汤主之。

　　咳而微喘者，水寒射肺也。发热不渴者，表证未罢也，与小青龙汤发表散水。服汤已渴者，里气温②，水气散，为欲解也。

　　太阳病，外证未解，脉浮弱者，当以汗解，宜桂枝汤。

　　脉浮弱者，荣弱卫强也。太阳病，下之微喘者，表未解故也，桂枝加厚朴杏仁汤主之。

　　下后大喘，则为里气太虚，邪气传里，正气将脱也；下后微喘，则为里气上逆，邪不能传里，犹在表也③。与桂枝汤以解外，加厚朴、杏仁以下逆气。

　　太阳病，外证未解者，不可下也，下之为逆。欲解外者，宜桂枝汤。

　　《经》曰：本发汗而复下之为逆也。若先发汗，治不为逆^①。

太阳病，先发汗不解，而复下之，脉浮者不愈。浮为在外，而反下之，故令不愈。今脉浮，故知在外，当须解外则愈，宜桂枝汤^②。

《经》曰：柴胡汤证具，而以他药下之，柴胡汤证仍在者，复与柴胡汤，此虽已下之，不为逆，则其类矣。

太阳病，脉浮紧，无汗，发热，身疼痛，八九日不解，表证仍在，此当发其汗。服药已微除，其人发烦目瞑，剧者必衄，衄乃解。所以然者，阳气重故也。麻黄汤主之。

脉浮紧，无汗，发热，身疼痛，太阳伤寒也。虽至八九日而表证仍在，亦当发其汗。既服，温暖发散汤药，虽未作大汗亦微除也。烦者，身热也。邪气不为汗解，郁而变热，蒸于经络，发于肌表，故生热烦。肝受血而能视，始者寒气伤荣，寒既变热，则血为热搏，肝气不治，故目瞑^③也。剧者，热甚于经，迫血妄行而为衄，得衄则热随血散而解^④。阳气重者，热气重也。与麻黄汤以解前太阳伤寒之邪也。

太阳病，脉浮紧，发热身无汗，自衄者愈。

风寒在经，不得汗解，郁而变热，衄则热随血散。故云：自衄者愈。

二阳并病，太阳初得病时，发其汗，汗先出不彻，因转属阳明，续自微汗出，不恶寒。若太阳病证不罢者，不可下。下之为逆，如此可小发汗。设面色缘缘正赤者，阳气怫郁在表，当解之、熏之；若发汗不彻，不足言，阳气怫郁不得越，当汗不汗，其人躁烦，不知痛处，乍在腹中，乍在四肢，按之不可得，其人短气，但坐，以汗出不彻故也。更发汗则愈。何以知汗出不彻？以脉涩故知也。

太阳病未解，传并入阳明，而太阳证未罢者，名曰并病。续自微汗出不恶寒者，为太阳证罢，阳明证具也，法

① 【医理探微】

此乃表里同病之证，虽有当下之证，而外证未除，亦不可下，恐外邪乘虚而入里也。

② 【案例犀烛】

张隐庵治一少年，伤寒三四日，头痛发热，胸痛不可忍。病家曰：三日前因食面而致病。张曰：不然。面饭粮食，何日不食？盖因外感风寒，以致内停饮食，非因食面而为头痛发热者也。故凡停食感寒，只宜解表，不可推食，如里气一松，外邪即陷入矣。且食停于内，在胸下胃脘间，按之而痛。今胸上痛不可按，此必误下而成结胸。病家云：昨延某师，告以食面，故用消食之药，以致胸中大痛。因诊其外症尚在，仍用桂枝汤加减，一服而愈。（摘自《续名医类案》，作者魏之琇）

按：本案治验充分说明了误下之害，同时论述了误下后表证仍当解表的意义。若误下之后，表邪仍有外出之机，即仍使用汗法，使邪从表解；若错过时机，邪气内陷，待结胸、下利、痞证等变证出现后，再行救误，则更为困难。

③ 【注文浅释】

目瞑：眼睛闭合，不欲睁开。

④ 【医理探微】

表证得衄而解的原因有二：一为表证迁延失治，表邪郁遏较甚，热甚于经，则自衄而愈或由服用麻黄汤之后邪气松动，更易促成从衄而解。二为病家禀素阳旺或小儿纯阳之体，表邪不得汗解之时，也易借衄血为出路。

当下之。若太阳证未罢者，为表未解，则不可下，当小发其汗，先解表也。阳明之经循面，色缘缘①正赤者，阳气怫郁在表也，当解之、熏之，以取其汗。若发汗不彻者，不足言阳气怫郁，只是当汗不汗，阳气不得越散，邪无从出，拥甚于经，故躁烦也。邪循经行，则痛无常处，或在腹中，或在四肢，按之不可得而短气，但责以汗出不彻，更发汗则愈。《内经》曰：诸过者切之。涩者，阳气有余，为身热无汗。是以脉涩②知阳气拥郁而汗出不彻。

脉浮数者，法当汗出而愈。若下之，身重心悸者，不可发汗，当自汗出乃解。所以然者，尺中脉微，此里虚，须表里实，津液自和，便自汗出愈。

《经》曰：诸脉浮数，当发热而洒淅恶寒，言邪气在表也，是当汗出愈。若下之，身重心悸者，损其津液，虚其胃气。若身重心悸而尺脉实者，则下后里虚，邪气乘虚传里也。今尺脉微，身重心悸者，知下后里虚，津液不足，邪气不传里，但在表也③。然以津液不足，则不可发汗，须里气实，津液足，便自汗出而愈。

脉浮紧者，法当身疼痛，宜以汗解之。假令尺中迟者，不可发汗，何以知之然？以荣气不足，血少故也。④

《针经》曰：夺血者无汗。尺脉迟⑤者，为荣血不足，故不可发汗。

脉浮者，病在表，可发汗，宜麻黄汤。

浮为轻手得之，以候皮肤之气。《内经》曰：其在皮者汗而发之。⑥

---

①【注文浅释】
缘缘：不断之义。

②【注文浅释】
此处涩脉是因营卫流行不畅，汗出不彻，故应涩而有力，与血虚之涩而无力不同。

③【医理探微】
成氏注尺脉的实与微分辨邪气是否传里，误矣。前文有言寸脉浮数，其病在表，尺脉微当候里虚，尺脉实乃肾气充盛，并非以尺脉的实与微辨别邪气在表在里。

④【案例犀烛】
昔有乡人丘生者，病伤寒，予为诊视，发热头疼，烦渴，脉虽浮数而无力，尺以下迟而弱。予曰：虽属麻黄证，而尺迟弱。仲景云：尺中迟者，荣气不足，血气微少，未可发汗。予为建中汤加当归、黄芪令饮，翌日脉尚尔，其家煎迫，日夜督发汗药，言几不逊矣。予忍之，但只用建中调荣而已。至五日，尺部方应，遂投麻黄汤，啜第二服，发狂，须臾稍定，略睡，已得汗矣。晨夜，即宜便治；医者亦须顾信知此事是难是难。（摘自《本事方》，作者许叔微）
按：从许氏一案可以看出本条的理论价值，临床见伤寒表实证兼有荣气不足者可先予建中汤类和之，荣和若表不解再汗之。虽然后世对虚人外感的治疗方法有不少新的发展，如助阳解表、益气解表、滋阴解表等，但在使用这些方剂对虚人发汗时，仍要小心谨慎。

⑤【注文浅释】
此处的尺脉迟不能单从至数理解，除有脉来缓之义外，还有与脉紧相较而言之义，应含有微弱无力的精神在内，可与尺中脉微互参。

⑥【注文浅释】
成氏此注解重在倡导"因势利导"之原则。

脉浮而数者，可发汗，宜麻黄汤。

浮则伤卫，数则伤荣。荣卫受邪，为病在表，故当汗散。

病常自汗出者，此为荣气和。荣气和者，外不谐，以卫气不共荣气谐和故尔。以荣行脉中，卫行脉外，复发其汗，荣卫和则愈，宜桂枝汤。

风则伤卫，寒则伤荣。卫受风邪，而荣不病者，为荣气和也。卫既客邪，则不能与荣气和谐，亦不能卫护皮腠，是以常自汗出。与桂枝汤解散风邪，调和荣卫则愈。

病人脏无他病，时发热，自汗出，不愈者，此卫气不和也。先其时发汗则愈，宜桂枝汤主之。[①]

脏无他病，里和也。卫气不和表病也[②]。《外台》云：里和表病，汗之则愈。所谓先其时者，先其发热汗出之时发汗则愈。

伤寒脉浮紧，不发汗，因致衄者，麻黄汤主之。[③]

伤寒脉浮紧，邪在表也，当与麻黄汤发汗；若不发汗，则邪无从出，拥甚于经，迫血妄行，因致衄也。

伤寒不大便六七日，头痛有热者，与承气汤。其小便清者，知不在里，仍在表也，当须发汗；若头痛者，必衄，宜桂枝汤。

不大便六七日，头痛有热者，故宜当下。若小便清渴"，"脉仍浮缓"，可知脏气未伤，病仍在太阳营卫之间，故使用桂枝汤调和荣卫，先其时发汗则愈。前医早用黄芪反致留邪，故稍愈而复发。

②【注文浅释】

卫气不和乃因卫气的开阖功能异常，阖时阳郁而发热，开时则腠理疏而汗出。开阖失常，因而时发热而自汗出也。

③【案例犀烛】

陶尚文治一人，伤寒四五日，吐血不止，医以犀角地黄汤等反剧。陶切其脉反浮而紧，若不汗

①【案例犀烛】

林某，青年渔民。体素健壮，某年夏天午饭后，汗渍未干，潜入海中捕鱼，回家时汗出甚多，从此不论冬夏昼夜，经常自汗出。曾就诊数处，以卫阳不固论治，用玉屏风散及龙、牡、麻黄根等，后来亦用桂枝汤加黄芪，均稍愈而复发。经过年余，体益疲乏，皮肤被汗浸成灰白色，汗孔增大，出汗时肉眼可见。汗出虽多但口不渴，尿量减少，流汗时间午、晚多而上午止，清晨未起床前，略止片刻。自觉肢末麻痹，头晕，脉缓重按无力。治宜微发其汗而调营卫。处方：桂枝梢9克，杭白芍9克，炙甘草3克，大枣7枚，生姜9克。水一碗，煎六分。清晨睡醒时服下，嘱少顷再吃热粥一碗，以助药力，静卧数小时，避风。服药后全身温暖，四肢舒畅，汗已止。仍照原方加黄芪15克，服法如前，但不啜热粥，连进2剂，竟获全功。其后体渐健壮，七年未发。（摘自《福建中医药》1964年第5期，作者刘少轩）

按：本病起于腠理疏松之时，水湿直浸荣卫之间，卫欲"司开阖"而不能，致毛孔洞开不收，故自汗不止。然病延既久，当察有无证变，所幸"汗虽多但口不渴"，"脉仍浮缓"可知脏气未伤……

出，邪何由解，遂用麻黄汤，一服汗出而愈。（摘自《名医类案》，作者江瓘）

按：本案病人吐血乃表不和所致，因邪无从汗出，故吐血，虽吐血而表仍未解，故用麻黄汤发汗则愈。

者,知里无热,则不可下。经曰:小便数者,大便必硬,不更衣十日无所苦也。况此不大便六七日,小便清者,不可责邪在里,是仍在表也,与桂枝汤以解外。若头疼不已,为表不罢,郁甚于经,迫血妄行,上为衄也。

伤寒发汗,已解,半日许,复烦,脉浮数者,可更发汗,宜桂枝汤主之。

烦者,热也。发汗身凉为已解,至半日许,身复热,脉浮数者,邪不尽也①,可更发汗与桂枝汤。

凡病若发汗、若吐、若下、若亡津液,阴阳自和者,必自愈。

重亡津液则不能作汗,必待阴阳自和,乃自愈矣。

大下之后,复发汗,小便不利者,亡津液故也,勿治之,得小便利,必自愈。

因亡津液而小便不利②者,不可以药利之,俟津液足,小便利必自愈也。

下之后,复发汗,必振寒脉微细。所以然者,以内外俱虚故也。

发汗则表虚而亡阳,下之则里虚而亡血。振寒者,阳气微也;脉微细者,阴血弱也。

下之后,复发汗,昼日烦躁不得眠,夜而安静,不呕不渴,无表证,脉沉微,身无大热者,干姜附子汤主之。

下之虚其里,汗之虚其表,既下又汗,则表里俱虚,阳旺于昼,阳欲复,虚不胜邪,正邪交争,故昼日烦躁不得眠;夜阴旺,阳虚不能与之争,是夜则安静。不呕不渴者,里无热也。身无大热者,表与热也。又无表证而脉沉微,知阳气大虚,阴寒气胜,与干姜附子汤,退阴复阳。

干姜附子汤方

干姜一两，味辛热　附子一枚生用，去皮，破八片，味辛热

《内经》曰：寒淫所胜，平以辛热，虚寒大甚，是以辛热剂胜之也。

上二味，以水三升，煮取一升，去滓，顿服。

发汗后，身疼痛，脉沉迟者，桂枝加芍药生姜各一两人参三两新加汤①主之。

汗后，身疼痛，邪气未尽也②。脉沉迟，荣血不足也。《经》曰：其脉沉者，荣气微也。又曰：迟者，荣气不足，血少故也。与桂枝汤以解未尽之邪，加芍药、生姜、人参，以益不足之血。

发汗后，不可更行桂枝汤。汗出而喘，无大热者，可与麻黄杏仁甘草石膏汤主之。

发汗后喘，当作桂枝加厚朴、杏仁汤，汗出则喘愈。今汗出而喘，为邪气拥甚，桂枝汤不能发散，故不可更行桂枝汤。汗出而喘有大热者，内热气甚也；无大热者，表邪必甚也③。与麻黄杏子甘草石膏汤，以散其邪。

麻黄杏仁甘草石膏汤方

麻黄四两，去节，味甘温　杏仁五十个，去皮尖，味甘温　甘草二两，炙，味甘平　石膏半斤，碎，绵裹，味甘寒

《内经》曰：肝苦急，急食甘以缓之。风气通于肝，风邪外甚，故以纯甘之剂发之。

上四味，以水七升，先煮麻黄，减二升，去上沫，纳诸药，煮取二升，去滓，温服一升。本云：黄耳坯。

①【临证薪传】
本方临证运用，除营血虚的身体疼痛外，还可运用于四肢拘挛，脾胃虚寒的胃脘腹疼痛及大便秘结等证。

②【医理探微】
成氏注身疼痛为邪气未尽，有失偏颇。汗后身疼痛，若表邪未解，脉当浮紧或浮数，此脉沉迟，可知表邪已除，身疼痛者为营血不足，肌肉筋脉失于濡养之故。

③【注文浅释】
喘因热壅肺闭不得宣开，汗出乃热迫津外泄，无大热为热郁于里。汗出而肌表无大热。

①【案例犀烛】

李某,女,54岁。本有肝咳夙疾,近复事不遂心,肝气郁结,肝木犯胃,呕吐四日不止,且频繁而剧烈。每呕吐发作,汗水淋漓,头发尽湿,胃液胆汁尽皆吐净,犹仍干呕不已。肢体倦软如泥,精神疲惫不支。某医诊为神经性呕吐、中度脱水。补液镇吐三日,呕吐始止。自知神疲少气非一日可复,惟心之动悸难以得忍,下床稍事活动更益筑筑不宁,双手捂按心下以求轻快,不敢稍懈也。观其:舌象,淡白润滑。诊得脉来弦细无力,皆一派阳气不足之象。汗为心液,由阳气蒸化津液而成。呕吐剧烈,汗出过多,心阳受损,故而悸动不宁,喜手捂按。《伤寒论》:"发汗过多,其人叉手自冒心,心下悸,欲得按者,桂枝甘草汤主之"。桂枝10克,炙甘草5克。1剂。病人疑方药轻简,不能中病。余谓方证相吻,定有奇效,力催速服,已而果然。善后方拟炙甘草汤。(摘自《临证实验录》,作者闫云科)

按:本案患者呕吐后体内津液不足,心脉失养,心中悸动不安,当以桂枝温其心阳,甘草补益心气。心阳气得复,悸动则安。

发汗过多,其人叉手自冒心,心下悸,欲得按者,桂枝甘草汤主之①。

发汗过多,亡阳也。阳受气于胸中,胸中阳气不足,故病叉手自冒心。心下悸欲得按者,与桂枝甘草汤,以调不足之气。

桂枝甘草汤方

桂枝四两,去皮,味辛热　甘草二两,炙,味甘平

桂枝之辛,走肺而益气。甘草之甘,入脾而缓中。

上二味,以水三升,煮取一升,去滓,顿服。

发汗后,其人脐下悸者,欲作奔豚,茯苓桂枝甘草大枣汤主之。

汗者,心之液。发汗后,脐下悸者,心气虚而肾气发动也。肾之积,名曰奔豚。发则从少腹上至心下,为肾气逆欲上凌心。今脐下悸为肾气发动,故云欲作奔豚。与茯苓桂枝甘草大枣汤,以降肾气。

茯苓桂枝甘草大枣汤方

茯苓半斤,味甘平　甘草二两,炙,味甘平　大枣十五枚,擘,味甘平　桂枝四两,去皮

茯苓以伐肾邪,桂枝能泄奔豚,甘草、大枣之甘,滋助脾土,以平肾气。煎用甘澜水者,扬之无力,取不助肾气也。

上四味,以甘澜水一斗,先煮茯苓,减二升,纳诸药,煮取三升,去滓,温服一升,日三服。

做甘澜水法:取水二斗,置大盆内,以勺扬之,水上有

珠子五六千颗相逐,取用之。

发汗后,腹胀满者,厚朴生姜甘草半夏人参汤主之[①]。

吐后腹胀与下后腹满皆为实,言邪气乘虚入里为实。发汗后外已解也。腹胀满知非里实,由脾胃津液不足,气涩不通,壅而为满[②],与此汤和脾胃而降气。

厚朴生姜甘草半夏人参汤方

厚朴半斤,去皮,炙,味苦温　生姜半斤,切,味辛温　半夏半斤,洗,味辛平　人参一两,味温　甘草二两,炙,味甘平

《内经》曰:脾欲缓,急食甘以缓之,用苦泄之。厚朴之苦,以泄腹满;人参、甘草之甘,以益脾胃;半夏、生姜之辛,以散滞气。

上五味,以水一斗,煮取三升,去滓,温服一升,日三服。

伤寒若吐若下后,心下逆满,气上冲胸,起则头眩,脉沉紧,发汗则动经,身为振振摇者,茯苓桂枝白术甘草汤主之[③]。

吐下后,里虚气。上逆者,心下逆满,气上冲胸;表虚阳不足,起则头眩;脉浮紧,为邪在表,当发汗;脉沉紧,为邪在里,则不可发汗。发汗则外动经络,损伤阳气,阳气外虚,则不能主持诸脉,身为振振摇也。与此汤以和经益阳。

茯苓桂枝白术甘草汤方

茯苓四两,味甘平　桂枝三两,去皮,味辛热　白术二两,味苦甘温　甘草二两,炙,味甘平

①【案例犀烛】
尹某,男性。患腹胀症,自述心下胀满,日夜有不适感,是属虚胀证,投以厚朴生姜半夏甘草人参汤(厚朴12克,生姜9克,半夏9克,炙甘草6克,党参4.5克)。经复诊一次,未易方而愈。(摘自《岳美中医案》,作者中国中医研究院)

②【医理探微】
成注本证腹满由脾胃津液不足,气涩不通,壅而为满。果如所说,厚朴苦温燥烈怎么能用。其腹满本由汗多伤阳,无阳以化气,故壅为胀满。

③【案例犀烛】
陈某,男,57岁。病人平素嗜酒且喜食肥甘,头目眩晕月余。诊见:头晕目眩,胸闷不适,肋胁胀痛,间有呕吐清水痰涎,食少,倦怠多寐,小便不利,口渴不欲饮,舌质淡,苔白腻,脉弦滑。证属痰浊中阻,风痰上扰。治宜温阳蠲饮,健脾利水,化痰息风。方用苓桂术甘汤合半夏白术天麻汤。处方:茯苓、桂枝、法半夏、天麻各10克,白术9克,炙甘草3克。(摘自《新中医》2000年第3期)

按:病人嗜食肥甘,脾胃自伤,水湿内停,清阳不升,浊阴不降,风痰上扰而眩晕。运用苓桂术甘汤温阳化饮,合半夏白术天麻汤健脾燥湿,化痰息风,眩晕自止。

阳不足者,补之以甘,茯苓、白术,生津液而益阳也。里气逆者,散之以辛,桂枝、甘草,行阳散气。

上四味,以水六升,煮取三升,去滓,分温三服。

发汗,病不解,反恶寒者,虚故也,芍药甘草附子汤主之。

发汗病解,则不恶寒;发汗病不解,表实者,亦不恶寒。今发汗病且不解,又反恶寒者,荣卫俱虚也。汗出则荣虚,恶寒则卫虚,与芍药甘草附子汤以补荣卫。

芍药甘草附子汤方

芍药三两,味酸,微寒　甘草三两,炙,味甘平　附子一枚炮,去皮,破八片,味辛热

芍药之酸,收敛津液而益荣;附子之辛温,固阳气而补卫;甘草之甘,调和辛酸而安正气。

上三味,以水五升,煮取一升五合,去滓,分温三服,疑非仲景意。

发汗若下之,病仍不解,烦躁者,茯苓四逆汤主之①。

发汗若下,病宜解也。若病仍不解,则发汗外虚阳气,下之内虚阴气,阴阳俱虚,邪独不解,故生烦躁。与茯苓四逆汤,以复阴阳之气。

茯苓四逆汤方

茯苓六(赵本作"四")两,味甘平　人参一两,味甘温　甘草二两,炙,味甘平　干姜一两半,味辛热　附子一枚,生用,去皮,破八片,味辛热

四逆汤以补阳,加茯苓、人参,以益阴。

上五味,以水五升,煮取三升,去滓,温服七合,日

①【案例犀烛】
周连三医案:女,41岁。因和爱人争吵而发病。初起喧扰不宁,躁狂打骂。曾服大剂量硝黄泻下,转而沉默痴呆,语无伦次,心悸易惊,四肢厥冷,舌白多津,六脉沉微。方用:茯苓一两、党参、炮附子、干姜各五钱,甘草四钱,牡蛎一两,龙骨五钱。服三剂后,神志清醒,头疼止,四肢温。改用苓桂术甘汤加龙骨、牡蛎,服十剂而愈。(摘自《中医杂志》,1965年第1期:29)
按:本案乃因情绪刺激后而出现神志异常,与茯苓四逆汤重在通阳安神,并加龙骨、牡蛎以重镇安神,收效更速。

三服。

发汗后，恶寒者，虚故也；不恶寒，但热者，实也，当和胃气，与调胃承气汤。

汗出而恶寒者，表虚也；汗出而不恶寒，但热者，里实也①。《经》曰：汗出不恶寒者，此表解里未和，与调胃承气汤和胃气。

太阳病，发汗后，大汗出，胃中干，烦燥不得眠，欲得饮水者，少少与饮之，令胃气和则愈。若脉浮，小便不利，微热消渴者，与五苓散主之。

发汗已解，胃中干，烦躁不得眠，欲饮水者，少少与之，胃气得润则愈。若脉浮者，表未解也；饮水多，而小便少者，谓之消渴，里热甚实也②；微热消渴者，热未成实，上焦燥也③，与五苓散，生津液和表里。

五苓散方④

猪苓十八铢，去皮，味甘平　泽泻一两六铢，半，味酸咸　茯苓一八铢，味甘平　桂枝半两，去皮，味辛热　白术十八铢，味甘平

淡者，一也。口入一而为甘，甘甚而反淡，甘缓而淡渗。猪苓、白术、茯苓三味之甘，润虚燥而利津液；咸味下泄为阴，泽泻之咸，以泄伏水；辛甘发散为阳，桂枝之辛甘，以和肌表。

上五味，为末，捣为散，以白饮和服方寸匕，日三服，多饮暖水，汗出愈。

发汗已，脉浮数，烦渴者，五苓散主之。

发汗已，脉浮数者，表邪未尽也；烦渴亡津液胃燥也，与五苓散和表润燥。

伤寒汗出而渴者，五苓散主之；不渴者，茯苓甘草汤

①【医理探微】

此与患者平素体质偏阴偏阳的差异有关。素体偏阴者，发热虽除而仍恶寒，此乃卫阳虚而非表邪未尽；体质偏阳者，不恶寒但热者，汗多则伤津，阳明胃肠燥实者，宜调胃承气汤和胃泄热。

②【医理探微】

成氏将饮水多、消渴解释为里热值得商榷，若为里热恐与方药病机相悖。这里"消渴"更多是表示口渴情况及饮水频次，并不表示病理属性，其与真正消渴病也大相径庭。

③【医理探微】

成氏将此处消渴之病理解释为燥，结合下面方药诠释可知是虚燥，颇有见地，结合其又兼表证，考虑应为肺燥，根本在于脾运化水饮不及所致。

④【案例犀烛】

男，18岁，高中生，口渴不已饮水不解一月来诊。患者因食堂饭菜味厚，每于晚饭后口渴，需不断饮水，欲饮冷水，但胃难受，每次喝温水，但饮后缓解，过后仍口渴，甚是烦恼，饮水后小便并无增加，平素也很少出汗。大便不成形，舌尖红，苔白厚腻，脉弦细。此为脾虚无以运化所致，处方以五苓散加北杏仁6克、桔梗6克。7剂，水煎服。1周后反馈口渴基本消除，视其舌苔已无厚腻之象。

按：本案虽口渴，不断饮水，但大便不成形兼舌苔厚腻，非阴亏里热所致，能饮水但脾无以运化水液。

主之。

伤寒汗出而渴者,亡津液胃燥,邪气渐传里也,五苓散以和表里。若汗出不渴者,邪气不传里,但在表而表虚也,与茯苓甘草汤①和表合卫。

茯苓甘草汤方

茯苓二两,味甘平　桂枝二两,去皮,味辛热　生姜三两,切,味辛温　甘草一两,炙,味甘平

茯苓、甘草之甘,益津液而和卫;桂枝、生姜之辛,助阳气而解表。

上四味,以水四升,煮取二升,去滓,分温三服。

中风发热,六七日不解而烦,有表里证,渴欲饮水,水入则吐者,名曰水逆,五苓散主之。

中风发热,至六七日,则当解;若不解烦者,邪在表也。渴欲饮水,邪传里也。里热甚则能消水,水入则不吐。里热少则不能消水,停积不散,饮而吐水也。以其因水而吐,故名水逆②,与五苓散和表里散停饮。

未持脉时,病人手叉自冒心,师因教试令咳,而不咳者,此必两耳聋无闻也。所以然者,以重发汗,虚故如此。

发汗多亡阳,胸中阳气不足者,病人手叉自冒心,师见外证知阳气不足也;又试令咳而不即咳者,耳聋也,知阳气虚明矣。耳聋者,阳气虚,精气不得上通于耳故也③。

发汗后,饮水多,必喘,以水灌之亦喘。

喘,肺疾。饮水多喘者,饮冷伤肺也;以冷水灌洗而喘者,形寒伤肺也④。

发汗后,水药不得入口为逆,若更发汗,必吐下不止。

① 【医理探微】
成注渴与不渴来辨别邪气在表在里,其理难圆。五苓散何以除里邪?茯苓甘草汤又如何解表?大汗出而渴乃脾胃重虚,不能上输津液而渴;汗出不渴,脾胃虚损不甚,津液犹能上达,故用茯苓、甘草调中和胃即可。

② 【注文浅释】
水逆:因里有蓄水,以致饮水不能受纳,饮入随即吐出,名水逆证。

③ 【医理探微】
《内经》有云:"肾开窍于耳。"又云:"心寄窍于耳。"过汗致心阳、肾气两虚,不能上注于耳,所以发生耳聋。证之临床,治疗虚证耳聋常虚补肾气与通心阳合用。

④ 【注文浅释】
《难经·四十九难》云:"形寒饮冷则伤肺。"汗后肌腠空虚,不可过早淋浴,若贸然洗浴,水寒之气易从皮毛侵入,肺合皮毛,肺气闭郁则喘。

发汗后，水药不得入口，为之吐逆，发汗亡阳，胃中虚冷也。若更发汗，则愈损阳气，胃气大虚，故吐下不止。

发汗吐下后，虚烦不得眠。若剧者，必反覆颠倒，心中懊憹，栀子豉汤主之。

发汗吐下后，邪热乘虚客于胸中，谓之虚烦者，热也。胸中烦热郁闷，而不得发散者是也。热气伏于里者，则喜睡，今热气浮于上，烦扰阳气，故不得眠。心恶热，热甚则必神昏，是以剧者，反覆颠倒而不安，心中懊憹而愦闷。懊憹者，俗谓鹘突①是也。《内经》曰：其高者因而越之。与栀子豉汤以吐胸中之邪。

栀子豉汤方

栀子十四枚，擘，味苦寒　香豉四合，绵裹，味苦寒

酸苦涌泄为阴。苦以涌吐，寒以胜热，栀子豉汤相合，吐剂宜矣。

上二味，以水四升，先煮栀子，得二升半，内豉，煮取一升半，去滓。分为二服，温进一服。得吐者，止后服。

若少气者，栀子甘草豉汤主之；若呕者，栀子生姜豉汤主之。

少气者，热伤气也，加甘草以益气；呕者，热烦而气逆也，加生姜以散气。少气，则气为热搏，散而不收者，甘以补之可也；呕则气为热搏，逆而不散者，辛以散之可也。

发汗若下之，而烦热胸中窒者，栀子豉汤主之。

阳受气于胸中，发汗、若下，使阳气不足，邪热客于胸中，结而不散，故烦热而胸中窒塞，与栀子豉汤以吐胸中之邪。

伤寒五六日，大下之后，身热不去，心中结痛者，未欲

①【临证薪传】

本条以"大下之后"展开论述，似因误治，余热留扰胸膈所致。但这不是绝对的，有也未经误治，如太阳表现初传于里或阳明病开始，热尚未甚时，均可出现烦热不眠，胸中窒塞等症。另外，杂病中的热郁气滞，也往往见到虚烦不得眠，胸中窒，心中结痛等证，因此临床贵在掌握病机，不应拘泥是否误治。

②【案例犀烛】

王某，女，31 岁。自诉夜间腹胀、烦躁、失眠 5 年余。病始因长期大便艰闭不通，必用甘油、开塞露才能缓解，五六日一行，屡用泻下之药，近年来渐渐出现烦燥、腹胀、失眠，舌红，苔黄燥，脉弦数。辨证为"心胃郁火，胃气不和"，用栀子厚朴汤治之：栀子 10 克，厚朴 12 克，3 剂而愈。（摘自《中国中医药报》2009 年 7 月 16 日，作者李寿庆、辛文华）

按：本案病人屡用泻下之药，致热邪内入，上冲胸中，故见心烦懊恼，失眠，卧起不安。胃气失和，故见腹胀。实属虚烦兼腹满之证，故用栀子厚朴汤，清热宣郁，利气除满，药证相符，取得良效。

③【注文浅释】

栀子彻胸中陷入之邪，干姜复下药损伤之气。

解也，栀子豉汤主之。

伤寒五六日，邪气在里之时，若大下后，身热去，心胸空者，为欲解。若大下后①，身热去，而心结痛者，结胸也。身热不去，心中结痛者，虚烦也。结胸为热结胸中，为实，是热气已收敛于内，则外身热去；虚烦，为热客胸中，未结为实，散漫为烦，是以身热不去。六七日为欲解之时，以热为虚烦，故云未欲解也，与栀子豉汤以吐除之。

伤寒下后，心烦，腹满，卧起不安者，栀子厚朴汤主之。②

下后，但腹满而不心烦，即邪气入里为里实；但心烦而不腹满，即邪气在胸中为虚烦。既烦且满，则邪气壅于胸腹之间也。满则不能坐，烦则不能卧，故卧起不安。与栀子厚朴汤，吐烦泄满。

栀子厚朴汤方

栀子 十四枚，擘，味苦寒　　厚朴 四两，姜炙，去皮，苦温　　枳实 四枚，水浸，去穰，炒，味苦寒

酸苦，涌泄。栀子之苦，以涌虚烦；厚朴枳实之苦，以泄腹满。

上三味，以水三升半，煮取一升半，去滓，分二服，温进一服。得吐者，止后服。

伤寒，医以丸药大下之，身热不去，微烦者，栀子干姜汤主之。

丸药不能除热，但损正气。邪气乘虚留于胸中而未入深者，则身热不去而微烦。与栀子干姜汤③，吐烦益正气。

栀子干姜汤方

栀子十四枚,擘,味苦寒　干姜二两,味辛热

苦以涌之,栀子之苦,以吐烦;辛以润之,干姜之辛,以益气。

上二味,以水三升半,煮取一升半,去滓。分二服,温进一服。得吐者,止后服。凡用栀子汤,病人旧微溏者,不可与服之。

病人旧微溏者,里虚而寒在下也。虽烦则非蕴热①,故不可与栀子汤。《内经》曰:先泄而后生他病者,治其本。必且调之,后乃治其他病。

太阳病发汗,汗出不解,其人仍发热,心下悸,头眩,身瞤动,振振欲擗地者,真武汤②主之。

发汗不解仍发热,邪气未解也。心下悸,头眩,身瞤动,振振欲擗地者,汗出亡阳也。里虚为悸,上虚为眩,经虚为身瞤振振摇,与真武汤主之,温经复阳。③

咽喉干燥者,不可发汗。

津液不足也。

淋家不可发汗,发汗必便血。

膀胱里热则淋,反以汤药发汗,亡耗津液,增益客热,膀胱虚燥,必小便血。

疮家虽身疼痛,不可发汗,发汗则痉。

表虚聚热,则生疮,疮家身疼如伤寒,不可发汗。发汗则表气愈虚,热势愈甚,生风,故变痉也。

衄家不可发汗,汗出必额上陷脉急紧,直视不能眴,不得眠。

衄者,上焦亡血也。若发汗,则上焦津液枯竭,经络

① 【医理探微】
成氏认为虚寒体质,虽烦则非蕴热,这种说法不够正确。因为体质与病情并非完全一致,虚寒素质亦可以患实热证,实热体质也未尝不患虚寒证,应当具体分析,灵活看待,才可避免偏执一面。

② 【案例犀烛】
一人患伤寒,发热,汗出多,惊悸,目眩,身战掉,众医有欲发汗者,有作风治者,有欲以冷药解者,延孙兆至,兆曰:太阳经病得汗而不解,若欲解,必复作汗,肾气不足,汗不来,所以心悸目眩身战,遂与真武汤,三服,微汗自出,即解。盖真武汤附子、白术和其肾气,肾气得行,故汗得来。仲景云:尺脉弱者,营气不足,不可发汗,以此知肾气怯则难汗也。(摘自《古今医案按》,作者俞震)
按:本案身战掉,惊悸,头眩均系肾阳虚不能制水,水气内动所致,肾气不足不能作汗,故发热等表证不解,用真武汤复其受损之肾气,故汗解而愈。

③ 【医理探微】
成氏注本证乃阳虚失于温煦而得,似稍欠全面。本条是因过汗损伤肾阳而致的阳虚水气内动证,肾阳虚不能制水,于是水气动而泛溢,上逆凌心则心下悸,上犯清阳则头眩,外侵筋脉则筋肉跳动,周身不能自持而欲扑倒于地。

干涩,故额上陷脉急紧。诸脉者,皆属于目。筋脉紧急,则牵引其目,故直视不能眴。眴①,瞬合目也。《针经》曰:阴气虚则目不瞑,亡血为阴虚,是以不得眠也。

亡血家不可发汗,发汗则寒栗而振。

《针经》曰:夺血者无汗,夺汗者无血。亡血发汗,则阴阳俱虚,故寒栗而振摇。

汗家重发汗,必恍惚心乱,小便已,阴疼,与禹余粮丸。

汗者,心之液。汗家②重③发汗,则心虚恍惚心乱。夺汗则无水,故小便已阴中疼。

病人有寒,复发汗,胃中冷,必吐蛔。

病人有寒,则当温散;反发汗损阳气胃中,冷必吐蛔也。

本发汗,而复下之,此为逆也;若先发汗,治不为逆。本先下之,而反汗之为逆;若先下之,治不为逆。

病在表者,汗之为宜,下之为逆;病在里者,下之为宜,汗之为逆。《经》曰:阳盛阴虚,汗之则死,下之则愈,阳虚阴盛,汗之则愈,下之则死。

伤寒医下之,续得下利清谷④不止,身疼痛者,急当救里;后身疼痛,清便自调者,急当救表。救里宜四逆汤,救表宜桂枝汤。

伤寒下之,续得下利清谷不止,身疼痛者,急当救里者,以里气不足,必先救之,急与四逆汤。得清便自调,知里气已和。然后急与桂枝汤,以救表。身疼者,表邪也。《内经》曰:病发而不足,标而本之,先治其标,后治其本,此以寒为也。

病发热,头痛,脉反沉,若不差,身体疼痛,当救其里,宜四逆汤。

①【注文浅释】
眴(shùn):转动眼睛以示意。

②【注文浅释】
汗家:平素易出汗之人,包括自汗和盗汗在内。

③【注文浅释】
重(chóng):重复之意。

④【注文浅释】
清谷:即腹泻尚未消化的食物。俗谓下利完谷。

发热、头痛，表病也。脉反沉者，里脉也。经曰：表有病者，脉当浮大；今脉反沉迟，故知愈也。见表病而得里脉则当瘥，若不瘥，为内虚寒甚也，与四逆汤救其里。

太阳病，先下之而不愈，因复发汗，以此表里俱虚，其人因致冒，冒家汗出自愈。所以然者，汗出表和故也。得里未和，然后复下之。

冒者[①]，郁也。下之则里虚而亡血；汗之则表虚而亡阳。表里俱虚，寒气怫郁，其人因致冒。《金匮要略》曰：亡血复汗，寒多，故令郁冒，汗出则怫郁之邪得解[②]，则冒愈。《金匮要略》曰：冒家欲解，必大汗出，汗出表和。而里未和者，然后复下之。

太阳病未解，脉阴阳俱停，必先振栗汗出而解。但阳脉微者，先汗出而解；但阴脉微者，下之而解。若欲下之，宜调胃承气汤主之。

脉阴阳停无偏胜者，阴阳气和也[③]。《经》曰：寸口、关上、尺中三处，大小、浮沉、迟数同等，此脉阴阳为和平，虽剧当愈。今阴阳既和，必先振栗汗出而解。但阳脉微者，阳不足而阴有余也。《经》曰：阳虚阴盛，汗之则愈。阴脉微者，阴不足而阳有余也。《经》曰：阳盛阴虚，下之则愈。

太阳病，发热汗出者，此为荣弱卫强，故使汗出，欲救邪风者，宜桂枝汤。

太阳中风，风并于卫，则卫实而荣虚。荣者阴也，卫者阳也。发热汗出，阴弱阳强也。《内经》曰：阴虚者，阳必凑之。故少气时热而汗出，与桂枝汤解散风邪，调和荣卫。

伤寒五六日，中风，往来寒热，胸胁苦满，默默不欲饮食，心烦喜呕，或胸中烦而不呕，或渴，或腹中痛，或胁下

①【注文浅释】
冒者：冒，形容头目如物冒覆，蒙蔽不清。冒者，头目昏冒的人。

②【注文浅释】
怫郁而冒者，乃正欲驱邪而正邪交争之时，故汗出则邪解。

③【医理探微】
成氏注脉阴阳俱停的"停"乃调停之意，即阴阳气和。另有"停"作停止解，可参钱天来注："阴阳脉俱忽然停止而不见，乃正气本虚，难于胜邪，致邪正相争，阴阳击搏，振栗将作，所以阴阳脉皆暂时潜伏。"

痞硬,或心下悸,小便不利,或不渴,身有微热,或咳者,与小柴胡汤主之。

病有在表者,有在里者,有在表里之间者。此邪气在表里之间,谓之半表半里证。五六日,邪气自表传里之时。中风者,或伤寒至五六日也。《玉函》曰:中风五六日,伤寒,往来寒热,即是。或中风,或伤寒,非是伤寒再中风,中风复伤寒也。《经》曰:伤寒中风,有柴胡证,但见一证便是,不必悉具者,正是。谓或中风或伤寒也,邪在表则寒,邪在里则热,今邪在半表半里之间,未有定处,是以寒热往来也。邪在表则心腹不满,邪在里则心腹胀满,今止言胸胁苦满,知邪气在表里之间,未至于心腹满,言胸胁苦满,知邪气在表里也。默默,静也。邪在表则呻吟不安,邪在里则烦闷乱。《内经》曰:阳入之阴则静。默默者,邪方自表之里,在表里之间也。邪在表则能食,邪在里则不能食,不欲食者,邪在表里之间,未至于必不能食也。邪在表,则不烦不呕;邪在里,则烦满而呕。心烦喜呕者,邪在表方传里也。邪初入里,未有定处,则所传不一,故有或为之证,有柴胡证,但见一证便是,即是此或为之证。

小柴胡汤方[①]

柴胡半斤,味苦,微寒　**黄芩**三两,味苦寒　**人参**三两,味甘温　**甘草**三两,味甘平　**半夏**半升,洗,味辛温　**生姜**三两,切,味辛温　**大枣**十三枚,擘,味甘温

《内经》曰:热淫于内,以苦发之。柴胡、黄芩之苦,以发传邪之热。里不足者,以甘缓之。人参、甘草之甘,以缓中和之气。邪半入里则里气逆,辛以散之,半夏以除烦

呕;邪半在半表,则荣卫争之,辛甘解之,姜、枣以和荣卫。

上七味,以水一斗二升,煮取六升,去滓,再煎,取三升,温服一升,日三服。

后加减法:

若胸中烦而不呕,去半夏、人参,加栝蒌实一枚。

胸中烦而不呕,热聚而气不逆也。甘者令人中满,方热聚,无用人参之补;辛散逆气,既不呕,无用半夏之辛温。热宜寒疗,聚宜苦,栝蒌实苦寒,以泄胸中蕴热。

若渴者,去半夏,加人参,合前成四两半,栝蒌根四两。

半夏燥津液,非渴者所宜。人参甘而润,栝蒌根苦而凉,彻热生津,二物为当。

若腹中痛者,去黄芩,加芍药三两。

去黄芩恶寒中,加芍药以通壅。①

若胁下痞硬,去大枣,加牡蛎四两。

甘,令人中满痞者,去大枣之甘。咸以软之,痞硬者,加牡蛎之咸。

若心下悸,小便不利者,去黄芩,加茯苓四两。

饮而水蓄不行为悸,小便不利。《内经》曰:肾欲坚。急食苦以坚肾,则水益坚,故去黄芩。淡味渗泄为阳,茯苓甘淡以泄伏水。

若不渴,外有微热者,去人参,加桂枝三两,温覆取微汗愈。

不渴者,里和也,故去人参。外有微热,表未解也,加桂以发汗。

若咳者,去人参、大枣、生姜,加五味子半升,干姜二两。

咳者,气逆也。甘则壅气,故去人参、大枣。《内经》

①【医理探微】
腹中痛者,木逆于土,黄芩苦寒,不利脾运,芍药酸寒,能于土中泻木,缓急止腹痛。

曰：肺欲收，急食酸以收之。五味子之酸，以收逆气。肺寒则咳，散以辛热，故易生姜以干姜之热也。

血弱气尽，腠理开，邪气因入，与正气相搏，结于胁下，正邪分争，往来寒热，休作有时，嘿嘿不欲饮食。脏腑相连，其痛必下，邪高痛下，故使呕也。小柴胡汤主之。

人之气血随时盛衰，当月廓空之时，则为血弱气尽，腠理开疏之时也。邪气乘虚，伤人则深。《针经》曰：月廓空，则海水东盛，人血气虚，卫气去，形独居，肌肉减，皮肤缓，腠理开，毛发残，膲理薄，当是时遇贼风，则其入深者是矣。邪因正虚，自表之里，而结于胁下，与正分争，作往来寒热。默默不欲饮食，此为自外之内。经络与脏腑相连，气随经必传于里，故曰其痛下^①。痛，一作病。邪在上焦为邪高，邪渐传里为痛下，里气与邪气相搏，逆而上行，故使呕也。与小柴胡汤，以解半表半里之邪。

服柴胡汤已，渴者，属阳明也，以法治之。

服小柴胡汤，表邪已而渴，里邪传于阳明也，以阳明治之。

得病六七日，脉迟浮弱，恶风寒，手足温，医二三下之，不能食，而胁下满痛，面目及身黄，颈项强，小便难者，与柴胡汤。后必下重，本渴，饮水而呕者，柴胡汤不中与也。食谷者哕。

得病六七日，脉迟浮弱，恶风寒，手足温，则邪气在半表半里^②，未为实，反二三下之，虚其胃气，损其津液，邪蕴于里，故不能食而胁下满痛。胃虚为热蒸之，熏发于外，面目及身悉黄也。颈项强者，表仍未解也。小便难者，内亡津液。虽本柴胡汤证，然以里虚，下焦气涩而小便难，若与柴胡汤，又走津液，后必下重也。不因饮水而呕者，柴胡汤证。若本因饮而呕者，水停心下也。《金匮要略》

①【医理探微】
此处虽言经络，实则是脏与腑相连，但肝胆脏腑通过经脉互为络属表里，邪从胆腑入肝脏，所以其痛必下。

②【医理探微】
成注误下前的脉证"脉迟浮弱，恶风寒，手足温"为邪在半表半里，其理难通。脉浮弱，恶风寒，自是太阳脉证，而脉迟，手足温，太阴脉证也。此乃太阳中风证兼太阴虚寒。

曰：先渴却呕者，为水停心下，此属饮家。饮水者，水停而呕；食谷者，物聚而哕。皆非小柴胡汤所宜，二者皆柴胡汤之戒，不可不识也。

伤寒四五日，身热恶风，颈项强，胁下满，手足温而渴者，小柴胡汤主之。

身热恶风，颈项强者，表未解也；胁下满而渴者，里不和也[①]。邪在表则手足通热，邪在里则手足厥寒。今手足温者，知邪在表里之间也，与小柴胡汤以解表里之邪。

伤寒，阳脉涩，阴脉弦，法当腹中急痛，先与小建中汤；不差者，与小柴胡汤主之。

脉阳涩、阴弦[②]，而腹中急痛者，当作里有虚寒治之。与小建中汤，温中散寒。若不差者，非里寒也。必由邪气自表之里，里气不利所致[③]。与小柴胡汤去黄芩加芍药，以除传里之邪。

小建中汤方[④]

桂枝三两，去皮，味辛热　甘草三两，炙，味甘平　大枣十二枚，擘，味甘温　芍药六两，味酸微寒　生姜三两，切，味辛温　胶饴一升，味甘温

建中者，建脾也。《内经》曰：脾欲缓，急食甘以缓之。胶饴、大枣、甘草之甘以缓中也。辛润散也，荣卫不足润而散之，桂枝、生姜之辛，以行荣卫。酸收也，泄也，正气虚弱，收而行之，芍药之酸，以收正气。

上六味，以水七升，煮取三升，去滓，纳胶饴，更上微火，消解温服一升，日三服。呕家不可用建中汤，以甜故也。

伤寒中风，有柴胡证，但见一证便是，不必悉具。

①【注文浅释】
表未解，太阳之表未罢；里不和，已现阳明之里。其颈项强，胁下满则属少阳。三阳合并，少阳为枢机，故治以少阳病主方，和解表里之邪。

②【注文浅释】
阳指浮取，阴指沉取，脉浮涩沉弦。

③【医理探微】
成氏认为服小建中汤不瘥是方不对证，与经文原意相悖。此证乃是少阳病夹里虚之证，脉浮涩沉弦，多见于木邪克土，肝脾失调而见腹中急痛，先用小建中汤温中补虚，缓其痛而散其邪，但弦脉不除，由少阳经有留邪也，故续用小柴胡汤以除未解之邪。

④【案例犀烛】
王右，腹痛喜按，痛时自觉有寒气自上下迫，脉虚弦，微恶寒，此为肝乘脾，小建中汤主之。（摘自《经方实验录》，作者曹颖甫）
按：本案腹痛喜按属虚寒，脉虚弦乃肝木乘脾土，故处以小建中汤温中散寒。

①【注文浅释】

服柴胡汤后，正气得药力相助，奋起驱邪而正邪交争则见战栗而后蒸蒸发热。

②【注文浅释】

表里证同具，里虚甚者当先治里，故以小建中汤先建其里。

③【注文浅释】

喜呕转为呕不止，心烦转为郁郁微烦，可见邪从半表半里全入于里也，故以大柴胡汤下之。

④【案例犀烛】

郭某，女，56 岁，大南宋村人。或下痢脓血，一日数行，或十余日大便一次，已三月有余。乡医院按细菌性痢疾治疗，用抗菌药物多种，其病如故。望其面色萎黄，形容憔悴，舌淡红，苔薄黄。询知寒热往来，饮食不思，呕恶腹痛，嗳气矢气始舒，口干苦，不思饮。脉象沉弦。脉症相参，此少阳病也。继而腹诊，腹胀满，重压脐周，印堂急皱，言其痛甚。似此，显非单纯少阳病，乃少阳、阳明合病证。少阳病者，和解以治，而少阳、阳明合病者，则宜表里同治。拟大柴胡汤治之：柴胡 12 克，黄芩 10 克，半夏 10 克，枳实 10 克，白芍 15 克，川军 10 克，生姜 5 片。2 剂。二诊：药后泻下脓血甚多，呕吐顿止，胃纳亦醒，寒热往来不再。腹诊脐左右仍有压痛，此邪寇未净，宜乘胜逐之，务求全胜，不可姑息。原方 2 剂。三诊：纳便已正常，诊腹亦无压痛。拟参苓白术散善后。

按：本案乃少阳阳明同病，寒热往来，饮食不思，呕恶腹痛，嗳气矢气始舒乃少阳病症，腹胀满，按之痛甚，此邪亦内结之阳明病症，故治以和解少阳，兼除阳明里邪之大柴胡汤。

柴胡证，是邪气在表里之间也。或胸中烦而不呕，或渴，或腹中痛，或胁下痞硬，或心下悸，小便不利，或不渴，身有微热，或咳，但见一证，便宜与柴胡汤治之，不必待其证候全具也。

凡柴胡汤病证而下之，若柴胡证不罢者，复与柴胡汤，必蒸蒸而振，却发热，汗出而解。

邪在半表半里之间为柴胡证，即未作里实，医便以药下之。若柴胡证仍在者，虽下之不为逆，可复与柴胡汤以和解之。得汤，邪气还表者，外作蒸蒸而热，先经下里虚，邪气欲出，内则振振然也①。正气胜，阳气生，却复发热，汗出而解也。

伤寒二三日，心中悸而烦者，小建中汤主之。

伤寒二三日，邪气在表，未当传里之时。心中悸而烦，是非邪气搏所致。心悸者，气虚也；烦者，血虚也。以气血内虚，与小建中汤先建其里②。

太阳病，过经十余日，反二三下之，后四五日，柴胡证仍在者，先与小柴胡汤。呕不止，心下急，郁郁微烦者，为未解也，与大柴胡汤下之，则愈。

日数过多，累经攻下，而柴胡证不罢者，亦须先与小柴胡汤，以解其表。《经》曰：凡柴胡汤证而下之，若柴胡证不罢者，复与柴胡者汤是也。呕止者，表里和也；若呕不止，郁郁微烦者，里热已甚，结于胃中也，与大柴胡汤下其里热则愈③。

大柴胡汤方④

柴胡 半斤，味甘平　**黄芩** 三两，味苦寒　**芍药** 三两，味酸微寒

半夏 半升，洗，味辛温　**生姜** 五两，切，味辛温　**枳实** 四枚，炙，味

苦寒　**大枣**十二枚，擘，味甘温　**大黄**二两，味苦寒

　　柴胡、黄芩之苦，入心而折热；枳实、芍药之酸苦，涌泄而扶阴。辛者散也，半夏之辛，以散逆气；辛甘和也，姜枣之辛甘，以和荣卫。

　　上八味，以水一斗二升，煮取六升，去滓，再煎，温服一升，日三服。一方用大黄二两。若不加大黄，恐不为大柴胡汤也。

　　伤寒十三日不解，胸胁满而呕，日晡所发潮热，已而微利。此本柴胡证，下之而以不得利，今反利者，知医以丸药下之，非其治也。潮热者实也，先宜小柴胡汤以解外，后以柴胡加芒硝汤主之。

　　伤寒十三日，再传经尽，当解之时也。若不解，胸胁满而呕者，邪气犹在表里之间，此为柴胡汤证；若以柴胡汤下之，则更无潮热自利。医反以丸药下之，虚其肠胃，邪气乘虚入腑，日晡所发潮热，热已而利也。潮热虽为热实，然胸胁之邪未已，故先与小柴胡汤以解外，后以柴胡加芒硝以下胃热。

　　伤寒十三日不解，过经，谵语者，以有热也，当以汤下之。若小便利者，大便当硬，而反下利，脉调和者，知医以丸药下之，非其治也。若自下利者，脉当微厥，今反和者，此为内实也，调胃承气汤主之。

　　伤寒十三日再传经尽，谓之过经。谵语者，阳明胃热也，当以诸承气汤下之。若小便利者，津液偏渗，大便当硬，反下利者，知医以丸药下之也。下利，脉微而厥者，虚寒也，今脉调和，则非虚寒，由肠虚胃热，协热而利也，与调胃承气汤以下胃热[①]。

　　太阳病不解，热结膀胱，其人如狂，血自下，下者愈。其外不解者，尚未可攻，当先解外。外解已，但少腹急结

①【注文浅释】
　　医以丸药下之，丸剂缓也，下利而邪未除更徒伤胃气，其脉调和，知邪实仍在阳明而非虚寒之证，故以调胃承气汤除胃热。

①【案例犀烛】

罗夫人,腹满胀,转矢气则稍平,夜不安寐。大便行,则血随之而下。以证状论,有似脾虚不能统血。然大便硬,则决非脾藏之虚,以脾虚者便必溏也。脉弦,宜桃仁承气汤。桃仁泥三钱,生川军二钱后下,川桂枝三钱,生甘草一钱,芒硝钱半冲。(摘自《经方实验录》,作者曹颖甫)

按:本案乃蓄血证,血随大便而下,其证仍未解,可知蓄血程度较深,宜桃核承气汤助之散热下血。

者,乃可攻之,宜桃核承气汤方①。

太阳,膀胱经也。太阳经邪热不解,随经入腑,为热结膀胱,其人如狂者,为未至于狂,但不宁尔。经曰:其人如狂者,以热在下焦,太阳多热,热在膀胱,必与血相搏,若血不为蓄,为热迫之则血自下,血下则热随血出而愈。若血不下者,则血为热搏,蓄积于下,而少腹急结,乃可攻之,与桃核承气汤,下热散血。《内经》曰:从外之内而盛于内者,先治其外,后调其内。此之谓也。

桃核承气汤方

桃仁五十个,去皮尖,味甘平　桂枝二两,去皮,味辛热　大黄四两　芒硝二两　甘草二两,炙

甘以缓之,辛以散之。少腹急结,缓以桃仁之甘;下焦畜血,散以桂枝之辛,大热之气,寒以取之。热甚搏血,故加二物于调胃承气汤中也。

上五味,以水七升,煮取二升半,去滓,纳芒硝,更上火微沸。下火,先食,温服五合,日三服,当微利。

伤寒八九日,下之,胸满烦惊,小便不利,谵语,一身尽重,不可转侧者,柴胡加龙骨牡蛎汤主之。

伤寒八九日,邪气已成热,而复传阳经之时,下之虚其里而热不除。胸满而烦者,阳热客于胸中也;惊者,心恶热而神不守也;小便不利者,里虚津液不行也;谵语者,胃热也。一身尽重②不可转侧者,阳气内行于里,不营于表也。与柴胡汤以除胸满而烦,加龙骨、牡蛎、铅丹,收敛神气而镇惊;加茯苓以行津液,利小便;加大黄以逐胃热止谵语,加桂枝以行阳气而解身重。错杂之邪,斯悉愈矣。

②【注文浅释】

本条的身重,包括阳郁不达与湿热困滞两个方面,所以治疗在和解枢机的基础上,既清泄湿热,又温通阳气。

柴胡加龙骨牡蛎汤方

半夏_{二合,洗} 大枣_{六枚} 柴胡_{四两} 生姜_{一两半,切} 人参_{一两半} 黄芩_{一两} 龙骨_{一两半} 铅丹_{一两半} 桂枝_{一两半,去皮} 茯苓_{一两半} 大黄_{二两} 牡蛎_{一两半,煅}

上十二味,以水八升,煮取四升,纳大黄切如棋子,更煮一二沸,去滓,温服一升。

伤寒腹满谵语,寸口脉浮而紧,此肝乘脾也,名曰纵,刺期门。

腹满谵语者,脾胃疾也。浮而紧者,肝脉也。脾病见肝脉,木行乘土也。《经》曰:水行乘火,木行乘土,名曰纵①。此其类矣。期门者,肝之募,刺之以泻肝经盛气。

伤寒发热,啬啬恶寒,大渴欲饮水,其腹必满,自汗出,小便利,其病欲解,此肝乘肺也,名曰横②,刺期门。

伤寒发热,啬啬恶寒,肺病也。大渴欲饮水,肝气胜也。《玉函》曰:作大渴欲饮酢③浆,是知肝气胜也。伤寒欲饮水者愈,若不愈而腹满者,此肝行乘肺,水不得行也。《经》曰:木行乘金,名横,刺期门,以泻肝之盛气,肝肺气平,水散而津液得通,外作自汗出,内为小便利而解也。

太阳病二日,反躁,反熨其背,而大汗出,大热入胃,胃中水竭,躁烦,必发谵语,十余日,振栗,自下利者,此为欲解也。故其汗从腰以下不得汗,欲小便不得,反呕,欲失溲,足下恶风,大便硬,小便当数而反不数及多,大便已,头卓然而痛,其人足心必热,谷气下流故也。

太阳病二日,则邪在表,不当发躁,而反躁者,热气行于里也。反熨④其背而发汗,大汗出,则胃中干燥,火热入胃,胃中燥热,躁烦而谵语,至十余日,振栗,自下利者,火

①【注文浅释】
纵:五行顺次相克的形式。

②【注文浅释】
横:五行逆次反克的形式。

③【注文浅释】
酢浆:酸味的饮料。

④【注文浅释】
熨:火疗法之一,《千金方》有熨背散,是以乌头、细辛、附子、羌活等药捣筛,醋拌绵裹,微火炙令暖,以熨背上。民间亦有以砖烧热,布包放置体外,以取暖发汗。

邪势微,阴气复生,津液得复也,故为欲解。火邪去,大汗出,则愈。若从腰以下不得汗,则津液不得下通,故欲小便不得,热气上逆,而反呕也。欲失溲,足下恶风者,气不得通于下而虚也。津液偏渗,令大便硬者,小便当数。《经》曰:小便数者,大便必硬也。

此以火热内燥,津液不得下通,故小便不数及不多也。若火热消,津液和,则结硬之便得润,因自大便也。便已,头卓然而痛者,先大便硬,则阳气不得下通,既得大便,则阳气降下,头中阳虚,故卓然而痛①。谷气者,阳气也。先阳气不通于下之时,足下恶风,今阳气得下,故足心热也。

太阳病中风,以火劫发汗,邪风被火热,血气流溢,失其常度,两阳相熏灼,其身发黄。阳盛则欲衄,阴虚则小便难,阴阳俱虚竭,身体则枯燥。但头汗出,剂②颈而还,腹满微喘,口干咽烂,或不大便,久则谵语,甚者至哕,手足躁扰,捻衣摸床,小便利者,其人可治。

风为阳邪,因火热之气,则邪风愈甚,迫于血气,使血气流溢,失其常度。风与火气谓之两阳,两阳相熏灼,热发于外,必发身黄。若热搏于经络为阳盛外热,迫血上行必衄;热搏于内者,为阴虚内热,必小便难。若热消血气,血气少,为阴阳俱虚。血气虚少,不能荣于身体,为之枯燥。三阳经络至颈,三阴至胸中而还,但头汗出剂颈而还者,热气炎上,搏阳而不搏于阴也。《内经》曰:诸胀腹大,皆属于热。腹满微喘者,热气内郁也。《内经》曰:火气内发,上为口干咽烂者,火热上熏也。热气上而不下者,则大便不硬。若热气下入胃,消耗津液,则大便硬,故云或不大便。久则胃中燥热,必发谵语。《内经》曰:病深者,其声哕。火气大甚,正气逆乱则哕。《内经》曰:四肢者,诸阳之本也,阳盛则四肢实。火热大甚,故手足躁扰,捻衣摸床,扰乱也。小便利者,为火未剧,津液未竭,而犹可治也。

伤寒脉浮,医以火迫劫之,亡阳,必惊狂,起卧不安者,桂枝去芍药加蜀漆牡蛎龙骨救逆汤主之。

伤寒脉浮,责邪在表,医以火劫发汗^①,汗大出者,亡其阳。汗者,心之液。亡阳则心气虚,心恶热,火邪内迫,则心神浮越,故惊狂、起卧不安^②。与桂枝汤,解未尽表邪;去芍药,以芍药益阴,非亡阳所宜也。火邪错逆,加蜀漆之辛以散之;阳气亡脱,加龙骨、牡蛎之涩以固之。《本草》云:涩可去脱。龙骨、牡蛎之属是也。

①【注文浅释】

火劫发汗:用火法强迫发汗。凡烧针,火熏,灸法,皆属于火法。

②【注文浅释】

《素问·阴阳应象大论》云:"阴在内,阳之守也。今心阳虚无以敛藏心神,则见惊狂、起卧不安。"

③【注文浅释】

形作伤寒而非伤寒,此乃温邪为患,由于初起的恶寒发热头痛与伤寒同,所以说形作伤寒。

桂枝去芍药加蜀漆龙骨牡蛎救逆汤方

桂枝三两,去皮　甘草二两,炙　生姜三两,切　牡蛎五两,熬,味酸咸　龙骨四两,味甘平　大枣十二枚,擘　蜀漆三两,洗去腥,味辛平

上为末,以水一斗二升,先煮蜀漆,减二升,纳诸药,煮取三升,去滓,温服一升。

形作伤寒,其脉不弦紧而弱。弱者必渴,被火者,必谵语。弱者发热,脉浮,解之当汗出,愈。

形作伤寒,谓头痛身热也^③。脉不弦紧,则无伤寒表脉也。《经》曰:诸弱发热,则脉弱为里热,故云弱者必渴。若被火气,两热相合,传于胃中,胃中躁烦,必发谵语。脉弱发热者,得脉浮,为邪气还表,当汗出而解矣。

太阳病,以火熏之,不得汗,其人必躁,到不解,必清血,名为火邪。

此火邪迫血,而血下行者也。太阳病用火熏之,不得

汗，则热无从出。阴虚被火，必发躁也。六日传经尽，至七日再到太阳经^①，则热气当解。若不解，热气迫血下行，必圊血^②圊厕也。

脉浮热甚，反灸之，此为实。实以虚治，因火而动，必咽燥唾血。

此火邪迫血而血上行者也。脉浮热甚为表实，医以脉浮为虚，用火灸之，因火气动血，迫血上行，故咽燥唾血。

微数之脉，慎不可灸，因火为邪，则为烦逆，追虚^③逐实，血散脉中，火气虽微，内攻有力，焦骨伤筋，血难复也。

微数之脉，则为热也。灸则除寒，不能散热，是慎不可灸也。若反灸之，热因火则甚，遂为烦逆。灸本以追虚，而复逐热为实。热则伤血，又加火气，使血散脉中^④，气主呴^⑤之，血主濡之，气血消散，不能濡润筋骨，致骨焦筋伤，血散而难复也。

脉浮，宜以汗解；用火灸之，邪无从出，因火而盛，病从腰以下必重而痹，名火逆也。

脉浮在表，宜以汗解之。医以火灸取汗而不得汗，邪无从出，又加火气相助，则热愈甚。身半以上，同天之阳；半身以下，同地之阴。火性炎上，则腰以下，阴气独治，故从腰以下，必重而痹也。

欲自解者，必当先烦，乃有汗而解，何以知之？脉浮，故知汗出解也。

烦，热也。邪气还表，则为烦热，汗出而解^⑥。以脉浮，故为邪还表也。

烧针令其汗，针处被寒，核起而赤者，必发奔豚，气从少腹上冲心者，灸其核上各一壮，与桂枝加桂汤，更加桂二两。^⑦

---

① 【注文浅释】
六日传经尽，至七日再到太阳经不符合临床实际，计日传经说，不必拘泥于经脉，"经"含有病程日期之意，不可机械执之。

② 【注文浅释】
圊（qīng）血：圊，厕所。圊血，即便血。

③ 【注文浅释】
追虚：血本虚而使用灸法，劫伤阴分。

④ 【注文浅释】
血散脉中：火毒内攻，血液流溢，失其常度。

⑤ 【注文浅释】
呴：通"煦"，煦，温也。《广韵》

⑥ 【注文浅释】
正气与邪气交争，欲逐邪于外，邪气还表，则为烦热，正盛邪退则汗出而解。

⑦ 【案例犀烛】
湖北张某，为书店帮伙，一日延诊，云今日得异疾，时有气痛，自脐下少腹起，暂冲痛到心，顷之止，已而复作，夜间尤甚，请医不能治，已一月有奇。
审视舌苔白滑，脉沉迟，即与桂枝加桂汤，一剂知，二剂愈。（摘自《邂园医案》，作者萧伯章）
按：本案病人见证：时有气痛，自脐下少腹起，暂冲痛到心，顷之止，已而复作，为典型的奔豚证，其舌苔白滑，脉沉迟乃为寒证，宜用桂枝加桂汤。如为热证，则非本方所宜。

烧针①发汗，则损阴血，而惊动心气。针处被寒，气聚而成核。心气因惊而虚，肾气乘寒气而动，发为奔豚，《金匮要略》曰：病有奔豚，从惊发得之。肾气欲上乘心，故其气从少腹上冲心也。先灸核上，以散其寒，与桂枝加桂汤，以泄奔豚之气。

火逆，下之，因烧针烦躁者，桂枝甘草龙骨牡蛎汤主之。②

先火为逆，复以下除之，里气因虚，又加烧针，里虚而为火热所烦，故生烦躁，与桂枝甘草龙骨牡蛎汤以散火邪③。

桂枝甘草龙骨牡蛎汤方

桂枝一两，去皮　甘草二两，炙　牡蛎二两，熬　龙骨二两

辛甘发散，桂枝、甘草之辛甘，以发散经中之火邪；涩可去脱，龙骨、牡蛎之涩，以收敛浮越之正气。

上为末，以水五升，煮取二升半，去滓，温服八合，日三服。

太阳伤寒者，加温针，必惊也。

寒则伤荣。荣气微者，加烧针则血留不行，惊者温针，损荣血而动心气。《金匮要略》曰：血气少者属于心。

太阳病，当恶寒发热，今自汗出，不恶寒发热，关上脉细数者，以医吐之过也。一二日吐之者，腹中饥，口不能食；三四日吐之者，不喜糜粥，欲食冷食，朝食暮吐，以医吐之所致也，此为小逆。

恶寒发热，为太阳表病；自汗出，不恶寒发热者，阳明证。本太阳表病，医反吐之，伤动胃气，表邪乘虚传于阳明也。以关脉细数，知医吐之所致。病一二日，为表邪尚

①【注文浅释】
烧针：粗针外裹棉花，蘸游烧之，待针红即去其棉油而刺入，是古人取汗的一种治法。

②【案例犀烛】
刘渡舟医案：宋先生与余同住一院，时常交谈中医学术。一日，宋忽病心悸，悸甚而神不宁，坐立不安，乃邀余诊。其脉弦缓，按之无力，舌淡而苔白。余曰：病因夜作耗神，心气虚而神不敛之所致。乃书：桂枝9克，炙甘草9克，龙骨12克，牡蛎12克，3剂而病愈。
按：本案乃心阳虚而出现心悸不宁等症，方以桂枝、甘草温振心阳，龙骨、牡蛎潜镇心神，标本同治，三投而愈。

③【注文浅释】
桂甘龙牡汤无散火邪之功用，此乃温复心阳、镇静安神之剂。

寒而未成热，吐之则表寒传于胃中，胃中虚寒，故腹中饥而口不能食。病三四日，则表邪已传成热，吐之，则表热乘虚入胃，胃中虚热，故不喜糜粥，欲食冷食，朝食暮吐也。朝食暮吐者，晨食入胃，胃虚不能克化即知，至暮胃气行里，与邪气相搏，则胃气反逆，而以胃气尚在，故止云小逆①。

太阳病吐之，但太阳病当恶寒，今反不恶寒，不欲近衣，此为吐之内烦也。

太阳表病，医反吐之，伤于胃气，邪热乘虚入胃，胃为邪热内烦②，故不恶寒，不欲近衣也。

病人脉数，数为热，当消谷引食，而反吐者，此以发汗，令阳气微，膈气虚，脉乃数也。数为客热，不能消谷，以胃中虚冷，故吐也。

阳受气于胸中，发汗外虚阳气，是令阳气微，膈气虚也。数为热，本热则合消谷，客热则不能消谷，因发汗外损阳气，致胃中虚冷，故吐也。

太阳病，过经十余日，心下温温欲吐，而胸中痛，大便反溏，腹微满，郁郁微烦。先此时自极吐下者，与调胃承气汤。若不尔者，不可与。但欲呕，胸中痛，微溏者，此非柴胡证，以呕故知极吐下也。

心下温温欲吐③，郁郁微烦，胸中痛，当责邪热客于胸中。大便反溏，腹微满，则邪热已下于胃也。日数虽多，若不经吐下，止是传邪，亦未可下，当与柴胡汤，以除上中二焦之邪，若曾吐下，伤损胃气，胃虚则邪乘虚入胃为实，非柴胡汤所能去，与调胃承气汤下胃热。以呕，知胃气先曾伤动也。

太阳病，六七日，表证仍在，脉微而沉，反不结胸，其人发狂者，以热在下焦，少腹当硬满，小便自利者，下血乃愈。

所以然者,以太阳随经,瘀热在里故也。抵当汤主之。^①

太阳,经也;膀胱,腑也。此太阳随经入腑者也。六七日邪气传里之时,脉微而沉,邪气在里之脉也。表证仍在者,则邪气犹浅,当结于胸中;若不结于胸中,其人发狂者,热在膀胱^②也。《经》曰:热结膀胱,其人如狂。此发狂则热又深也。少腹硬满,小便不利者,为无血也;小便自利者,血证谛也,与抵当汤以下蓄血。

抵当汤方

水蛭三十个,熬,味咸苦寒　虻虫三十个,熬,去翅足,味苦微寒
桃仁二十个,去皮尖,味苦甘平　大黄三两,酒浸,味苦寒

苦走血,咸胜血,虻虫、水蛭之咸苦,以除蓄血。甘缓结,苦泄热,桃仁大黄之苦,以下结热。

上四味为末,以水五升,煮取三升,去滓,温服一升,不下再服。

太阳病,身黄,脉沉结,少腹硬,小便不利者,为无血也。小便自利,其人如狂者,血证谛也,抵当汤主之。

身黄脉沉结,少腹硬,小便不利者,胃热,发黄也。可与茵陈汤。身黄,脉沉结,少腹硬,小便自利,其人如狂者,非胃中瘀热,为热结下焦而为蓄血也,与抵当汤以下蓄血。

伤寒有热,少腹满,应小便不利;今反利者,为有血也,当下之,不可余药,宜抵当丸。

伤寒有热,少腹满,是蓄血于下焦。若热蓄津液不通,则小便不利,其热不蓄津液,而蓄血不行,小便自利者,乃为蓄血,当与桃仁承气汤、抵当汤下之。然此无身黄屎黑,又无喜忘发狂,是未至于甚,故不可余快峻之药

① 【案例犀烛】

余尝诊一周姓少女,住小南门,年约十八九,经事三月未行,面色萎黄,少腹微胀,证似干血劳初起。因嘱其吞服大黄䗪虫丸,每服三钱,日三次,尽月可愈。自是之后,遂不复来,意其差矣。越三月,忽一中年妇人扶一女子来请医。顾视此女,面颊以下几瘦不成人,背驼腹胀,两手自按,呻吟不绝。余怪而问之,病已至此,何不早治?妇泣而告曰:此吾女也,三月之前,曾就诊于先生,先生令服丸药,今腹胀加,四肢日削,背骨突出,经仍不行,故再求诊!余闻而骇然,深悔前药之误。然病已奄奄,尤不能不一尽心力。第察其情状,皮骨仅存,少腹胀硬,重按痛益甚。此瘀积内结,不攻其瘀,病焉能除?又虑其元气已伤,恐不胜攻,思先补之。然补能恋邪,尤为不可。于是决以抵当汤予之。虻虫一钱,水蛭一钱,大黄五钱,桃仁五十粒。明日母女复偕来,知女下黑瘀甚多,胀减痛平。惟脉虚甚,不宜再下,乃以生地、黄芪、当归、潞党、川芎、白芍、陈皮、茺蔚子活血行气,导其瘀积。一剂之后,遂不复来。后六年,值于途,已生子,年四五岁矣。(摘自《经方实验录》,作者曹颖甫)

按:本案病人来诊时见经事三月未行,少腹微胀,此乃瘀血结于少腹,当下之。医前以大黄䗪虫丸以攻补兼施,然丸剂缓且血结较甚而难攻下,后患者血结愈深,病情愈重,医思之,当攻其瘀,病方能解,故与抵挡汤下瘀血也。

② 【注文浅释】

此膀胱非特指膀胱腑也,而是以膀胱代指下焦也。

①【案例犀烛】

常熟鹿苑钱钦伯之妻，经停九月，腹中有块攻痛，自知非孕。医予三棱、莪术多剂，未应。当延陈葆厚先生诊。先生曰：三棱、莪术仅能治血结之初起者，及其已结，则力不胜矣。吾有药能治之。顾药有反响，受者幸勿骂我也。主人诺。当予抵当丸三钱，开水送下。入夜，病者在床上反复爬行，腹痛不堪，果大骂医者不已。天将旦，随大便，下污物甚多。其色黄白红夹杂不一，痛乃大除。次日复诊，陈先生诘曰：昨夜骂我否？主人不能隐，具以情告。乃予加味四物汤，调理而瘥。（摘自《经方实验录》，作者曹颖甫）

陈亦人按：伤寒论抵挡丸条文见"不可余药"，临证见妇人杂病癥瘕，不拘于外感内伤，用抵当丸即可取效，且效果非三棱、莪术等破血行瘀药所能代替。（摘自《伤寒论译释》，作者陈亦人）

②【注文浅释】

此属胃中停水，但因饮水多，脾气来不及转输，势必会停留中焦，水气凌心而心悸。

也。可与抵当丸，小可下之也。

抵当丸方①

水蛭二十个，味苦寒　虻虫二十五个，去翅足，味苦　桃仁二十个，去皮尖　大黄三两

上四味，杵分为四丸，以水一升煮一丸，取七合服之。晬时，当下血；若不下者，更服。

太阳病，小便利者，以饮水多，必心下悸。小便少者，必苦里急也。

饮水多而小便自利者，则水不内蓄，但腹中水多②，令心下悸。《金匮要略》曰：食少饮多，水停心下，甚者则悸，饮水多而小便不利，则水蓄于内而不行，必苦里急也。

注解伤寒论

辨太阳病脉证并治下　第七

问曰：病有结胸，有脏结，其状何如？答曰：按之痛，寸脉浮，关脉沉，名曰结胸也。何谓脏结？答曰：如结胸状，饮食如故，时时下利，寸脉浮，关脉小细沉紧，名曰脏结。舌上白苔滑者，难治。

结胸者，邪结在胸；脏结者，邪结在脏。二者皆下后，邪气乘虚入里所致。下后邪气入里，与阳相结者为结胸，以阳受气于胸中故尔；与阴相结者，为脏结，以阴受之，则入五脏故尔。气宜通而塞，故痛。邪结阳分，则阴气不得上通；邪结阴分，则阳气不得下通。是二者，皆心下硬痛。寸脉浮，关脉沉①，知邪结在阳也；寸脉浮，关脉小细沉紧②，知邪结在阴也。阴结而阳不结，虽心下结痛，饮食亦自如，故阴气乘肠虚而下，故时时自下利。阴得阳则解，脏结得热证多，则易治。舌上白苔滑者，邪气结胸中亦寒，故云难治③。

脏结无阳证，不往来寒热，其人反静，舌上苔滑者，不可攻也。

脏结于法当下，无阳证，为表无热；不往来寒热，为半表半里无热；其人反静，为里无热。《经》曰：舌上如苔者，

① 【注文浅释】
寸脉浮，关脉沉：结胸证病位偏上，所以寸脉浮，邪热陷于里，与有些痰水搏结于胸脘之中，所以关脉沉，邪结而正气不虚，必是沉而有力。

② 【注文浅释】
寸脉浮，关脉小细沉紧：邪自表入，寸脉亦浮；正虚邪结，所以关脉小细沉紧。

③ 【注文浅释】
在里之阳气不振，故胸中亦寒，脏虚不可攻，故难治。

①【医理探微】

成氏以经释义，因苔滑而联系到丹田有热，脏结乃纯阴无阳之证，此解释未免牵强。可参尤在泾注：其舌苔反滑，邪气伏而不发，正气弱而不振也。

②【临证薪传】

征之于临床，"结胸者，项亦强，如柔痉状"应是指患大结胸证的病人除了见有胸膈心下疼痛拒按等症状外，有的还因邪结偏高，出现俯仰不能自如状似柔痉，说明邪结偏上，所以宜用大陷胸丸攻下邪热，泻肺导滞，消在上之水结。

③【注文浅释】

此柔痉之状乃邪势盛实于上而成，与筋脉失养的项强毫不相干。

以丹田有热，胸中有寒，以表里皆寒，故不可攻①。

病发于阳，而反下之，热入，因作结胸；病发于阴，而反下之，因作痞。所以成结胸者，以下之太早故也。

发热恶寒者，发于阳也。而反下之，则表中阳邪入里，结于胸中为结胸；无热恶寒者，发于阴也，而反下之，表中阴邪入里，结于心下为痞。

结胸者，项亦强，如柔痉状②，下之则和，宜大陷胸丸方。

结胸病项强者，为邪结胸中，胸膈结满，心下紧实，但能仰而不能俯，是项强，亦如柔痉之状也③。与大陷胸丸，下结泄满。

大陷胸丸方

大黄半斤，味苦寒　葶苈半升，熬，味苦寒　芒硝半升，味咸寒

杏仁半升，去皮尖，熬黑，味苦甘温

大黄、芒硝之苦咸，所以下热。葶苈、杏仁之苦甘，所以泄满。甘遂取其直达，白蜜取其润利，皆以下泄满实物也。

上四味，捣筛二味，纳杏仁、芒硝，合研如脂，和散，取如弹丸一枚；别捣甘遂末一钱匕，白蜜二合，水二升，煮取一升，温顿服之。一宿乃下，如不下更服，取下为效，禁如药法。

结胸证，其脉浮大者，不可下，下之则死。

结胸为邪结胸中，属上焦之分，得寸脉浮，关脉沉者，为在里，则可下。若脉浮大，心下虽结，是在表者犹多，未全结也，下之重虚，邪气复结，则难可制。故云：下之则死。

结胸证悉具,烦躁者,亦死。

结胸证悉具,邪结已深也。烦躁者,正气散乱也。邪气胜正,病者必死。

太阳病,脉浮而动数,浮则为风,数则为热,动则为痛,数则为虚,头痛发热,微盗汗出,而反恶寒者,表未解也。医反下之,动数变迟,膈内拒痛,胃中空虚,客气动膈,短气躁烦,心中懊憹,阳气内陷,心下因硬,则为结胸,大陷胸汤主之①。若不结胸,但头汗出,余处无汗,剂颈而还,小便不利,身必发黄也。

动数皆阳脉也,当责邪在表。睡而汗出者,谓之盗汗。为邪气在半表半里,则不恶寒,此头痛发热,微盗汗出反恶寒者,表未解也,当发其汗。医反下之,虚其胃气,表邪乘虚则陷。邪在表则见阳脉,邪在里则见阴脉,邪气内陷,动数之脉所以变迟,而浮脉独不变者,以邪结胸中,上焦阳结,脉不得而沉也。客气者,外邪乘胃中空虚入里,结于胸膈,膈中拒痛者,客气动膈也。《金匮要略》曰:短气不足以息者,实也。短气躁烦,心中懊憹,皆邪热为实。阳气内陷,气不得通于膈,壅于心下,为硬满而痛,成结胸也。与大陷胸汤,以下结热。若胃中空虚,阳气内陷,不结于胸膈,下入于胃者,遍身汗出,则为热越,不能发黄;若但头汗出,身无汗,剂颈而还,小便不利者,热不得越②,必发黄也。

大陷胸汤方

大黄六两,去皮,苦寒　芒硝一升,咸寒　甘遂一钱匕,苦寒

大黄谓之将军,以苦荡涤。芒硝一名硝石,以其咸能软硬,夫间有甘遂以通水也。甘遂若夫间之,逐其气,可

① 【案例犀烛】

闫某,男,32 岁。腹痛 5 日,市某医院诊断为急性阑尾炎,注射青霉素四天,发热虽退,疼痛未已。嘱令手术,彼惧开刀。求服中药。右侧少腹满疼痛,手不可近,时剧时轻,痛甚时手足厥冷,面惨色变,腹中辘辘水声,清亮可闻,恶心欲吐,3 日未得更衣。舌苔黄腻,脉象沉弦有力。审症察脉,病属结胸。结胸一证,为水热互结而成,水热痞阻于中,致升降障碍,传导失司,上湿下燥,因之而成。曹颖甫先生善用仲圣陷胸汤。姑仿效之。拟大陷胸汤原方:川军 10 克,芒硝 6 克,甘遂 3 克(冲)。大陷胸汤果然无敌天下,服后片刻,腹痛大作,暴泻数次,疼痛随之减轻。后投大黄牡丹皮汤五剂,疼痛尽失。三味廉药,得免金刃之苦,诚幸事也。(摘自《临证实验录》,作者闫云科)

按:本案说明大陷胸汤证的病位范围广泛,病人乃腹中辘辘水声,可见其病位并非局限于胸膈,推之可治疗胰腺炎、肠梗阻等症,并且可以看出大陷胸汤的应用指标是热与水解,这对灵活运用经方有一定启示。

② 【注文浅释】

身无汗则热不得越,小便不利则湿不得下泄。

以直达透结,陷胸三物为允。

上三味,以水六升,先煮大黄,取二升,去滓,纳芒消,煮一两沸,纳甘遂末,温服一升。得快利,止后服。

伤寒六七日,结胸热实,脉沉而紧,心下痛,按之石硬者,大陷胸汤主之。

病在表而下之,热入因作结胸。此不云下后,而云伤寒六七日,则是传里之实热也。沉为在里,紧为里实,以心下痛,按之实硬,是以为结胸,与大陷胸汤,以下结热。

伤寒十余日,热结在里,复往来寒热者,与大柴胡汤。但结胸无大热者,此为水结在胸胁也,但头微汗出者,大陷胸汤主之。

伤寒十余日,热结在里,是可下之证。复往来寒热,为正邪分争,未全敛结,与大柴胡汤下之。但结胸无大热者,非热结也,是水饮结于胸胁,谓之水结胸①。周身汗出者,是水饮,外散则愈。若但头微汗出,余处无汗,是水饮不得外泄,停蓄而不行也,与大陷胸汤,以逐其水。

太阳病,重发汗,而复下之,不大便,五六日,舌上燥而渴,日晡所小有潮热。从心下至少腹,硬满而痛不可近者,大陷胸汤主之。

重发汗而复下之,则内外重亡津液,而邪热内结,致不大便五六日,舌上燥而渴也。日晡潮热者,属胃,此日晡小有潮热,非但在胃,从心下至少腹硬满而痛不可近者,是一腹之中,上下邪气俱甚也②。与大陷胸汤,以下其邪。

小结胸病,正在心下,按之则痛,脉浮滑者,小陷胸汤主之。

心下硬痛,手不可近者,结胸也。正在心下,按之则痛,是热气犹浅,谓之小结胸。结胸脉沉紧,或寸浮关沉,

① **【注文浅释】**
水邪热邪结而不散,故名曰结胸。成氏认为此结胸无热邪,立水结胸一证,其理难圆。柯韵伯:无大热乃指表言,未下时大热,下后无大热,可知大热乘虚入里也。

② **【注文浅释】**
本条所述之大结胸证,病变范围广泛,且病势更重,其证与阳明腑实证有类似之处,但又有刚哥区别。从病因病机上讲,重发汗而复下之,邪热内陷,津液化燥者,转属阳明;热入与肠结者,形成结胸。阳明热实在肠胃,结胸热实在胸膈。所辨证候,大结胸证表现为胸胁心下或心下至少腹硬满而痛不可近,但头汗出等症;而阳明腑实证则见腹满痛,绕脐痛,潮热谵语,手足濈然汗出等症。

今脉浮滑，知热未深结，与小陷胸汤，以除胸膈上结热也。

小陷胸汤方①

黄连一两，苦寒　半夏半升，洗，辛温　栝蒌实大者一个，味苦寒

苦以泄之，辛以散之，黄连、栝蒌实苦寒以泄热，半夏之辛以散结。

上三味，以水六升，先煮栝蒌，取三升，去滓，纳诸药，煮取二升，去滓，分温三服。

太阳病，二三日，不能卧但欲起，心下必结，脉微弱者，此本有寒分也。反下之，若利止，必作结胸；未止者，四日复下之，此作协热利也。

太阳病，二三日，邪在表也。不能卧但欲起，心下必结者，以心下结满，卧则气壅而愈甚，故不能卧而但欲起也。心下结满，有水分，有寒分，有气分，今脉微弱，知本有寒分，医见心下结，而反下之，则太阳表邪乘虚入里，利止则邪气留结为结胸。利不止，至次日复如前下利不止者，是邪热下攻肠胃，为挟热利也。

太阳病下之，其脉促，不结胸者，此为欲解也。脉浮者，必结胸也；脉紧者，必咽痛；脉弦者，必两胁拘急；脉细数者，头痛未止；脉沉紧者，必欲呕；脉沉滑者，协热利；脉浮滑者，必下血。

此太阳病下之后，邪气传变。其脉促者，为阳盛，下后脉促，为阳胜阴也。故不作结胸，为欲解；下后脉浮，为上焦阳邪结，而为结胸也。《经》曰：结胸者，寸脉浮，关脉沉。下后脉紧，则太阳之邪传于少阴。《经》曰：脉紧者，属少阴。《内经》曰：邪客于少阴之络，令人咽痛，不可内食，所以脉紧者，必咽痛。脉弦则太阳之邪，传于少阳。

《经》曰：尺寸俱弦者，少阳受病也，其脉循胁络于耳。所以脉弦者，必两胁拘急，下后邪气传里，则头痛当止。脉细数为邪未传里，而伤气也。细为气少，数为在表，故头痛未止。脉沉紧，则太阳之邪，传于阳明，为里实也。沉为在里，紧为里实，阳明里实，故必欲呕。脉滑则太阳之邪传于肠胃，以滑为阴气有余，知邪气入里，干于下焦也。沉为血胜气虚，是为协热利。浮为气胜血虚，是知必下血①。《经》曰：不宜下而便攻之，诸变不可胜数，此之谓也。

病在阳，应以汗解之。反以冷水潠之，若灌之，其热被劫不得去，弥更益烦，肉上粟起，意欲饮水，反不渴者，服文蛤散。若不瘥者，与五苓散。寒实结胸，无热证者，与三物小陷胸汤，白散亦可服②。

病在阳，为邪在表也，法当汗出而解反以冷水潠③之、灌洗，热被寒水，外不得出，则反攻其里，弥更益烦。肉上粟起者，水寒之气，客于皮肤也。意欲饮水者，里有热也。反不渴者，寒在表也。与文蛤散，以散表中水寒之气。若不差，是水热相搏，欲传于里，与五苓散发汗以和之。始热在表，因水寒制之，不得外泄，内攻于里，结于胸膈，心下硬痛。本是水寒伏热为实，故谓之寒实结胸。无热证者，外无热，内热悉收敛于里也，与小陷胸汤以下逐之。白散下热④，故亦可攻。

文蛤散方

文蛤五两，味咸寒

咸走肾则可以胜水气。

上一味，为散，以沸汤和一钱匕服，汤用五合。

白散方^①

桔梗三分，味辛苦，微温　　巴豆一分，去皮心，熬黑，研如脂，辛温　贝母三分

辛散而苦泄，桔梗、贝母之苦辛，用以下气。巴豆之辛，用以散实。

上三味为散，纳巴豆，更于白中杵之。以白饮和服，强人半钱，羸者减之。病在膈上必吐，在膈下必利。不利进热粥一杯，利过不止，进冷粥一杯。身热，皮粟不解^②，欲引衣自覆者，若水以潠之、洗之，益令热劫不得出。当汗而不汗，则烦。假令汗出已，腹中痛，与芍药三两如上法。

太阳与少阳并病，头项强痛，或眩冒，时如结胸，心下痞硬者，当刺大椎第一间、肺俞、肝俞，慎不可发汗。发汗则谵语。脉弦，五六（赵本无"六"字）日，谵语不止，当刺期门。

太阳之脉，络头下项，头项强痛者，太阳表病也。少阳之脉，循胸络胁，如结胸心下痞硬者，少阳里病也。大阳少阳相并为病，不纯在表，故头项不但强痛，而或眩冒。亦未全入里故时如结胸心下痞硬，此邪在半表半里之间也。刺大椎第一间、肺俞，以泻太阳之邪。刺肝俞，以泻少阳之邪。邪在表，则可发汗；邪在半表半里，则不可发汗，发汗则亡津液，损动胃气。少阳之邪，因干于胃。土为木刑，必发谵语、脉弦。至五六日传经书，邪热去而谵语当止，若复不止，为少阳邪热甚也，刺期门，以泻肝胆之气。

妇人中风，发热恶寒，经水适来，得之七八日，热除而

①【临证薪传】

本方临证运用：①肺痈，浊唾吐脓；②白喉，呼吸困难；③冷痰蕴伏所致的痫病及狂乱；④寒痰闭阻，喘急胸高。

②【注文浅释】

陈亦人认为，这句话应该在文蛤散方服法条文下。（《伤寒论译释》）

脉迟身凉，胸胁下满，如结胸状，谵语者，此为热入血室也。当刺期门，随其实而泻之。

中风，发热恶寒，表病也。若经水不来，表邪传里，则入腑而不入血室也。因经水适来，血室空虚，至七八日邪气传里之时，更不入腑，乘虚而入于血室。热除脉迟身凉者，邪气内陷，而表证罢也。胸胁下满，如结胸状，谵语者，热入血室而里实^①。期门者，肝之募，肝主血，刺期门者，泻血室之热。审看何经气实，更随其实而泻之。

妇人中风，七八日，续得寒热，发作有时，经水适断者，此为热入血室，其血必结，故使如疟状发作有时，小柴胡汤主之。

中风七八日，邪气传里之时，本无寒热，而续得寒热，经水适断者，此为表邪。乘血室虚，入于血室，与血相搏而血结不行，经水所以断也。血气与邪分争，致寒热如疟而发作有时，与小柴胡汤，以解传经之邪。

妇人伤寒发热，经水适来，昼日明了，暮则谵语，如见鬼状者，此为热入血室。无犯胃气，及上二焦，必自愈。

伤寒发热者，寒已成热也。经水适来，则血室虚空，邪热乘虚入于血室。若昼日谵语，为邪客于腑而阳争也。此昼日明了，暮则谵语，如见鬼状，是邪不入腑，入于血室，而阴争也。阳盛谵语，则宜下；此热入血室，不可与下药，犯其胃气。热入血室，血结寒热者，与小柴胡汤，散邪发汗。此虽热入血室，而不留结，不可与发汗药，犯其上位。热入血室，胸胁满如结胸状者，可刺期门。此虽热入血室而无满结，不可刺期门，犯其中焦。必自愈者，以经行则热随血去，血下也已，则邪热悉除而愈矣。所为发汗，为犯上焦者，发汗则动卫气，卫气出上焦故也。刺期门为犯中焦者，刺期门则动荣气，荣气出中焦故也^②。《脉经》曰：无犯胃气及上二焦，必自愈。岂谓药不谓针耶！

伤寒六七日，发热微恶寒，肢节烦疼，微呕，心下支结，外证未去者，柴胡桂枝汤主之。[①]

伤寒六七日，邪当传里之时。支，散也。呕而心下结者，里证也，法当攻里。发热微恶寒，肢节烦疼，为外证未去，不可攻里，与柴胡桂枝汤以和解之。

伤寒五六日，已发汗而复下之，胸胁满，微结，小便不利，渴而不呕，但头汗出，往来寒热心烦者，此为未解也，柴胡桂枝干姜汤主之。

伤寒五六日，已经汗下之治，则邪当解。今胸胁满微结，小便不利，渴而不呕，但头汗出，往来寒热，心烦者，即邪气犹在半表半里之间，为未解也。胸胁满微结，寒热心烦者，邪在半表半里之间也。小便不利而渴者，汗下后亡津液内燥也。若热消津液，令小便不利而渴者，其人必呕，今渴而不呕，知非里热也。伤寒汗出则和，今但头汗出，而余处无汗者，津液不足，而阳虚于上也。与柴胡桂枝干姜汤，以解表里之邪，复津液而助阳也。

柴胡桂枝干姜汤方

柴胡半斤，苦平　桂枝三两，去皮，味辛热　干姜三两，味辛热　栝蒌根四两，味苦寒　黄芩三两，苦味寒　牡蛎三两，熬，味咸寒　甘草二两，炙，味甘平

《内经》曰：热淫于内，以苦发之。胡柴、黄芩之苦，以解传里之邪；辛甘发散为阳，桂枝、甘草之辛甘，以散在表之邪；咸以软之，牡蛎之咸，以消胸胁之满；辛以润之，干姜之辛；以固阳虚之汗；津液不足而为渴，苦以坚之，栝蒌之苦，以生津液。

上七味，以水一斗二升，煮取六升，去滓，再煎，取三升，温服一升，日三服。初服微烦，复服汗出，便愈。

伤寒五六日，头汗出，微恶寒，手足冷，心下满，口不欲食，大便硬，脉细者，此为阳微结，必有表复有里也。脉沉，亦在里也。汗出为阳微，假令纯阴结，不得复有外证，悉入在里。此为半在里，半在外也。脉虽沉紧，不得为少阴病，所以然者，阴不得有汗，今头汗出，故知非少阴也，可与小柴胡汤。设不了了者，得屎而解。

伤寒五六日，邪当传里之时，头汗出，微恶寒者，表仍未解也。手足冷，心下满，口不欲食，大便硬，脉细者，邪结于里也。大便硬为阳结，此邪热虽传于里，然以外带表邪，则热结犹浅，故曰阳微结。脉沉虽为在里，若纯阴结，则更无头汗、恶寒之表证。诸阴脉皆至颈胸中而还，不上循头，今头汗出，知非少阴也。与小柴胡汤，以除半表半里之邪。服汤已，外证罢而不了了者，为里热未除。与汤取其微利，则愈，故云得屎而解。

伤寒五六日，呕而发热者，柴胡汤证具，而以他药下之，柴胡证仍在者，复与柴胡汤。此虽已下之，不为逆，必蒸蒸而振，却发热汗出而解。若心下满而硬痛者，此为结胸也，大陷胸汤主之；但满而不痛者，此为痞，柴胡不中与之，宜半夏泻心汤[①]。

伤寒五六日，邪在半表半里之时。呕而发热，邪在半表半里之证，是为柴胡证具。以他药下之，柴胡证不罢者，不为逆，却与柴胡汤则愈。若下后，邪气传里者，邪在半表半里，则阴阳俱有邪。至于下后，邪气传里，亦有阴阳之异。若下后，阳邪传里者，则结于胸中为结胸，以胸中为阳受气之分，与大陷胸汤以下其结；阴邪传里者，则留于心下为痞，以心下为阴受气之分，与半夏泻心汤以通

①【案例犀烛】

闫某，女，30岁。泄泻五日，日三四行，无脓血，亦无里急后重，消炎药连服四日，泻仍不止，遂来求诊。刻下饮食不思，恶心呕吐，脘腹胀满不适，肠鸣辘辘，口干，口苦。不思饮。舌苔黄腻，脉沉细弱。诊腹心下痞满，脐周无压痛。观其脉症，此脾胃虚弱，升降失调之痞证也。盖中土虚衰则水湿失运，脾胃损伤则升降障碍。热笼于上而呕恶，寒积于下而泄泻。至于治法，则以补脾胃、通痞结为其首要，然止吐泻、调寒热、补中启痞之方，莫过于半夏泻心汤者。拟：半夏10克，黄芩6克，黄连4.5克，党参10克，甘草10克，干姜6克。3剂。（摘自《临证实验录》，作者闫云科）

按：本案病人泄泻日久，既无脓血，亦无里急后重，可知此非热利，呕恶不欲食，脘腹胀满不适乃正虚邪陷，胃气壅滞之痞证，治以辛开苦降之半夏泻心汤最适宜不过。

其痞。经曰：病发于阳而反下之，热入因作结胸；病发于阴而反下之，因作痞，此之谓也。

半夏泻心汤方

半夏半升，洗，味辛平　黄芩味苦寒

干姜味辛热　人参已上各三两，味甘温　黄连一两，味苦寒

大枣十二枚，擘，味甘温　甘草三两，炙，味甘平

辛入肺而散气，半夏之辛，以散结气；苦入心而泄热，黄芩、黄连之苦，以泻痞热；脾欲缓，急食甘以缓之，人参、甘草、大枣之甘，以缓之。

上七味，以水一斗，煮取六升，去滓，再煮取三升，温服一升，日三服。

太阳少阳并病，而反下之，成结胸，心下硬，下利不止，水浆不下，其人心烦。

太阳少阳并病，为邪气在半表半里也，而反下之，二经之邪，乘虚而入，太阳表邪入里，结于胸中为结胸，心下硬；少阳里邪，乘虚下干肠胃，遂利不止。若邪结阴分，则饮食如故，而为脏结；此为阳邪内结，故水浆不下，而心烦①。

脉浮而紧，而复下之，紧反入里，则作痞。按之自濡，但气痞耳。

浮而紧，浮为伤阳，紧为伤阴，当发其汗，而反下之。若浮入里，为阳邪入里，则作结胸。浮不入里，而紧入里②者，为阴邪入里则作痞。

太阳中风，下利，呕逆，表解者，乃可攻之。其人漐漐汗出，发作有时，头痛，心下痞，硬满，引胁下痛，干呕，短气，汗出，不恶寒者，此表解里未和也，十枣汤主之③。

① 【注文浅释】

邪结正伤，胃伤则气逆而食不入，则水浆不下，正虚邪扰则心烦。

② 【注文浅释】

脉由浮紧变为沉紧，提示邪已内陷而结于里。

③ 【案例犀烛】

宋子载之妻年已望五，素病胸膈胀痛，或五六日不得大解，夜睡初醒，则咽燥舌干。医家或以为浮火，或指为肝气，花粉连翘玉竹麦冬山栀之属，多至三十余剂。沉香青皮木香白芍之属，亦不下十余方。二年以来，迄无小效。去年四月，延余诊治。余诊其脉双弦，曰：此痰饮也。因用细辛干姜等，以副仲师温药和之之义。宋见方甚为迟疑。曰：前医用清润之品，尚不免咽中干燥，况于温药？余曰：服此当反不渴。宋口应而心疑之。其妻毅然购药，一剂而渴止。惟胸膈胀痛如故，余因《金匮》悬饮内痛者用十枣汤下之。医家郑仰山与之同居，见方力阻，不听，令减半服之，不下，明日延余复诊。知其末下，因令再进一钱，日晡始下。胸膈稍宽，然大便干燥，蓄痰未下。因令加芒硝三钱，使于明早如法服之。三日后，复延余复诊，知其下甚畅，粪中多痰涎。遂令暂行停药，日饮糜粥以养之。（摘自《经方实验录》，作者曹颖甫）

按：本案病人证为悬饮，胸胁留饮蓄积则胸膈胀痛；邪气壅上，气机不利则五六日不得大解；饮留于胸膈，气津输布受阻则咽燥舌干。故用十枣汤驱邪逐饮，饮去则正安。十枣汤一方，医家多畏其猛峻，然其效甚佳，现录此案，非惟表经方之功，亦以启世俗之蔽也。

①【注文浅释】

漐漐汗出颇似中风表虚证，但中风证的表虚不是发作有时，故云表已解矣，今阵发性漐漐汗出，乃因水邪外迫肌肤，影响荣卫的功能所致。

②【注文浅释】

心下痞硬满颇似结胸和痞证，但痞证不痛，结胸虽痛但不会痛引胁下，可知此乃悬饮之胸胁痛。

③【注文浅释】

水邪内蓄，犯于胃则胃气上逆而呕，犯肺则肺气不利而短气。

④【案例犀烛】

王某，女，42岁。心下痞满，按之不痛，不欲饮食，小便短赤，大便偏干，心烦，口干，头晕耳鸣。西医诊为"植物神经功能紊乱"。其舌质红，苔白滑，脉来沉弦小数。此乃无形邪热痞于心下之证，与大黄黄连泻心汤以泄热消痞：大黄3克，黄连10克，沸水浸泡片刻，去滓而饮。服3剂后，则心下痞满诸证爽然而愈。（摘自《刘渡舟临证验案精选》，作者陈明）

下利，呕逆，里受邪也。邪在里者，可下，亦须待表解者，乃可攻之。其人漐漐汗出①，发作有时，不恶寒者，表已解也；头痛心下痞，硬满，引胁下痛②，干呕，短气者③，邪热内蓄，而有伏饮，是里未和也。与十枣汤下热逐饮。

十枣汤方

芫花熬，味辛苦　**甘遂**味苦寒　**大戟**味苦寒　**大枣**十枚，擘，味甘温

辛以散之，芫花之辛，以散饮；苦以泄之，甘遂、大戟之苦以泄水。水者，肾所主也。甘者，脾之味也。大枣之甘者，益土而胜水。

上三味等分，各别捣为散，以水一升半，先煮大枣肥者十枚，取八合，去滓，纳药末。强人服一钱匕，羸人服半钱。温服之，平旦服。若下少，病不除者，明日更服，加半钱。得快下利后，糜粥自养。

太阳病，医发汗，遂发热恶寒，因复下之，心下痞，表里俱虚，阴阳气并竭，无阳则阴独，复加烧针，因胸烦，面色青黄，肤瞤者，难治；今色微黄，手足温者，易愈。

太阳病，因发汗，遂发热恶寒者，外虚阳气，邪复不除也，因复下之，又虚其里，表中虚，邪内陷，传于心下为痞。发汗表虚为竭阳，下之里虚为竭阴；表证罢为无阳，里有痞为阴独。又加烧针，虚不胜火，火气内攻，致胸烦也。伤寒之病，以阳为主，其人面色青，肤肉瞤动者，阳气大虚，故云难治。若面色微黄，手足温者即阳气得复，故云易愈。

心下痞，按之濡，其脉关上浮者，大黄黄连泻心汤主之。④

心下硬，按之痛，关脉沉者，实热也；心下痞，按之濡，

其脉关上浮者，虚热也，大黄黄连汤以导其虚热。

大黄黄连泻心汤方

大黄二两，味苦寒　黄连一两，味苦寒

《内经》曰：火热受邪，心病生焉。苦入心，寒除热。大黄、黄连之苦寒，以导泻心下之虚热。但以麻沸汤渍服者，取其气薄，而泄虚热。

上二味，以麻沸汤二升渍之，须臾绞去滓，分温再服。

心下痞，而复恶寒汗出者，附子泻心汤主之。①

心下痞者，虚热内伏也；恶寒汗出者，阳气外虚也。与泻心汤攻痞，加附子以固阳②。

本以下之，故心下痞，与泻心汤；痞不解，其人渴而口燥烦，小便不利者，五苓散主之。

本因下后成痞，当与泻心汤除之；若服之痞不解，其人渴而口燥烦，小便不利者③，为水饮内蓄，津液不行，非热痞也，与五苓散，发汗散水则愈。一方：忍之一日，乃愈者。不饮水者，外水不入，所停之水得行，而痞亦愈也。

伤寒汗出，解之后，胃中不和，心下痞硬，干噫食臭，胁下有水气，腹中雷鸣，下利者，生姜泻心汤主之。④

胃为津液之主，阳气之根。大汗出后，外亡津液，胃中空虚，客气上逆，心下痞硬。《金匮要略》曰：中焦气未和，不能消谷，故令噫。干噫食臭者，胃虚而不杀谷也。胁下有水气，腹中雷鸣，土弱不能胜水也。与泻心汤以攻痞，加生姜以益胃。

伤寒中风，医反下之，其人下利，日数十行，谷不化，腹中雷鸣，心下痞硬而满，干呕，心烦不得安。医见心下痞，谓病不尽，复下之，其痞益甚，此非结热，但以胃中虚，

① 【案例犀烛】

宁乡某学生，得外感数月，屡治不愈。延诊时，自云胸满、上身热而汗出，腰以下恶风，时夏历六月，以被围绕。取视前所服方，皆时俗清利、搔不着痒之品。舌苔淡黄，脉弦。与附子泻心汤，阅二日复诊，云药完一剂，疾如失矣。为疏善后方而归。（摘自《邃园医案》，作者萧伯章）

按：本案病程虽已数月，但上寒下热比较典型，故用附子泻心汤寒热补泻，并投而互治矣。

② 【注文浅释】

附子同用乃寒热并用，因其病机本为寒热夹杂，单用苦寒泄痞，阳气愈伤而恶寒汗出加重；单用辛温助阳，里热愈重而痞满更甚，所以必须双方兼顾，苦寒与辛温并用，庶可分布发挥各自功效。

③ 【注文浅释】

水饮内蓄，津液不得输布于上，则渴而口燥烦；津液不得通调于下，则小便不利。

④ 【案例犀烛】

潘某，初患头痛，往来寒热，以小柴胡汤愈之，已逾旬矣。后复得疾，诸医杂治，益剧。延诊时，云胸中痞满，欲呕不呕，大便溏泄，腹中水奔作响，脉之紧而数，疏生姜泻心汤，一剂知，二剂愈。（摘自《邃园医案》，作者萧伯章）

按：本案乃胃虚而水食不化之痞证，临证表现脘痞溏泄，肠鸣水声，与生姜泻心汤证吻合，故可一剂知，二剂愈。

①【案例犀烛】

二十八日太阳中风,先与解外,外解已即与泻误下之胸痞,痞解而现自利不渴之太阴证。今日口不渴而利止,是由阴出阳也,脉亦顿小其半。古云脉小则病退。但仍沉数,身犹热而气粗不寐,陷下之余邪不净。仲景《伤寒论》谓真阴已虚,阳邪尚盛之不寐,用阿胶鸡子黄汤。按:此汤重用芩连。议用甘草泻心法。(摘自《吴鞠通医案》,作者吴鞠通)

按:本案根据脉沉数,身有热,气粗不寐,断为陷下之余热未尽,所以使用黄芩、黄连。但因病势一再迁延,正气已虚,故用甘草。此案虽无痞、呕、利、烦等典型症状,但因其病机为热陷正虚,故选用了甘草泻心汤。

②【医理探微】

脾胃居中焦,理中丸本为脾胃虚寒之中焦下利而设,若以之治下焦之下利,则必然药不达病所,自然其利益甚。欲正确指导此两种下利的治疗,必须很好地掌握辨别下利病位的方法,区别其是在中焦抑或是在下焦,而这种辨别方法恰是三焦辨证的具体应用。临证需谨守辨证论治的原则,不可板守套方。如下后脘痞下利,因中焦热结而升降失常,治宜甘草泻心汤;因中焦虚寒而下利,治宜理中汤;下利不止,属下焦滑脱者,治宜赤石脂禹余粮汤;属清浊不分者,治宜淡渗法以利小便。不仅充分说明了辨证求机的奥义,还体现了同病异治的深刻内涵。

客气上逆,故使硬也,甘草泻心汤主之。①

伤寒中风,是伤寒或中风也。邪气在表,医反下之,虚其肠胃而气内陷也。下利日数十行,谷不化,腹中雷鸣者,下后里虚胃弱也。心下痞硬,干呕,心烦不得安者,胃中空虚,客气上逆也。与泻心汤以攻表,加甘草以补虚。前以汗后胃虚,是外伤阳气,故加生姜;此以下后胃虚,是内损阴气,故加甘草。

伤寒服汤药,下利不止,心下痞硬。服泻心汤已,复以他药下之,利不止,医以理中与之,利益甚。理中者,理中焦,此利在下焦,赤石脂禹余粮汤主之。复利不止者,当利其小便。

伤寒服汤药下后,利不止,而心下痞硬者,气虚而客气上逆也,与泻心汤攻之则痞已,医复以他药下之,又虚其里,致利不止也。理中丸,脾胃虚寒下利者,服之愈。此以下焦虚,故与之其利益甚。《圣济经》曰:滑则气脱,欲其收也。如开肠洞泄,便溺遗失,涩剂所以收之。此利由下焦不约,与赤石脂禹余粮汤以涩洞泄。下焦主分清浊,下利者,水谷不分也。若服涩剂,而利不止,当利小便,以分其气。②

赤石脂禹余粮汤方

赤石脂一斤,碎,味甘温　禹余粮一斤,碎,味甘平

《本草》云:涩可去脱,石脂之涩以收敛之;重可去怯,余粮之重,以镇固。

上二味,以水六升,煮取二升,去滓,分温三服。

伤寒吐下后发汗,虚烦,脉甚微。八九日,心下痞硬,胁下痛,气上冲咽喉,眩冒。经脉动惕者,久而成痿。

伤寒吐下后发汗,则表里之气俱虚,虚烦,脉甚微,为

正气内虚,邪气独在。至七八日,正气当复,邪气当罢,而心下痞,胁下痛,气上冲咽喉,眩冒者,正气内虚而不复,邪气留结而不去[①]。经脉动惕者,经络之气虚极,久则热气还经,必成痿弱。

伤寒发汗,若吐若下,解后,心下痞硬,噫气不除者,旋覆代赭石汤主之。[②]

大邪虽解,以曾发汗吐下,胃气弱而未和,虚气上逆,故心下痞硬,噫气不除,与旋复代赭石汤,降虚气而和胃。

旋复代赭石汤方

旋复花三两,味咸温　人参二两,味甘温　生姜五两,切,味辛温　半夏半升,洗,味辛温　代赭石一两,味苦寒　大枣十二枚,擘,甘温　甘草三两,炙,味甘平

硬则气坚,咸味可以软之,旋覆之咸,以软痞硬;虚则气浮,重剂可以镇之,代赭石之重,以镇虚逆;辛者散也,生姜、半夏之辛,以散虚痞;甘者缓也,人参、甘草、大枣之甘,以补胃弱。

上七味,以水一斗,煮取六升,去滓,再煎,取三升,温服一升,日三服。

下后,不可更行桂枝汤。若汗出而喘,无大热者,可与麻黄杏子甘草石膏汤。

前第三卷二十六证云:发汗后,不可更行桂枝汤。汗出而喘,无大热者,为与此证治法同。汗下虽殊,既不当损正气则一,邪气所传既同,遂用一法治之。经所谓若发汗、若下、若吐后是矣。

太阳病,外证未除,而数下之,遂协热而利,利下不止,心下痞硬,表里不解者,桂枝人参汤主之。[③]

① 【注文浅释】

此邪气当为饮邪,阳虚不运则津液结而为饮,饮邪上逆,于是心下痞硬而胁下痛;饮逆而清阳不升则气上冲咽喉而眩冒。

② 【案例犀烛】

汪。壮年饮酒聚湿,脾阳受伤已久,积劳饥饱,亦令伤阳。遂食入反出,噫气不爽,隔拒在乎中焦。总以温通镇逆为例。白旋覆花,钉头代赭,茯苓,半夏,淡附子,淡干姜。(摘自《临证指南医案》,作者叶天士)

按:本案虽叙证极简,仅交代了食入反出与噫气不除两症,但对病因病机的分析却颇为具体,证属阳伤湿聚,故以旋覆代赭汤加减以温阳和胃,降气祛湿。

③ 【案例犀烛】

刘君。痢病复作,投当归银花汤,另送伊家治痢疾散茶二包,病虽愈,唯便后白色未减,心下痞硬,身热不退。愚思仲景曰:太阳病,外证未除而数下之,遂协热而利,利下不止,心下痞硬,表里不解者,桂枝人参汤主之。遂书此以服,大效。后因至衡州取账目,途中饮食不洁,寒暑失宜,病复大作,遂于衡邑将原方续服三剂乃愈。(摘自《中医杂志》谢安之医案)

按:本案病人白色未减乃里虚寒之征,身热不退乃表证未除,故以桂枝人参汤和里解表。

①【注文浅释】

以人参汤（与理中汤药物组成相同）以助中气之推运，降阳中之浊阴、升阴中之清阳则里和；以桂枝通阳解表则表解。

②【注文浅释】

里实：此乃胆胃之气壅滞较甚，少阳兼阳明里实之证。

③【案例犀烛】

丹溪治一少年，食后必吐出数口，却不尽出，膈上时作声，面色如平人，病不在脾胃，而在膈间。其得病之由，乃因大怒未止，辄食面，故有此证，想其怒甚，则死血菀于上，积在膈间，碍气升降，津液因聚，为痰为饮，与血相搏而动，故作声也。用二陈加韭汁、萝卜子，二日以瓜蒂散吐之，再一日又吐之，痰中见血一盏。次日复吐之，见血一盅而愈。（摘自《古今医按》，作者俞震）

按：本案乃瘀血郁积胸膈，气津运行不畅，更增痰饮留于胸膈间，则见食不能尽入，故以瓜蒂散涌吐之，瘀血散、痰饮除而病愈。

外证未除而数下之，为重虚其里，邪热乘虚而入，里虚协热，遂利不止而心下痞。若表解而下利，心下痞者，可与泻心汤，若不下利，表不解而心下痞者，可先解表而后攻痞。以表里不解，故与桂枝人参汤和里解表①。

桂枝人参汤方

桂枝四两，去皮，味辛热　甘草四两，炙，味甘平　白术三两，味甘平　人参三两，味甘温　干姜三两，味辛热

表未解者，辛以散之；里不足者，甘以缓之。此以里气大虚，表里不解，故加桂枝、甘草于理中汤也。

上五味，以水九升，先煮四味，取五升，纳桂更煮，取三升，去滓，温服一升，日再夜一服。

伤寒大下后，复发汗，心下痞，恶寒者，表未解也，不可攻痞，当先解表，表解乃可攻痞。解表宜桂枝汤，攻痞宜大黄黄连泻心汤。

大下后，复发汗，则表里之邪当悉已。此心下为痞，恶寒者，表里之邪，俱不解也。因表不解而下之，为心下痞，先与桂枝汤解表。表解，乃与大黄黄连泻心汤攻痞。《内经》曰：从外之内而盛于内者，先治其外，而后调其内。

伤寒，发热，汗出不解，心中痞硬，呕吐而下利者，大柴胡汤主之。

伤寒发热，寒已成热也。汗出不解，表和而里病也。吐利，心腹濡软为里虚；呕吐而下利，心痞硬者，是里实②也，与大柴胡汤，以下里热。

病如桂枝证，头不痛，项不强，寸脉微浮，胸中痞硬，气上冲咽喉，不得息者，此为胸有寒也，当吐之，宜瓜蒂散。③

病如桂枝证,为发热、汗出、恶风,言邪在表也。头痛、项强,为桂枝汤证具。若头不痛,项不强,则邪不在表而传里也。浮为在表,沉为在里。今寸脉微浮,则邪不在表,亦不在里,而在胸中也。胸中与表相应,故知邪在胸中者,犹如桂枝证而寸脉微浮也。以胸中痞硬,上冲咽喉不得息,知寒邪客于胸中而不在表也。《千金》曰:气浮上部,填塞心胸,胸中满者,吐之则愈。与瓜蒂散,以吐胸中之邪。

瓜蒂散方

瓜蒂一分,熬黄,味苦寒　　赤小豆一分,味酸温

其高者越之,越以瓜蒂、豆豉之苦;在上者涌之,涌以赤小豆之酸。《内经》曰:酸苦涌泄为阴。

上二味,各别捣筛,为散已,合治之。取一钱匕,以香豉一合,用热汤七合,煮作稀糜,去滓,取汁和散,温顿服之。不吐者,少少加,得快吐乃止。诸亡血虚家,不可与瓜蒂散。

病胁下素有痞,连在脐旁,痛引少腹,入阴筋者,此名脏结,死。

素有宿昔之积,结于胁下为痞。今因伤寒邪气入里,与宿积相助,使脏之真气,结而不通,致连在脐旁,痛引少腹入阴筋①而死。

伤寒,若吐、若下后,七八日不解,热结在里,表里俱热,时时恶风,大渴,舌上干燥而烦,欲饮水数升者,白虎加人参汤主之。②

若吐若下后,七八日则当解,复不解,而热结在里。表热者,身热也;里热者,内热也。本因吐下后,邪气乘虚内陷为结热,若无表热而纯为里热,则邪热结而为实;此

①【注文浅释】
阴筋:指外生殖器。

②【案例犀烛】

罗某,女,四十余岁,本家境欠丰,子女众多,40岁复老蚌含珠。产后体质虚弱,为风寒所袭,初发热恶寒,头痛骨楚,某医注射安乃近以治。汗大出而热不退,恶寒停止而恶热开始,虽解衣揭被,仍呼热甚。五内俱沸,大渴引饮,昼夜四壶,渴犹不解。翌日中午,邀余出诊。患者面红目赤,烦躁不宁,头汗蒸蒸,舌红少津,脉象洪数。此太阳病汗不得法,致邪传经入里,白虎加人参汤证是也。遂书:党参15克,石膏30克,知母10克,甘草6克,粳米30克。彼虑中药不能速效,惧黑夜漫长,焚灼难熬,不欲购药。此前,余尚无用此汤之经验,然观其状,确与白虎加人参汤证吻合,深信仲圣不会误人,故力保速效,劝其快服。并晓之不治则阳明液亏,厥阴风动,变证将生之害,若城门失火,必殃及池鱼。患者疑信参半,勉强服之。日晡,热未再增,口渴亦减。至暮,热渐减退。迨凌晨,身凉神爽矣。此六九年冬季之事也。(摘自《临证实验录》,作者闫云科)

按:本案产后体虚感寒,汗后表证解而里热炽盛,则见恶热大渴,烦躁不安。此乃阳明热盛兼津气不足之证,故以白虎加人参汤清热生津。

①【医理探微】

成注时时恶风乃因表未解也,其理难通。此处时时恶风,并非太阳证。乃因阳明热盛,充斥内外,汗出肌腠所致。

②【医理探微】

成注背微恶寒乃表证未罢,误矣。此非阳虚恶寒,乃阳明里热熏蒸于背,汗出肌疏之故。(《医宗金鉴》)

③【案例犀烛】

赵某,女,61岁。今年夏秋之季,饮食不洁,罹患泄泻之疾,几经治疗不愈,已逾三月。一日临厕五六次,腹痛不爽,脓血杂下,赤多白少,以致阴血大亏。脾胃损伤,生化障碍,茶饭不思,精神疲惫,日益不支。舌红少津,口干口苦。诊其脉,弦细略数。触其腹,腹壁柔软,无压痛。观其脉症,此乃湿热久稽,损伤脉络,阴血亏虚之证也。其治疗,单纯清热燥湿,或滋阴,或止血,均非妥当。

因苦寒之品败胃伤阴,纯予止血亦属舍本求末,单一滋阴救液徒有恋邪之弊。证情若此,何以为治?将三法共冶于一炉。方取黄芩汤清热燥湿,三七参化腐生肌,逐瘀止血,生山药滋阴健脾,意在诸药合用,则邪可去,正可复。拟:黄芩10克,白芍20克,甘草10克,三七3克,生山药15克,红枣6枚。3剂。(摘自《临证实验录》,作者闫云科)

按:本案虽未指太阳、少阳合并,但就其脉证而言,可知湿热下利夹阴血亏虚之证,故以黄芩汤燥湿止利,增三七参、山药益血滋阴。

以表热未罢,时时恶风①。若邪气纯在表,则恶风无时;若邪气纯在里,则更不恶风。以时时恶风,知表里俱有热也。邪热结而为实者则无大渴,邪热散漫则渴。今虽热结在里,表里俱热,未为结实,邪气散漫,熏蒸焦膈,故大渴,舌上干燥而烦,欲饮水数升。与白虎加人参汤,散热生津。

伤寒无大热,口燥渴,心烦,背微恶寒者,白虎加人参汤主之。

无大热者,为身无大热也。口燥渴心烦者,当作阳明病;然以背微恶寒,为表未全罢,所以属太阳也②。背为阳,背恶寒口中和者,少阴病也,当与附子汤。今口燥而渴,背虽恶寒,此里也,则恶寒亦不至甚,故云微恶寒。与白虎汤和表散热,加人参止渴生津。

伤寒脉浮,发热无汗,其表不解者,不可与白虎汤。渴欲饮水,无表证者,白虎加人参汤主之。

伤寒脉浮,发热无汗,其表不解,不渴者,宜麻黄汤;渴者宜五苓散,非白虎所宜。大渴欲水,无表证者,乃可与白虎加人参汤以散里热。临病之工,大宜精别。

太阳少阳并病,心下硬,颈项强而眩者,当刺大椎、肺俞、肝俞,慎勿下之。

心下痞硬而眩者,少阳也;颈项强者,太阳也。刺大椎、肺俞,以泻太阳之邪,以太阳脉下项侠脊故尔;肝俞以泻少阳之邪,以胆为肝之腑故尔。太阳为在表,少阳为在里,即是半表半里证。前第五证云:不可发汗,发汗则谵语。是发汗攻太阳之邪,少阳之邪益甚干胃,必发谵语。此云慎勿下之攻少阳之邪,太阳之邪乘虚入里,必作结胸。经曰:太阳少阳并病,而反下之,成结胸。

太阳与少阳合病,自下利者,与黄芩汤。若呕者,黄芩加半夏生姜汤主之。③

太阳、阳明合病,自下利为在表,当与葛根汤发汗。阳明、少阳合病,自下利,为在里,可与承气汤下之。此太阳少阳合病,自下利为在半表半里,非汗下所宜,故与黄芩汤以和解半表半里之邪。呕者,胃气逆也,故加半夏、生姜,以散逆气。

黄芩汤方

黄芩味苦寒 甘草二两,炙,味甘平 芍药二两,味酸平 大枣十二枚,擘,味甘温

虚而不实者,苦以坚之,酸以收之。黄芩、芍药之苦酸,以坚敛肠胃之气;弱而不足者,甘以补之,甘草、大枣之甘,以补固肠胃之弱。

上四味,以水一斗,煮取三升,去滓,温服一升,日再夜一服。若呕者,加半夏半升、生姜三两。

伤寒,胸中有热,胃中有邪气,腹中痛,欲呕吐者,黄连汤主之。①

湿家下后,舌上如苔者,以丹田有热,胸中有寒,是邪气入里,而为下热上寒也。此伤寒邪气传里,而为下寒上热也。胃中有邪气,使阴阳不交,阴不得升,而独治于下,为下寒腹中痛;阳不得降,而独治于上,为胸中热,欲呕吐,与黄连汤,升降阴阳之气。

黄连汤方

黄连味苦寒 甘草炙,味甘平 干姜味辛热 桂枝去皮,各三两,味辛热 人参二两,味甘温 半夏半升,洗,味辛温 大枣十二枚,擘,味甘温

上热者泄之以苦,黄连之苦以降阳;下寒者散之以

①【案例犀烛】
张某,女,54岁。呕吐三月矣,每餐必吐,多为清水,杂有食物。患者虽病三月之久,但精神尚可。纳后消化迟钝,嗳气泛酸,吸入冷空气,呕吐便顷刻发作。大便稀溏,日行二三次。口干口苦,舌淡红,苔薄黄,脉沉细弱。腹诊:心下痞,腹软,无压痛。观其脉症,此乃脾胃虚弱,上热下寒证也。已结成痞,非辛苦同行,何以破寒热错杂之阵? 以其上热轻、下寒重,拟黄连汤原方治之:黄连4.5克,党参10克,桂枝4.5克,炙甘草4.5克,干姜4.5克,半夏15克,大枣6枚。3剂。(摘自《临证实验录》,作者闫云科)

按:本案乃典型的上热下寒之证。嗳气泛酸乃胃热所致;吸入冷空气呕吐、便稀溏乃下寒之征。故以黄连汤清上温下,诸症得愈。

辛,桂姜、半夏之辛以升阴;脾欲缓,急食甘以缓之,人参、甘草、大枣之甘,以益胃。

上七味,以水一斗,煮取六升,去滓,温服一升,日三服,夜二服。

伤寒八九日,风湿相搏,身体疼烦,不能自转侧,不呕不渴,脉浮虚而涩者,桂枝附子汤主之。

伤寒与中风家,至七八日再经之时,则邪气多在里,身必不苦疼痛,今日数多,复身体疼烦,不能自转侧者,风湿相搏①也。烦者,风也;身疼不能自转侧者,湿也。经曰:风则浮虚。《脉经》曰:脉来涩者,为病寒湿也。不呕不渴,里无邪也。脉得浮虚而涩,身有疼烦,知风湿但在经也,与桂枝附子汤,以散表中风湿。

若其人大便硬小便自利者,去桂枝加白术汤主之。

桂发汗走津液,此小便利,大便硬,为津液不足,去桂加术。②

① 【注文浅释】
风湿相搏:即风湿相合聚也。搏,当作"搏",即抟也,集聚之义。"搏"可能是"搏"之笔误。

② 【医理探微】
成注大便硬小便自利乃由津液不足,误矣。若津液不足,小便怎会自利? 此乃阳虚气化不利而津液偏渗所致。

桂枝附子汤方

桂枝四两,去皮,味辛热　附子三枚,炮,去皮,破八片,辛热　生姜三两,切,味辛温　甘草二两,炙,味甘温　大枣十二枚,擘,味甘温

风在表者,散以桂枝、甘草之辛甘;湿在经者,逐以附子之辛热;姜枣辛甘行荣卫,通津液,以和表也。

上五味,以水六升,煮取二升,去滓,分温三服。

风湿相搏,骨节烦疼掣痛,不得屈伸,近之则痛剧,汗出短气,小便不利,恶风不欲去衣,或身微肿者,甘草附子汤主之。

风则伤卫,湿流关节,风湿相搏,两邪乱经,故骨节疼

烦、掣痛不得屈伸,近之则痛剧也。风胜则卫气不固,汗出、短气,恶风不欲去衣,为风在表;湿胜则水气不行,小便不利,或身微肿,为湿外搏也。与甘草附子汤,散湿固卫气。

甘草附子汤方①

甘草二两,炙,味甘平　**附子**二枚,炮,去皮破,味辛热　**白术**二两,味甘温　**桂枝**四两,去皮,味辛热

桂枝、甘草之辛甘,发散风邪而固卫;附子、白术之辛甘,解湿气而温经。

上四味,以水六升,煮取三升,去滓,温服一升,日三服。初服得微汗则解。能食,汗出复烦者,服五合,恐一升多者,宜服六七合为始。

伤寒脉浮滑,此表有热,里有寒,白虎汤主之。

浮为在表,滑为在里。表有热,外有热也;里有寒,有邪气传里也②。以邪未入腑,故止言寒,如瓜蒂散证云:胸上有寒者,是矣。与白虎汤,以解内外之邪。

白虎汤方

知母六两,味苦寒　**石膏**一斤,碎,味甘寒　**甘草**二两,味甘平　**粳米**六合,味甘平

《内经》曰:热淫所胜,佐以苦甘。知母、石膏之苦甘以散热。热则伤气,甘以缓之,甘草粳米之甘以益气。

上四味,以水一斗,煮米熟汤成,去滓,温服一升,日三服。

①【案例犀烛】

李某,男,46 岁。1974 年年底,腰臀部痛引双下肢,左侧为甚,行动日益困难,渐发展至下肢难以行动,生活不能自理。诊见病人卧床不起,翻身需由他人协助,腰臀部及下肢麻痛沉重,左下肢尤甚,活动患肢则疼痛加重。恶风寒,头痛,小腹胀满,小便不利,双下肢凹陷性水肿。面黄无泽,舌质淡红,苔白滑厚腻,根部微黄。此证属风寒湿痹,湿邪为胜。急当温阳化气行水,以五苓散加味主之。服上方后,小便量增多,腹部及下肢肿胀减,但疼痛无明显改变。针对主证,以助阳胜湿,散风止痛之甘草附子汤加味主之。炙甘草 30 克,制附片 120 克(久煎),桂枝 15 克,生白术 20 克,生姜 60 克,云苓 30 克。4剂。服上方后,全身关节疼痛减轻,扶杖可下地缓步而行。宜原法再少佐麻黄、辽细辛,以增强开闭、散寒、行水之力。药后头痛,腰臀部及下肢疼痛大减,离杖能行,肢肿基本消失,尚有寒湿凝聚、经络受阻之象,继以活血通络、舒筋散淤之品调理之。服药 20 余日后,病愈恢复工作。(摘自《范中林六经辨证医案》,作者范中林)

按:本案乃太阳风湿相搏之痹证,以湿为胜。先急投五苓散加味,不仅急则治标,同时化气行水,即为治本,服药三剂而病获转机,然后抓住风寒湿致疼痛之主证,继用甘草附子汤。白术、附子,顾里胜湿;桂枝、甘草,顾表胜风;重用附子,温里扶阳,除痹止痛。冠以甘草者,意在缓而行之,最终,再用活血通络之法以善其后而病愈。

②【注文浅释】

里有寒,可能为传写之误。白虎汤的使用必须是阳明里热炽盛证。

①【医理探微】

陈亦人：本条所述既有外感伤寒表证，又有杂病心虚里证，实际也是表里证同具，里虚者先治其里，这是必须遵循的治疗规律。这种脉结代、心动悸，并非误治所致，而是素有心脏疾病，因患外感，致使心病加重的表现，所以治以炙甘草汤。这种外感夹内伤的情况比比皆是，只因注家被《伤寒论》专论外感的说法所囿，而不敢涉及杂病，未免有悖于仲景原意。（《伤寒论译释》）

伤寒脉结代，心动悸，炙甘草汤主之^①。

结代之脉，动而中止能自还者，名曰结；不能自还者，名曰代。由血气虚衰，不能相续也。心中悸动，知真气内虚也。与炙甘草汤，益虚补血气而复脉。

炙甘草汤方

甘草四两，炙，味甘平　生姜三两，切，味辛温　桂枝三两，去皮，味辛热　人参二两，味甘温　生地黄一斤，味甘寒　阿胶二两，味甘温　麦门冬半升，去心，味甘平　麻子仁半升，味甘平　大枣三十枚，擘，味甘温

补可以去弱，人参、甘草、大枣之甘，以补不足之气；桂枝、生姜之辛，以益正气。《圣济经》曰：津耗散为枯，五脏痿弱，荣卫涸流，温剂所以润之。麻仁、阿胶、麦门冬、地黄之甘，润经益血，复脉通心也。

上九味，以清酒七升，水八升，先煮八味，取三升，去滓，纳胶烊消尽，温服一升，日三服。一名复脉汤。

脉按之来缓，时一止复来者，名曰结。又脉来动而中止，更来小数，中有还者反动，名曰结阴也；脉来动而中止，不能自还，因而复动，名曰代，阴也。得此脉者，必难治。

结代之脉，一为邪气留结，一为真气虚衰。脉来动而中止，若能自还，更来小数，止是邪气留结，名曰结阴；若动而中止，不能自还，因其呼吸，阴阳相引复动者，是真气衰极，名曰代阴，为难治之。《脉经》曰：脉结者生，代者死，此之谓也。

注解伤寒论

辨阳明病脉证并治　第八

问曰：病有太阳阳明，有正阳阳明，有少阳阳明，何谓也? 答曰：太阳阳明者，脾约是也。

阳明，胃也。邪自太阳经传之入腑者，谓之太阳阳明。经曰：太阳病，若吐、若下、若发汗后，微烦、小便数，大便因硬者，与小承气汤，即是太阳阳明脾约病也。[①]

正阳阳明者，胃家实是也。

邪自阳明经传入腑者，谓之正阳阳明。经曰：阳明病，脉迟，虽汗出不恶寒，其身必重，短气，腹满而喘，有潮热者，外欲解可攻里也。手足濈濈然汗出者，此大便已硬也，大承气汤主之，即是正阳阳明，胃家实也。

少阳阳明者，发汗，利小便已，胃中燥烦实，大便难是也。

邪自少阳经传之入腑者，谓之少阳阳明。经曰：伤寒，脉弦细，头痛发热者，属少阳。少阳不可发汗，发汗则谵语。此属胃，即是少阳阳明病也。

阳明之为病，胃家实也。

邪传入胃，热毒留结，则则胃家为实。华佗曰：热毒入胃要须下去之，不可留于胃中。是知邪在阳明，为胃家实

①【注文浅释】

此节是阳明病的提纲。成氏引华佗"热毒入胃"，治以下法。据此，可理解其所释"胃家实"，是指阳明腑实，即大便秘结的阳明实证。

---

②【注文浅释】

此处各家对恶寒的机制主张不一。成氏认为是尚带表邪，但究属太阳表证未罢，还是阳明之表，应联系其他症状来判断。

也。①

问曰：何缘得阳明病？答曰：太阳病发汗、若下、若利小便，此亡津液，胃中干燥，因转属阳明，不更衣，内实，大便难者，此名阳明也。

本太阳病不解，因汗、利小便、亡津液，胃中干燥，太阳之邪入腑，转属阳明。古人登厕必更衣，不更衣者，通为不大便。不更衣，则胃中物不得泄，故为内实。胃无津液，加之蓄热，大便则难，为阳明里实也。

问曰：阳明病，外证云何？答曰：身热，汗自出，不恶寒，反恶热也。

阳明病，为邪入腑也。邪在表，则身热，汗出而恶寒；邪既入腑，则表证已罢，故不恶寒，但身热，汗出，而恶热也。

问曰：病有得之一日，不发热而恶寒者，何也？答曰：虽得之一日，恶寒将自罢，即自汗出而恶热也。

邪客在阳明，当发热而不恶寒，今得之一日，犹不发热而恶寒者，即邪未全入腑；尚带表邪，若表邪全人，则更无恶寒，必自汗出，而恶热也。②

问曰：恶寒何故自罢？答曰：阳明居中，土也，万物所归，无所复传。始虽恶寒，二日自止，此为阳明病也。

胃为水谷之海，主养四旁。四旁有病，皆能传入于胃，入胃则更不复传。如太阳病传之入胃，则更不传阳明；阳明病传之入胃，则更不传少阳；少阳病传之入胃，则更不传三阴。

本太阳，初得病时，发其汗，汗先出不彻，因转属阳明也。

伤寒传经者，则一日太阳，二日阳明。此太阳传经，故曰转属阳明。

伤寒发热无汗,呕不能食,而反汗出濈濈然者,是转属阳明也。

伤寒发热,无汗,呕不能食者,太阳受病也。若反汗出濈濈然者,太阳之邪转属阳明也。经曰:阳明病法多汗。

伤寒三日,阳明脉大。

伤寒三日,邪传阳明之时。经曰:尺寸俱长者,阳明受病,当二三日发。阳明气血俱多,又邪并于经,是以脉大。^①

伤寒脉浮而缓,手足自温者,是为系在太阴。太阴者,身当发黄;若小便自利者,不能发黄。至七八日大便硬者,为阳明病也。

浮为阳邪,缓为脾脉。伤寒脉浮缓,太阴客热。邪在三阳,则手足热;邪在三阴,则手足寒。今手足自温,是知系在太阴也。太阴,土也。为邪蒸之,则色见于外,当发身黄;小便自利者,热不内蓄,不能发黄。至七八日,大便硬者,即太阴之邪入腑,转属阳明也。

伤寒转系阳明者,其人濈然微汗出^②也。

伤寒则无汗,阳明法多汗,此以伤寒邪转系阳明,故濈然微汗出。

阳明中风,口苦咽干,腹满微喘,发热恶寒,脉浮而紧;若下之,则腹满,小便难也。

脉浮在表,紧为里实。阳明中风,口苦咽干,腹满微喘者,热传于里也。发热恶寒者,表仍未解也。若下之,里邪虽去,表邪复入于里,又亡津液,故使腹满而小便难。

阳明病,若能食,名中风;不能食,名中寒。

阳明病,以饮食别受风寒者,以胃为水谷之海,风为阳邪,阳邪杀谷,故中风者能食;寒为阴邪,阴邪不杀谷,

①【注文浅释】

大脉为阳明病的主脉,成氏对此解析可谓一语中的。阳明为多气多血之经,邪入阳明,燥热炽盛,鼓动气血,又"邪并于经",是与腑相对而言,意指表里俱热,热势盛于外,并不是阳明经脉受病。

②【注文浅释】

濈然汗出,是阳明里热实证的主证之一,因里热熏蒸而津液外泄所致。今汗出虽微,而连续不断,正是里热熏蒸的标志,所以确诊为转系阳明。

故伤寒者不能食。

阳明病，若中寒，不能食，小便不利，手足濈然汗出，此欲作固瘕，必大便初硬后溏。所以然者，以胃中冷，水谷不别故也。

阳明中寒不能食者，寒不杀谷也。小便不利者，津液不化也。阳明病法多汗，则周身汗出，此手足濈然而汗出，而身无汗者，阳明中寒也。固瘕者，寒气结积也。胃中寒甚，欲留结而为固瘕，则津液不得通行而大便必硬者，若汗出，小便不利者为实也。此以小便不利，水谷不别，虽大便初硬，后必溏也。

阳明病，欲食，小便反不利，大便自调，其人骨节疼，翕翕如有热状，奄然发狂，濈然汗出而解者，此水不胜谷气，与汗共并，脉紧则愈。

阳病客热，初传入胃，胃热则消谷，而欲食。阳明病热为实者，则小便当数，大便当硬；今小便反不利，大便自调者，热气散漫不为实也。欲食则胃中谷多①。《内经》曰：食入阴，长气于阳。谷多则阳气胜，热消津液则水少。经曰：水入于经，其血乃成，水少则阴血弱。《金匮要略》曰：阴气不通，即骨疼。其人骨节疼者，阴气不足也。热甚于表者，翕翕发热；热甚于里者，蒸蒸发热。此热气散漫，不专著于表里，故翕翕如有热状。奄，忽也。忽然发狂者，阴不胜阳也。《内经》曰：阴不胜其阳者，则脉流薄疾并乃狂。阳明蕴热为实者，须下之愈；热气散漫不为实者，必待汗出而愈。故云濈然而汗出解也。水谷之等者，阴阳气平也。水不胜谷气，是阴不胜阳也。汗出则阳气衰，脉紧则阴气生。阴阳气平，两无偏胜则愈，故云与汗共并，脉紧则愈。

阳明病欲解时，从申至戌上。

① 【医理探微】

此节论述阳明病从狂汗而解的机制。"此水不胜谷气"，是张仲景对本病自愈机制的概括说明。但历代诸家对此节所述的阳明病病机的认识不一。成注本条为散漫之热而阴不足，显然与脉证龃龉；尤在泾认为"此阳明风湿为痹之证"较为合理。但尤氏释"脉紧则愈"为脉气自和，则不如喻嘉言"脉紧急则胃强盛"与钱天来注"紧为里气充实"中肯。对此，近贤冉雪峰指出，"仲景书中言脉，多系脉理，不仅脉法，紧是绞结有力，是谷气胜……惟有力脉方紧，惟脉紧乃汗出解"。其"多系脉理"一语，最为精辟，对于如何深入理解论中的脉象，极有启发和帮助。

四月为阳土,旺于申酉戌,向旺时,是为欲解。

阳明病,不能食,攻其热必哕。所以然者,胃中虚冷故也。以人其本虚,故攻其热必哕。

不能食,胃中本寒,攻其热复虚其胃,虚寒相搏,故令哕也。经曰:关脉弱,胃气虚,有热不可大攻之,热去则寒起,此之谓也。

阳明病脉迟,食难用饱,饱则微烦,头眩,必小便难,此欲作谷疸,虽下之,腹满如故。所以然者,脉迟故也。

阳明病脉迟,则邪方入里,热未为实也。食入于阴,长气于阳。胃中有热,食难用饱,饱则微烦而头眩者,谷气与热气相搏也。两热相合,消搏津液,必小便难。利者不能发黄,言热得泄也。小便不利,则热不得泄,身必发黄。疸,黄也。以其发于谷气之热,故名谷疸。热实者,下之则愈;脉迟为热气未实,虽下之,腹满亦不减也①。经曰:脉迟尚未可攻。

阳明病法多汗,反无汗,其身如虫行皮中状者,此以久虚故也。

胃为津液之府,气虚津液少,病则反无汗。胃候身之肌肉,其身如虫行皮中者,知胃气久虚也。

阳明病,反无汗,而小便利,二三日,呕而咳,手足厥者,必苦头痛;若不咳不呕,手足不厥者,头不痛。

阳明病法多汗,反无汗,而小便利者,阳明伤寒,而寒气内攻也。至二三日,呕咳而支厥者,寒邪发于外也,必苦头痛;若不咳不呕,手足不厥者,是寒邪但攻里而不外发,其头亦不痛也。

阳明病,但头眩,不恶寒,故能食而咳,其人必咽痛;若不咳者,咽不痛。

阳明病,身不重痛,但头眩而不恶寒者,阳明中风而

① **【注文浅释】**
此节论述阳明病"欲作谷疸"的脉证特点。对本证病机的认识,成氏从疸"发于谷气之热"立论,认为谷疸由热所致。后世不少注家多释阳明虚寒,如程郊倩、钱天来的解释尤其细致精当。当然,谷疸并非都是寒湿,也有属于湿热,临床必须具体分析,才能免于片面。

风气内攻也。《经》曰:阳明病,若能食,名中风。风邪攻胃,胃气上逆则咳。咽门者,胃之系,咳甚则咽伤,故必咽痛。若胃气不逆,则不咳,其咽亦不痛也。①

阳明病无汗,小便不利,心中懊忄农者,身必发黄。

阳明病无汗而小便不利者,热蕴于内而不得越;心中懊忄农者,热气郁蒸,欲发于外而为黄也。

阳明病,被火,额上微汗出,小便不利者,必发黄。②

阳明病,则为内热,被火,则火热相合而甚。若遍身汗出而小便利者,热得泄越不能发黄;今额上微汗出,而小便不利,则热不得越,郁蒸于胃必发黄也。

阳明病,脉浮而紧者,必潮热,发作有时。但浮者,必盗汗出。

浮为在经,紧者里实。脉浮而紧者,表热里实也,必潮热,发作有时。若脉但浮而不紧者,止是表热也,必盗汗出。盗汗者,睡而汗出也。阳明病里热者自汗,表热者盗汗。

阳明病,口燥,但欲漱水,不欲咽者,此必衄。

阳明之脉起于鼻,络于口,阳明里热则渴欲饮水,此口燥但欲漱水,不欲咽者,是热在经,而里无热也。阳明气血俱多,经中热甚,迫血妄行,必作衄也。③

阳明病,本自汗出,医更重发汗,病已瘥,尚微烦,不了了者,此大便必硬故也。以亡津液,胃中干燥,故令大便硬。当问其小便,日几行。若本小便日三四行,今日再行,故知大便不久出。今为小便数少,以津液当还入胃中,故知不久必大便也。

先亡津液,使大便硬,小便数少。津液分别,大便必自下也。

伤寒呕多,虽有阳明证,不可攻之。

呕者,热在上焦,未全入腑,故不可下。

阳明病,心下硬满者,不可攻之。攻之,利遂不止者,死;利止者,愈。

阳明病腹满者,为邪气入腑,可下之。心下硬满,则邪气尚浅,未全入腑,不可便下之。得利止者,为邪气去,正气安,正气安则愈。若因下利不止者,为正气脱而死。

阳明病,面合赤色,不可攻之。必发热,色黄小便不利也。

合,通也。阳明病面色通赤者,热在经也,不可下之,下之,虚其胃气,耗其津液,经中之热,乘虚入胃,必发热色黄,小便不利也。

阳明病,不吐不下,心烦者,可与调胃承气汤。

吐后心烦,谓之内烦;下后心烦,谓之虚烦。今阳明病不吐不下心烦,则是胃有郁热也。与调胃承气汤,以下郁热。

阳明病脉迟,虽汗出,不恶寒者,其身必重,短气腹满而喘,有潮热者,此外欲解,可攻里也。手足濈然而汗出者,此大便已硬也,大承气汤主之;若汗多,微发热恶寒者,外未解也。其热不潮,未可与承气汤;若腹大满不通者,可与小承气汤,微和胃气,勿令大泄下。[①]

阳明病脉迟,若汗出多,微发热恶寒者,表未解也。若脉迟,虽汗出而不恶寒者,表证罢也。身重,短气,腹满而喘,有潮热者,热入腑也。四肢,诸阳之本。津液足,为热蒸之,则周身汗出;津液不足,为热蒸之,其手足濈然而汗出,知大便已硬也,与大承气汤以下胃热。经曰:潮热者,实也,其热不潮,是热未成实,故不可便与大承气汤,虽有腹大满不通之急,亦不可与大承气汤。与小承气汤,微和胃气。

① 【临证薪传】

关于三承气汤的应用,要在据里实程度的轻重与证势的缓急来选择决定。成氏主张大热结实者,与大承气汤,小热微结者,与小承气汤。尤在泾谓:"盖以硝、黄之润下,而益以枳、朴之推逐,则其力颇猛,故曰大;其无芒硝,而但有枳、朴者,则下趋之势缓,故曰小;其去枳、朴之苦辛,而加甘草之甘缓,则其力尤缓,但取和调胃气,使归于平而已,故曰调胃。"金元医家大多就药物主要作用比较三方用药的异同来加以区别,颇便于掌握,但是比较机械,不能视作绝对。

①【案例犀烛】

舒驰远医案：吾家有峙宗者，三月病热，予与仲远同往视之，身壮热而谵语，胎刺满口，秽气逼人，少腹硬满，大便闭，小便短，脉实大而迟。仲远谓热结在里，其人发狂，小腹硬满，胃实而兼蓄血也，法以救胃为急。但此人年已六旬，证兼蓄血，下药中宜重加生地黄，一以保护元阴，一以破瘀行血。予然其言，主大承气汤，硝、黄各用八钱加生地一两捣如泥，先数十沸，乃纳诸药同煎。迭进五剂，得大下数次人事贴然。少进米饮一二口，辄不食，呼之不应，欲言不言，但见舌胎干燥异常，口内喷热如火，则知里燥尚未衰减，复用犀角地黄汤加大黄三剂，又下胶滞二次，色如败腐，臭恶无状，于是口臭乃除。（摘自《续名医类案》，作者魏之琇）

按：舒氏所治是阳明燥实兼蓄血证，先用大承气汤加生地，是攻下为主，养阴破瘀为辅。继进犀角地黄汤加大黄，滋液清热为主，攻下行瘀为佐，又下胶滞二次，诸恙始愈。不仅辨证精确，而随证转方，尤有法度。

大承气汤方①

大黄四两，酒洗，苦寒　厚朴半斤，炙，去皮，苦温　枳实五枚，炙，苦寒　芒硝三合，咸寒

《内经》曰：燥淫所胜，以苦下之。大黄枳实之苦，以润燥除热。又曰：燥淫于内，治以苦温。厚朴之苦，下结燥。又曰：热淫所胜，治以咸寒。芒硝之咸，以攻蕴热。

上四味，以水一斗，先煮二物，取五升，去滓，纳大黄，煮取二升，去滓，纳芒硝，更上火微一两沸，分温再服。得下，余勿服。

小承气汤方

大黄四两，酒洗　厚朴二两，炙，去皮　枳实三枚，大者，炙

大热结实者，与大承气汤。小热微结者，与小承气汤。以热不大甚，故于大承气汤，去芒硝。又以结不至坚，故减厚朴枳实也。

上三味，以水四升，煮取一升二合，去滓，分温二服。初服汤当更衣，不尔者，尽饮之。若更衣者，勿服之。

阳明病，潮热，大便微硬者，可与大承气汤；不硬者，不可与之。若不大便六七日，恐有燥屎，欲知之法，少与小承气汤，汤入腹中，转矢气者，此有燥屎，乃可攻之；若不转矢气者，此但初头硬，后必溏，不可攻之，攻之，必胀满，不能食也。欲饮水者，与水则哕。其后发热者，必大便复硬而少也，以小承气汤和之。不转矢气者，慎不可攻也。

潮热者实，得大便微硬者，便可攻之。若便不硬者，

则热未成实,虽有潮热亦未可攻。若不大便六七日,恐有燥屎,当先与小承气汤赜之,如有燥屎,小承气汤药势缓,不能宣泄,必转气下矢;若不转矢气,是胃中无燥屎,但肠间少硬尔,只初头硬,后必溏,攻之则虚其胃气,致腹胀满不能食也。胃中干燥,则欲饮水,水入胃中,虚寒相搏,气逆则哕,其后欲发热者,则热气乘虚还复聚于胃中,胃燥得热,必大便复硬,而少与小承气汤,微利与和之。故以重云不转矢气,不可攻内,慎之至也。

夫实则谵语,虚则郑声。郑声,重语也。

《内经》曰:邪气盛则实,精气夺则虚。谵语由邪气盛,而神识昏也;郑声,由精气夺而声不全也。谵语者,言语不次也;郑声者,郑音不正也。《论语》云:恶郑声之乱雅乐。又曰:放郑声,远佞人。郑声淫,佞人殆。言郑声不正也。今新瘥气虚,人声转者,是所谓重语者也。若声重亦声转之。①

直视谵语,喘满者死;下利者,亦死。

直视谵语,邪胜也。喘满为气上脱,下利为气下脱,是皆主死。②

发汗多,若重发汗者,亡其阳,谵语脉短者死。脉自和者,不死。

亡阳胃燥,谵语者脉短,津液已绝,不可复治;脉自和,为正气未衰,而犹可生也。

伤寒若吐、若下后,不解,不大便五六日,上至十余日,日晡所发潮热,不恶寒,独语如见鬼状。若剧者,发则不识人,循衣摸床,惕而不安,微喘直视,脉弦者生,涩者死,微者但发热谵语者,大承气汤主之。若一服利,止后服。

若吐、若下,皆伤胃气,不大便五六日上至十余日者,

① 【医理探微】

谵语、郑声,从虚实中分,后世医家意见基本一致。谵语,指语无伦次,声粗有力,大多见于阳明热实证,由于燥实内结,浊气上干,心神受热熏灼,神识昏乱而胡言乱语,所以说实则谵语。郑声,是声音低微,言语重复,神识时清时糊,正如《内经》所谓"言而微,终日乃复言者"之意,多见于元神虚不能自主的虚候。

但谵语并非绝对属实,也有属于虚证的实证是热犯神明,虚证是心神将脱,也应当明确辨别,方不致诊断错误大凡实证谵语,多昏糊狂躁,唤之亦不理睬;虚证谵语,似寐非寐,呼之即醒,旋又迷糊不清,这是虚实辨证的一般情况。

② 【医理探微】

谵语直视,是阳热亢极,阴精告竭。火热上亢,心神受扰,故作谵语;热盛伤阴,五脏之精气被劫不能上荣于目,故直视不动。如果再见喘满,则阴精竭绝,阳失依附而气从上脱,所以为死候。如果兼见下利,则中气败竭,液从下泄,所以亦为死候。

亡津液,胃气虚,邪热内结也。阳明旺于申酉戌,日晡所发潮热者,阳明热甚也;不恶寒者,表证罢也。独语如见鬼状者,阳明内实也,以为热气有余。若剧者,是热气甚大也。热大甚于内,昏冒正气,使不识人,至于循衣摸床,惕而不安,微喘直视。伤寒阳胜而阴绝者死,阴胜而阳绝者死,热剧者为阳胜,脉弦为阴有余,涩为阴不足。阳热虽剧,脉弦知阴未绝,而犹可生。脉涩则阴绝,故不可治^①。其邪热微而未至于剧者,但发热谵语,可与大承气汤,以下胃中热。《经》曰:凡服下药,中病即止,不必尽剂。此以热未剧,故云若一服利,则止后服。

阳明病,其人多汗,以津液外出,胃中燥,大便必硬,硬则谵语,小承气汤主之。若一服谵语止,更莫复服。

亡津液,胃燥,大便硬而谵语,虽无大热内结,亦须与小承气汤,和其胃气。得一服谵语止,则胃燥以润,更莫复与承气汤,以本无实热故也。

阳明病,谵语发潮热,脉滑而疾者,小承气汤主之。因与承气汤一升,腹中转矢气者,更服一升;若不转矢气,勿更与之。明日又不大便,脉反微涩者,里虚也,为难治,不可更与承气汤也。

阳明病谵语,发潮热,若脉沉实者,内实者也,则可下;若脉滑疾,为里热未实,则未可下,先与小承气汤和之^②。汤入腹中转矢气者,中有燥屎,可更与小承气汤一升以除之;若不转矢气者,是无燥屎,不可更与小承气汤。至明日邪气传时,脉得沉实紧牢之类,是里实也;反得微涩者,里气大虚也。若大便利后,脉微涩者,止为里虚而犹可,此不曾大便,脉反微涩,是正气内衰,为邪气所胜,故云难治。

阳明病,谵语有潮热,反不能食者,胃中必有燥屎五

① 【医理探微】
成氏此解突出强调了阴液存亡关系着阳明腑实证病人的生死转归,具有重要的临床意义。

② 【医理探微】
此处可参尤在泾注"滑疾有不宁之意";尤氏指出"脉滑而疾,则与滑而实者差异",虽较笼统,却比较实际,对于深入理解脉滑而疾的特点,具有一定启发意义。要之,脉滑而疾,既是实而未甚,又露里虚之机,所以不敢峻攻,而以小承气汤一试再试。及至滑疾一变而为微涩则里虚之象毕露,正虚邪实,攻邪则伤正;补正则恋邪,因此断为难治。

六枚也。若能食者,但硬尔,宜大承气汤下之。

谵语潮热为胃热,当消谷引食,反不能食者,胃中有燥屎,而胃中实也。若能食者,胃中虚热,虽硬不得为有燥屎。杂病虚为不欲食,实为欲食。伤寒则胃热甚者,不能食,胃中虚热甚者能食,与杂病为异也。与大承气汤以下燥屎,遂结热。

阳明病,下血谵语者,此为热入血室。但头汗出者,刺期门,随其实而泻之,濈然汗出则愈。

阳明病热入血室,迫血下行,使下血谵语,阳明病法多汗,以夺血者无汗,故但头汗出也。刺期门以散血室之热,随其实而泻之,以除阳明之邪热。散邪除热,荣卫得通,津液得复,濈然汗出而解。[①]

汗出谵语者,以有燥屎在胃中,此为风也,须下之,过经乃可下之。下之若早,语言必乱,以表虚里实故也。下之则愈,宜大承气汤。

胃中有燥屎则谵语,以汗出为表未罢,故云风也。燥屎在胃则当下,以表未和则未可下,须过太阳经,无表证乃可下之。若下之早,燥屎虽除,则表邪乘虚复陷于里,为表虚里实。胃虚热甚,语言必乱,与大承气汤,却下胃中邪热,则止。

伤寒四五日,脉沉而喘满,沉为在里,而反发其汗,津液越出,大便为难,表虚里实,久则谵语。

邪气入内之时,得脉沉而喘满,里证具也,则当下之。反发其汗,令津液越出,胃中干燥,大便必难,久则屎燥胃实,必发谵语。

三阳合病,腹满身重,难以转侧,口不仁而面垢,谵语遗尿。发汗则谵语;下之则额上生汗,手足逆冷。若自汗出者,白虎汤主之。

①【医理探微】
此处论述热入血室之下血谵语的证治,以与阳明腑实证相鉴别。成氏在《伤寒明理论·热入血室》谓:"阳明病下血谵语,此为热入血室者,斯盖言男子,不止谓妇人而言也。""冲之经并足阳明,男子阳明内热,方得而入也。冲之得热,血必妄行,在男子则下血谵语。"可见,成氏谓此节阳明下血谵语是指男子的热入血室证。后世医家如张隐庵、王三阳、吴谦等亦认为阳明病热入血室证男女都有。血室亦非女子子宫专属。如张景岳《伤寒典》中说:"血室者,即冲任血海也,亦血爿也。凡血爿之病,有蓄血者,以血因热结而留蓄不行也;有热入血室者,以邪入血爿而血乱不调也。"大大扩充了热入血室的范围。

① **【医理探微】**

成氏的面垢属于少阳病,言之有据,但少阳病为何面有微尘?却未曾解释。可参戴麟郊所说:"风寒主收敛,敛则结,面色多绷结而光洁。温热主蒸散,散则缓,面色多松缓而垢晦……"得出面垢为温热之色,对临床寒与温之辨,颇有参考价值。

② **【临证薪传】**

此三条是论阳明病之清法。陈亦人说:"后世医家常谓阳明清法有三证,一用于胸膈无形之热郁热致心中懊憹,用栀子豉汤清宣郁热;二系胃热伤津致烦渴而躁,用白虎汤清热保津或白虎加人参汤清热生津;三是胃热阴伤挟水气不化,用猪苓汤清热滋阴利水,尽管都是阳明胃热,但从病情病势来看有偏上、偏下之异。因此,柯韵伯归纳出'上越、中清、下夺是治阳明三大法。'颇能抓住要领,不过视栀子豉汤为吐剂,把猪苓汤利水作用说成下夺,则不确切。"(摘自《伤寒论译释》,作者陈亦人)

腹满身重,难以反侧,口不仁谵语者,阳明也。《针经》曰:少阳病甚则面微尘。①此面垢者,少阳也;遗尿者,太阳也。三者以阳明证多,故出阳明篇中。三阳合病为表里有邪,若发汗攻表,则燥热益甚,必愈谵语;若下之攻里,表热乘虚内陷,必额上汗出,手足逆冷。其自汗出者,三阳经热甚也。《内经》:热则腠理开,荣卫通,汗大泄。与白虎汤,以解内外之热。

二阳并病,太阳证罢,但发潮热,手足漐漐汗出,大便难而谵语者,下之则愈,宜大承气汤。

本太阳病并于阳明,名曰并病。太阳证罢,是无表证,但发潮热,是热并阳明。一身汗出为热越,今手足漐漐汗出,是热聚于胃也,必大便难而谵语。《经》曰:手足漐漐然而汗出者,必大便已硬也。与大承气汤,以下胃中实热。

阳明病,脉浮而紧,咽燥口苦,腹满而喘,发热汗出,不恶寒反恶热,身重。若发汗则躁,心愦愦,反谵语。若加烧针,必怵惕烦躁,不得眠。若下之,则胃中空虚,客气动膈,心中懊憹,舌上苔者,栀子豉汤主之。

脉浮发热,为邪在表;咽燥口苦,为热在经。脉紧腹满而喘,汗出不恶寒反恶热,身重,为邪在里,此表里俱有邪,犹当和解之。若发汗攻表,表热虽除,而内热益甚,故躁而愦愦,反谵语。愦愦者,心乱。《经》曰:荣气微者,加烧针则血不行,更发热而躁烦。此表里有热,若加烧针,则损动阴气,故怵惕烦躁不得眠也。若下之,里热虽去,则胃中空虚,表中客邪之气乘虚陷于上焦,烦动于膈,使心中懊憹,而不了了也。舌上苔黄者,热气客于胃中;舌上苔白,知热气客于胸中,与栀子豉汤以吐胸中之邪。②

若渴欲饮水,口干舌燥者,白虎加人参汤主之。

若下后，邪热客于上焦者为虚烦；此下后，邪热不客于上焦而客于中焦者，是为干燥烦渴。与白虎加人参汤，散热润燥。

若脉浮发热，渴欲饮水，小便不利者，猪苓汤主之。

此下后，客热客于下焦者也。邪气自表入里，客于下焦，三焦俱带热也。脉浮发热者，上焦热也；渴欲饮水者，中焦热也；小便不利者，邪客下焦，津液不得下通也。与猪苓汤利小便，以泻下焦之热也。

猪苓汤方①

猪苓去皮，甘平　茯苓甘平　阿胶甘平　滑石碎，甘寒　泽泻各一两，甘咸寒

甘甚而反淡，淡味渗泄为阳，猪苓、茯苓之甘，以行小便；咸味涌泄为阴，泽泻之咸，以泄伏水；滑利窍，阿胶、滑石之滑，以利水道。

上五味，以水四升，先煮四味，取二升，去滓，纳阿胶，烊消，温服七合，日三服。

阳明病，汗出多而渴者，不可与猪苓汤，以汗多胃中燥，猪苓汤复利其小便故也。

《针经》曰：水谷入于口，输于肠胃，其液别为五，天寒衣薄则为溺，天热衣厚则为汗，是汗溺一液也。汗多为津液外泄，胃中干燥，故不可与猪苓汤利小便也。

脉浮而迟，表热里寒，下利清谷者，四逆汤主之。

浮为表热，迟为里寒。下利清谷者，里寒甚也，与四逆汤，温里散寒。

若胃中虚冷，不能食者，饮水则哕。

哕者，咳逆是也。《千金》曰：咳逆者，哕逆之名。胃

中虚冷,得水则水寒相搏,胃气逆而哕。

脉浮发热,口干鼻燥,能食者则衄。

脉浮发热,口干鼻燥者,热在经也,能食者里和也。热甚于经,迫血为衄。胃中虚冷,阴胜也。水入于经,其血乃成,饮水者助阴,气逆为哕。发热口干,阳胜也,食入于阴,长气于阳,能食者助阳①,血妄为衄。三者偏阴偏阳之疾也。

阳明病,下之,其外有热,手足温,不结胸,心中懊恼,饥不能食,但头汗出者,栀子豉汤主之。

表未罢而下者,应邪热内陷也。热内陷者,则外热而无手足寒。今外有热,而手足温者,热虽内陷,然而不深,故不作结胸也。心中懊恼,饥不能食者,热客胸中为虚烦也。热自胸中熏蒸于上,故但头汗出而身无汗,与栀子豉汤,以吐胸中之虚烦。

阳明病,发潮热,大便溏,小便自可,胸胁满不去者,小柴胡汤主之。

阳明病潮热,为胃实、大便硬而小便数。今大便溏,小便自可,则胃热未实而水谷不别也。大便溏者,应气降而胸胁满去,今反不去者,邪气犹在半表半里之间,与小柴胡汤,以去表里之邪。

阳明病,胁下硬满,不大便而呕,舌上白苔者,可与小柴胡汤。上焦得通,津液得下,胃气因和,身濈然而汗出解也。

阳明病,腹满,不大便,舌上苔黄者,为邪热入腑可下;若胁下硬满,虽不大便而呕,舌上白苔者,为邪未入腑,在表里之间,与小柴胡汤以和解之。上焦得通,则呕止;津液得下,则胃气因和,汗出而解。②

阳明中风,脉弦浮大而短气,腹都满,胁下及心痛,久

①【注文浅释】

成注此说欠妥。所谓"能食者则衄",并不是说能食是鼻衄的先兆,这应联系前文"阳明病,能食者,名中风"理解。"能食"表明是风热之邪,风热之邪上盛而口干鼻燥,由是推知热盛迫血上逆自清窍外溢,从而预断将要发生鼻衄。其机制是由气入血,若早投清泄气分之剂,或可避免鼻衄。

②【医理探微】

阳明少阳同病,若少阳病邪初入阳明,里实未成,以少阳为主者,不能轻用攻下,须从少阳论治,用小柴胡汤。前节是虽有潮热,却见"大便溏,小便自可",说明虽病及阳明,但并未成实;"胸胁满不去"是辨证少阳的关键。后节是虽有不大便,但伴有"胁下硬满"和呕吐的少阳见证;"舌上白苔者",是提示里热不甚的辨证眼目。

小柴胡汤是和解之剂,"上焦得通,津液得下,胃气因和,身濈然而汗出解也"是服用小柴胡汤后病愈的表现及机制。陈亦人说:"因为服用小柴胡汤,首先是上焦气机得以通畅,随之津液能够输布下行,胃气因而得和,胃气和则正气恢复,抗邪有力,正能胜邪,自然会全身濈然汗出而解。原意是说明汗解的机制,但从'津液得下'可知有利小便的作用,从'胃气因和'可知有通便功能。这些效果的实现也正是小柴胡汤治疗后津液畅通的结果。"(摘自《伤寒论求是》,作者陈亦人)

按之气不通，鼻干不得汗，嗜卧，一身及面目悉黄，小便难，有潮热，时时哕，耳前后肿，刺之小差。外不解，病过十日，脉续浮者，与小柴胡汤。

脉但浮，无余证者，与麻黄汤。若不尿，腹满加哕者，不治。

浮大为阳，风在表也；弦则为阴，风在里也。短气腹满，胁下及心痛，风热壅于腹中而不通也。若寒客于内而痛者，按之则寒气散而痛止；此以风热内壅，故虽久按而气亦不通。阳明病，鼻干不得卧，自汗出者，邪在表也；此鼻干不得汗，而嗜卧者，风热内攻，不干表也。一身面目悉黄，小便难，有潮热，时时哕者，风热攻于胃也。阳明之脉，出大迎，循颊车，上耳前过客主人。热胜则肿，此风热在经，故耳前后肿，刺之经气通，肿则小差。如此者，外证罢则可攻。若外证不解，虽过十日，脉续浮者，邪气犹在半表半里，与小柴胡汤以和解之；若其脉但浮而不弦大，无诸里证者，是邪但在表也，可与麻黄汤以发其汗；若不尿腹满加哕者，关格之疾也，故云不治。《难经》曰：关格者，不得尽其命而死。

阳明病，自汗出，若发汗，小便自利者，此为津液内竭，虽硬不可攻之，当须自欲大便，宜蜜煎导而通之。若土瓜根及与大猪胆汁，皆可为导。[①]

津液内竭，肠胃干燥，大便因硬。此非结热，故不可攻，宜以药外治而导引之。

蜜煎方

食蜜七合

上一味，于铜器内微火煎，当须凝似饴状，搅之勿令

①【注文浅释】

论述阳明病津亏便秘，运用外导之法。成氏言"此非结热，故不可攻"，以阐释津亏便秘取用外导法的依据。

焦著，欲可丸，并手捻作挺，令头锐，大如指，长二寸许，当热时急作，冷则硬。以内谷道中，以手急抱，欲大便时乃去之。

猪胆汁方[①]

又大猪胆一枚，泻汁，和少许法醋，以灌谷道中，如一食顷，当大便出宿食恶物，甚效。

阳明病，脉迟，汗出多，微恶寒者，表未解也，可发汗，宜桂枝汤。

阳明病，脉迟，汗出多，当责邪在里，以微恶寒知表未解，与桂枝汤和表。

阳明病，脉浮，无汗而喘者，发汗则愈，宜麻黄汤。

阳明伤寒表实，脉浮，无汗而喘也，与麻黄汤以发汗。

阳明病，发热汗出，此为热越，不能发黄也。但头汗出，身无汗，剂颈而还，小便不利，渴引水浆者，此为瘀热在里，身必发黄，茵陈蒿汤主之。

但头汗出，身无汗，剂颈而还者，热不得越也。小便不利，渴引水浆者，热甚于胃，津液内竭也。胃为土而色黄，胃为热蒸，则色夺于外，必发黄也。与茵陈汤，逐热退黄。

茵陈蒿汤方

茵陈蒿六两，苦微寒　栀子十四枚，擘，苦寒　大黄二两，去皮，苦寒

小热之气，凉以和之；大热之气，寒以取之。茵陈栀子之苦寒，以逐胃燥。宜下必以苦，宜补必以酸，大黄之苦寒，以下瘀热。

① 【案例犀烛】

许叔微治艾道先，染伤寒近旬日，热而自汗，大便不通，小便如常，神昏多睡，诊其脉长大而虚，予曰阳明证也。乃兄景先曰，舍弟全似李大夫证，又属阳明，莫可行承气否？予曰：虽为阳明，此证不可下，仲景阳明自汗，小便自利者，为津液内竭虽坚不可攻，宜蜜兑导之。作三剂，三易之，先下燥粪，次泄溏，已而汗解。（摘自《伤寒九十论》，作者许叔微）

按：此证热而自汗，大便不通，小便如常，神昏多睡，很似承气证，但脉长大而虚，津液内竭，决定以蜜煎外导，而获得预期效果。假使不辨虚实，投承气等攻下剂，其后果就很难设想了。

上三味,以水一斗先煮茵陈,减六升,纳二味,煮取三升,去滓,分温三服。小便当利,尿如皂角汁状,色正赤,一宿腹减,黄从小便去也^①。

阳明证,其人喜忘者,必有蓄血。所以然者,本有久瘀血,故令喜忘,屎虽硬,大便反易,其色必黑,宜抵当汤下之。

《内经》曰:血并于下,乱而喜忘。此下本有久瘀血,所以喜忘也。津液少,大便硬,以蓄血在内,屎虽硬,大便反易,其色黑也。与抵当汤,以下瘀血。^②

阳明病,下之,心中懊憹而烦,胃中有燥屎者可攻。腹微满,初头硬,后必溏,不可攻之。若有燥屎者,宜大承气汤。

下后,心中懊憹而烦者,虚烦也,当与栀子豉汤。若胃中有燥屎者,非虚烦也,可与大承气汤下之。其腹微满,初硬后溏,是无燥屎,此热不在胃,而在上也,故不可攻。

病人不大便五六日,绕脐痛,烦躁,发作有时者,此有燥屎,故使不大便也。

不大便五六日者,则大便必结为燥屎也。胃中燥实,气不得下通,故绕脐痛,烦躁发作有时也。

病人烦热,汗出则解,又如疟状,日晡所发热者,属阳明也。脉实者,宜下之;脉浮虚者,宜发汗。下之与大承气汤,发汗宜桂枝汤。

虽得阳明证,未可便为里实,审看脉候,以别内外。其脉实者,热已入腑为实,可与大承气汤下之;其脉浮虚者,是热未入腑,犹在表也,可与桂枝汤,发汗则愈。

大下后,六七日不大便,烦不解,腹满痛者,此有燥屎也。所以然者,本有宿食故也,宜大承气汤。

①【注文浅释】
阳明发黄为热不得外越,湿不得下泄,湿热郁蒸所致,非只热也。治以茵陈蒿汤清热利湿以退黄,故方后有谓"小便当利,尿为皂角汁状色正赤,一宿腹减,黄从小便去也"之注。

②【注文浅释】
成氏引用《素问·调经论》"血并于下,气并于上,乱而喜忘",阐明了瘀血导致善忘的病机。因"血主濡之",素有胃肠内有瘀血,与燥粪相混,故大便反易解下,且粪色多黑如胶漆。

大下之后,则胃弱不能消谷,至六七日不大便,则宿食已结不消,故使烦热不解而腹满痛,是知有燥屎也。与大承气汤以下除之。

病人小便不利,大便乍难乍易,时有微热,喘冒不能卧者,有燥屎也,宜大承气汤。

小便利,则大便硬;此以有燥屎,故小便不利,而大便乍难乍易。胃热者,发热,喘冒无时,及嗜卧也。此燥屎在胃,故时有微热,喘冒不得卧也。与大承气汤,以下燥屎。

食谷欲呕者,属阳明也,吴茱萸汤主之。得汤反剧者,属上焦也。

上焦主内,胃为之市,食谷欲呕者,胃不受也。与吴茱萸汤,以温胃气。得汤反剧者,上焦不内也,以治上焦法治之。①

吴茱萸汤方②

吴茱萸一升,洗,辛热　　人参三两,甘温　　生姜六两,切,辛温　　大枣十二枚,擘,甘温

《内经》曰:寒淫于内,治以甘热,佐以苦辛。吴茱萸、生姜之辛以温胃,人参大枣之甘以缓脾。

上四味,以水七升,煮取二升,去滓,温服七合,日三服。

太阳病,寸缓关浮尺弱,其人发热汗出,复恶寒,不呕,但心下痞者,此以医下之也。如其不下者,病人不恶寒而渴者,此转属阳明也。小便数者,大便必硬,不更衣十日,无所苦也。渴欲饮水,少少与之,但以法救之。渴者,宜五苓散。

①【注文浅释】
关于本条的得汤反剧,成氏认为是药证不符,病在上焦者,当用治上焦之药。其实文中"属阳明""属上焦"皆是判断句,意很明显,要在示人辨证,呕因中焦胃寒气逆的,宜用温中降逆的吴茱萸汤,若因上焦有热,便非吴茱萸汤所宜。

②【案例犀烛】
吴孚先治一伤寒,头痛,不发热,干呕吐沫,医用川芎、藁本不应。吴曰:此厥阴中寒之证,干呕吐沫,厥阴之寒上干于胃也。头痛者,厥阴与督脉会于巅,寒气从经脉上攻也。用人参、大枣益脾以防木邪,吴茱萸、生姜入厥阴以散寒邪,且又止呕,呕止而头痛自除。设无头痛,又属太阴,而非厥阴矣。(摘自《名医类案》,作者江瓘)

太阳病,脉阳浮阴弱,为邪在表;今寸缓、关浮、尺弱,邪气渐传里,则发热汗出,复恶寒者,表未解也。传经之邪入里,里不和者必呕;此不呕但心下痞者,医下之早,邪气留于心下也。如其不下者,必渐不恶寒而渴,太阳之邪转属阳明也。若吐、若下、若发汗后,小便数,大便硬者,当与小承气汤和之;此不因吐下、发汗后,小便数,大便硬,若是无满实,虽不更衣十日无所苦也,候津液还入胃中,小便数少,大便必自出也,渴欲饮水者,少少与之,以润胃气。但审邪气所在,以法救之。如渴不止[①],与五苓散是也。

脉阳微而汗出少者,为自和也;汗出多者,为太过。

脉阳微者,邪气少,汗出少者,为适当,故自和;汗出多者,反损正气,是汗出太过也。

阳脉实,因发其汗出多者,亦为太过。太过为阳绝于里,亡津液,大便因硬也。

阳脉实者,表热甚也。因发汗,热乘虚,蒸津液外泄,致汗出太过。汗出多者,亡其阳,阳绝于里,肠胃干燥,大便因硬也。

脉浮而芤,浮为阳,芤为阴,浮芤相搏,胃气生热,其阳则绝。

浮芤相搏,阴阳不谐,胃气独治,郁而生热,消烁津液,其阳为绝。[②]

趺阳脉浮而涩,浮则胃气强,涩则小便数,浮涩相搏,大便则难,其脾为约,麻仁丸主之。

趺阳者,脾胃之脉,诊浮为阳,知胃气强;涩为阴,知脾为约[③]。约者,俭约之约,又约束之约。《内经》曰:饮入于胃,游溢精气,上输于脾,脾气散精,上归于肺,通调水道,下输于膀胱,水精四布,五经并行。是脾主为胃,行其

①【注文浅释】

口渴的原因不一,应当根据不同病机,采用不同治法。假使因水气不化而口渴,宜用五苓散。

②【临证薪传】

本条言阴虚阳盛的脉象。阳热有余,所以脉浮,阴血(包括津液)不足,故而脉芤浮与芤相互影响,则胃肠缺乏津液濡润而生热,于是阳气独盛,也就是“阳气则绝”的意思。其含义与前条“阳绝于里”一样。此种病证,多见于素体阴虚和大出血以后的病人,治宜滋阴润燥为主,不可妄用攻下。

③【临证薪传】

趺阳脉专候脾胃,趺阳脉浮,为胃中有热,胃气亢盛,故脉应之而浮;涩为脾阴不布,故脉应之而涩。胃强脾弱,则弱者受强者之约束,而气馁不用,因此,脾失转输,津液不能四布,而但输膀胱,所以小便数而大便干硬。由于胃热肠燥,所以治宜麻子仁丸润肠通便,而不宜单纯苦寒攻下。

津液者也。今胃强脾弱，约束津液，不得四布，但输膀胱，致小便数，大便难，与脾约丸，通肠润燥。

麻仁丸方

麻子仁二升，甘平　芍药半斤，酸平　枳实半斤，炙，苦寒

大黄一斤，去皮，苦寒　厚朴一斤，炙，去皮，苦温　杏仁一斤，去皮尖，熬，别作脂甘温

《内经》曰：脾欲缓，急食甘以缓之。麻仁、杏仁之甘，缓脾而润燥；津液不足，以酸收之，芍药之酸，以敛津液；肠燥胃强，以苦泄之，枳实、厚朴大黄之苦，下燥结而泄胃强也。

上六味，为末，炼蜜为丸，桐子大，饮服十丸，日三服，渐加，以知为度。

太阳病三日，发汗不解，蒸蒸发热者，属胃也，调胃承气汤主之。

蒸蒸者，如热熏蒸，言甚热也。太阳病三日，发汗不解，则表邪已罢，蒸蒸发热，胃热为甚，与调胃承气汤下胃热。

伤寒吐后，腹胀满者，与调胃承气汤。

《内经》曰：诸胀腹大，皆属于热。热在上焦则吐，吐后不解，复腹胀满者，邪热入胃也，与调胃承气汤下其胃热。

太阳病，若吐、若下、若发汗，微烦，小便数，大便因硬者，与小承气汤和之愈。

吐下发汗，皆损津液，表邪乘虚传里。大烦者，邪在表也；微烦者邪入里也。小便数，大便因硬者，其脾为约也，小承气汤和之愈。

得病二三日，脉弱，无太阳柴胡证，烦躁心下硬，至四五日，虽能食，以小承气汤，少少与，微和之，令小安，至六日，与承气汤一升①。若不大便六七日，小便少者，虽不能食，但初头硬，后必清，未定成硬，攻之必溏，须小便利，屎定硬，乃可攻之，宜大承气汤。

《针经》曰：脉软者，病将下。弱为阴脉，当责邪在里，得病二三日脉弱，是日数虽浅，而邪气已入里也。无太阳证，为表证已罢；无柴胡证，为无半表半里之证。烦躁心下硬者，邪气内甚也。胃实热甚则不能食，胃虚热甚至四五日虽能食，亦当与小承气汤微和之。至六日则热甚，与大承气汤一升。若不大便，六七日，小便多者，为津液内竭，大便必硬，则可下之②。小便少者，则胃中水谷不别，必初硬后溏，虽不能食，为胃实，以小便少则未定成硬，亦不可攻，须小便利，屎定硬，乃可攻之。

伤寒六七日，目中不了了，睛不和，无表里证，大便难，身微热者，此为实也。急下之，宜大承气汤。

《内经》曰：诸脉者，皆属于目。伤寒六七日，邪气入里之时，目中不了了，睛不和者，邪热内甚上熏于目也。无表里证，大便难者，里实也。身大热者，表热也；身微热者，里热也。《针经》曰：热病目不明，热不已者死。此目中不了了，睛不和，则证近危恶也，须急与大承气汤下之。

阳明发热汗多者，急下之，宜大承气汤。

邪热入腑，外发热汗多者，热迫津液将竭，急与大承气汤以下其腑热。

发汗不解，腹满痛者，急下之，宜大承气汤。

发汗不解，邪热传入腑，而成腹满痛者，传之迅也，是须急下之。

①【医理探微】
得病二三日，无太阳、柴胡证，这是一种排除的辨证方法，说明邪不在太阳和少阳，那么，烦躁、心下硬，证属阳明胃实无疑，然而仅是烦躁而心下硬，却未见腹胀满，可见肠无燥屎，只是胃气壅滞。一开始即提出脉弱，旨在突出病人的体质较弱，以引起注意，不能作为单纯的实证治疗。至四五日，病人能食，根据常规辨证，便硬能食，为小承气汤证，自应治以小承气汤。但是病人的体质素虚而脉弱，就不可贸然给予，而应当慎重斟酌。文中于能食之前加上"虽"字，实含有深一层的辨证意义。然而里实已具，下法又不能用，因此，在给药方法和时间上作了适当的改变，不是分温二服，而是少少给与小量以微和胃气，使得小安；到了第六日，再增量服下一升。这样，即可收攻下之效，又可避免损伤正气。注意临证时不可拘泥于发病时日。

②【临证薪传】
不大便六七日，不能食，按照常规辨证，是大承气汤证，自应用大承气汤。但是，绝不能仅据此一端即下燥屎已成的诊断，还须参考小便情况，如小便少，虽然不能食，大便也未全硬，往往是初硬后溏，误用攻下，必定是大便溏薄；必须小便利，大便才完全干硬，才可使用大承气汤。

①【医理探微】

后世称为"阳明三急下证"。之所以急下,成氏认为"目中不了了,睛不和",是邪热内甚,上熏于目,讵近危恶;发热汗多,是热迫津液将竭;发汗不解,腹满痛者,是传变迅速,病势急迫。其分析比较透彻,切合要义。程郊倩在《伤寒论后条辨·阳明篇》总结谓"此等之下,皆为救阴而设",用大承气汤是为了急下存阴,符合《伤寒论》"保胃气,存津液"的基本精神。

---

②【注文浅释】

腹满一证,有虚实之异。成氏引《金匮要略》"腹满时减复如故,此为寒,当与温药"文,与本节相互对比,其腹满证一虚一实,一寒一热,鉴别明了。

---

③【医理探微】

此节根据五行生克,从脉象上解释疾病的顺逆。成注以"少阳脉不胜,阳明不负,是不相克为顺也;若少阳脉胜,阳明脉负者,是鬼贼相克,为正气失也",言明病机,有助于对本节的理解。

林观子谓本条大承气汤只治有宿食之证,甚是。对宿食的诊断除脉象滑数外,当有腹满胀痛,舌苔黄垢等见证。陶华经验,以小柴胡加葛根、白芍治脉不负的下利,为原文添加一条治法,可供参考。(摘自《伤寒论译释》,作者陈亦人)

腹满不减,减不足言当下之,宜大承气汤。①

腹满不减,邪气实也。《经》曰:大满大实,自可除下之,大承气汤,下其满实。若腹满时减,非内实也,则不可下。《金匮要略》曰:腹满时减复如故,此为寒,当与温药。是减不足言也②。

阳明少阳合病,必下利,其脉不负者,顺也;负者,失也。互相克贼,名为负也。脉滑而数者,有宿食也。当下之,宜大承气汤。

阳明土,少阳木,二经合病,气不相和,则必下利。少阳脉不胜,阳明不负,是不相克为顺也。若少阳脉胜,阳明脉负者,是鬼贼相克,为正气失也。《脉经》曰:脉滑者,为病食也③。又曰:滑数则胃气实。下利者,脉当微厥;今脉滑数,知胃有宿食,与大承气汤以下除之。

病人无表里证,发热七八日,虽脉浮数者,可下之。假令已下,脉数不解,合热则消谷善饥,至六七日,不大便者,有瘀血,宜抵当汤。

七八日,邪入腑之时,病人无表里证,但发热,虽脉浮数,亦可与大承气汤下之。浮为热客于气,数为热客于血,下之邪热去,而浮数之脉俱当解。若下后,数脉去而脉但浮,则是荣血间热并于卫气间也,当为邪气独留,心中则饥,邪热不杀谷,潮热发渴之证;此下之后,浮脉去而数不解,则是卫气间热合于荣血间也,热气合并,迫血下行,胃虚协热,消谷善饥。血至下焦,若大便利者,下血乃愈。若六七日不大便,则血不得行,蓄积于下为瘀血,与抵当汤以下去之。

若脉数不解,而下不止,必协热而便脓血也。

下后,脉数不解,而不大便者,是热不得泄,蓄血于下,为瘀血也,若下后,脉数不解,而下利不止者,为热得下泄,迫血下行,必便脓血。

伤寒,发汗已,身目为黄,所以然者,以寒湿在里,不解故也。以为不可下也,于寒湿中求之。①

《金匮要略》曰：黄家所起,从湿得之。汗出热去,则不能发黄。发汗已,身目为黄者,风气去湿气在也。脾恶湿,湿气内著,脾色外夺者,身目为黄。若瘀血在里发黄者,则可下；此以寒湿在里,故不可下,当从寒湿法治之。

伤寒七八日,身黄如橘子色,小便不利,腹微满者,茵陈蒿汤主之。

当热甚之时,身黄如橘子色,是热毒发泄于外。《内经》曰：膀胱者,津液藏焉,气化则能出。小便不利,小腹满者,热气甚于外而津液不得下行也,与茵陈汤,利小便,退黄逐热。

伤寒,身黄发热者,栀子柏皮汤主之。②

伤寒身黄,胃有瘀热,当须下去之。此以发热,为热未实,与栀子柏皮汤,解散之。

栀子柏皮汤

栀子一十五个,苦寒　甘草一两,炙,甘平　黄柏二两

上三味,以水四升。煮取一升半,去滓,分温再服。

伤寒瘀热在里,身必发黄,麻黄连轺赤小豆汤主之。

湿热相交,民多病瘅。瘅,黄也。伤寒为寒湿在表,发黄为瘀热在里,与麻黄连轺赤小豆汤,除热散湿。

麻黄连轺赤小豆汤方③

麻黄二两,去节,甘温　赤小豆一升,甘平　连轺二两,连翘根

① 【注文浅释】

本条举寒湿发黄,目的在于与湿热发黄作鉴别,并不是错简。寒湿发黄,后世称之为阴黄,其色晦暗。治当温中散寒除湿。

② 【案例犀烛】

张。脉沉,湿热在里,郁蒸发黄,中痞恶心,便结溺赤,三焦病也,苦辛寒主之。杏仁,石膏,半夏,姜汁,栀,黄柏,枳实汁。(摘自《临证指南医案》,作者叶天士)

按：叶氏此案用药,亦从栀子柏皮汤演绎而来。因其恶心,故加姜汁、半夏以和胃降逆；因其中痞便结,故加实、杏仁以宣化泄痞更妙在使用石膏,取其独清阳明无形之热,与栀子、黄柏等药配伍,则尤能擅清热利湿之功。正因为中痞恶心,本方所以去满中之甘草。综观本案治疗加减进退井井有条,堪为应用古方的典范。

③ 【案例犀烛】

伏暑湿热为黄,腹微满,小便利,身无汗,用麻黄连翘赤小豆汤。麻黄,连翘,豆豉,茵陈,赤苓,川朴,枳壳,通草,神曲,苦杏仁,赤小豆。煎汤代水。(摘自《柳选四家医案·王旭高医案》,作者王旭高)

按：湿热发黄而身无汗,未提大便秘,可见病机偏重于表,故以麻黄、杏仁、豆豉、连翘从表主治；以赤苓、通草、茵陈、赤小豆清利湿热；兼见腹微满,为湿阻气机不宣,故加枳壳、川朴、神曲。

①【注文浅释】

邪侵少阳，风夹胆火上壅，则症见两耳无所闻，目赤，胸中满而烦；"脉弦细"为少阳主脉。"邪在少阳，为半表半里"，故不可吐、下、发汗。成氏认为，前节是误用吐下则伤气、亡血，而致惊悸；后节是误用发汗则津伤胃燥而谵语，胃不和则烦而悸。实际上，将两节合看，更为全面。如喻嘉言在《尚论篇·少阳经全篇》谓："少阳伤寒禁发汗，少阳中风禁吐、下，二义互举。其旨益严。"陈修园在《伤寒论浅注·辨少阳病脉证篇》也说："所谓少阳有汗、吐、下三禁是也。汉文辞短意长，读者当于互文见意。"其见解颇为贴切，深得仲景之意。

②【医理探微】

本条与上两条不同，上两条明确提出少阳中风与脉弦细头痛发热属少阳，是少阳自病，本条首先提出本太阳病不解，转入少阳，表明是自太阳传来。胁下硬满，干呕，不能饮食，往来寒热，无疑为少阳的主证，可是脉却非弦细，而是沉紧，脉与证不符，有人认为此当舍脉从证，似乎简要可从，然而少阳病脉何以会沉紧？却没有交待。殊不知本条的最可贵处，正是示人在脉证不符情况下如何辨证的范例。脉沉紧，一般应是少阴里寒，而不是少阳病，此时的脉沉紧，乃与太阳病脉浮紧相对而言，特提出尚未吐下，这是结合问诊，极有参考价值。若是经过吐下，沉紧则可能是正伤邪陷于里；未经吐下，只表明邪已内传，但不是邪陷，况且少阳主证已具，脉证合参，因此断为邪在少阳，可治以小柴胡汤。似乎是舍脉从证，实际上仍是脉证合参，具体分析，不应仅就表面简单理解。（摘自《伤寒论译释》，作者陈亦人）

也，苦寒　　**杏仁**四十个，去皮尖，甘温　　**大枣**十二枚，擘，甘温　　**生梓白皮**一升，切，苦寒　　**生姜**二两，切，辛温　　**甘草**二两，炙，甘平

《内经》曰：湿上甚而热，治以苦温，佐以甘平，以汗为故止，此之谓也。又煎用潦水者，亦取其水味薄，则不助湿气。

上八味，以潦水一斗，先煮麻黄再沸，去上沫，纳诸药，煮取三升，去滓分温三服，半日服尽。

辨少阳病脉证并治　第九

少阳之为病，口苦，咽干，目眩也。

足少阳胆经也。《内经》曰：有病口苦者，名曰胆瘅。《甲乙经》曰：胆者中精之腑，五脏取决于胆，咽为之使。少阳之脉，起于目锐眦。少阳受邪，故口苦咽干，目眩。

少阳中风，两耳无所闻，目赤，胸中满而烦者，不可吐下，吐下则悸而惊。

少阳之脉，起于目眦，走于耳中；其支者，下胸中贯膈。风伤气，风则为热。少阳中风，气壅而热，故耳聋，目赤，胸满而烦。邪在少阳，为半表半里。以吐除烦，吐则伤气，气虚者悸；以下除满，下则亡血，血虚者惊。

伤寒，脉弦细，头痛，发热者，属少阳。少阳不可发汗，发汗则谵语，此属胃，胃和则愈，胃不和则烦而悸。

《经》曰：三部俱弦者，少阳受病。脉细者，邪渐传里，虽头痛，发热，为表未解。以邪客少阳，为半在表半在里，则不可发汗，发汗亡津液，胃中干燥，少阳之邪，因传入胃，必发谵语，当与调胃承气汤下之，胃和则愈；不下，则胃为少阳木邪干之，故烦而悸。①

本太阳病不解，转入少阳者，胁下硬满，干呕不能食，往来寒热，尚未吐下，脉沉紧者，与小柴胡汤。②

太阳转入少阳，是表邪入于里。胁下硬满，不能食，往来寒热者，邪在半表半里之间。若已经吐下，脉沉紧者，邪气入腑为里实；尚未经吐下，而脉沉紧为传里，虽深，未全入腑，外犹未解也，与小柴胡汤以和解之。

若已吐下、发汗、温针，谵语，柴胡汤证罢，此为坏病，知犯何逆，以法治之。

少阳之邪，在表里之间，若妄吐、下、发汗、温针，损耗津液，胃中干燥，木邪干胃，必发谵语。若柴胡证不罢者，则不为逆；柴胡证罢者，坏病也，详其因何治之逆，以法救之。

三阳合病，脉浮大，上关上，但欲眠睡，目合则汗。

关脉，以候少阳之气，太阳之脉浮，阳明之脉大。脉浮大，上关上，知三阳合病。胆热则睡，少阴病但欲眠睡，目合则无汗，以阴不得有汗。但欲眠睡，目合则汗，知三阳合病，胆有热也。①

伤寒六七日，无大热，其人躁烦者，此为阳去入阴故也。

表为阳，里为阴。邪在表则外有热，六七日邪气入里之时，外无大热，内有躁烦者，表邪传里也，故曰阳去入阴。

伤寒三日，三阳为尽，三阴当受邪。其人反能食而不呕，此为三阴不受邪也。

伤寒四日，表邪传里，里不和则不能食而呕，今反能食而不呕，是邪不传阴，但在阳也。

伤寒三日，少阳脉小者，欲已也。

《内经》曰：大则邪至，小则平。伤寒三日，邪传少阳，脉当弦紧；今脉小者，邪气微而欲已也。

少阳病，欲解时从寅至辰上。

《内经》曰：阳中之少阳，通于春气。寅、卯、辰，少阳木旺之时。

①**【注文浅释】**
成氏以但欲眠睡，目合则汗为胆热，所以与"少阴病但欲眠睡，目合无汗"不同，极有见地，要言不烦。

注解伤寒论

辨太阴病脉证并治　第十

太阴之为病，腹满而吐，食不下，自利益甚，时腹自痛。若下之，必胸下结硬。

太阴为病，阳邪传里也。太阴之脉，布胃中，邪气壅而为腹满。上不得降者，呕吐而食不下；下不得升者，自利益甚。时腹自痛，阴寒在内而为腹痛者，则为常痛；此阳邪干里，虽痛而亦不常痛，但时时腹自痛也。若下之，则阴邪留于胸下为结硬。《经》曰：病发于阴，而反下之因作痞。

太阴中风，四肢烦疼，阳微阴涩而长者，为欲愈。

太阴，脾也，主营四末。太阴中风，四肢烦疼者，风淫末疾也。表邪少则微，里向和则涩而长。长者，阳也。阴病见阳脉则生，以阴得阳则解，故云欲愈。

太阴病欲解时，从亥至丑上。

脾为阴土，旺于丑、亥、子，向阳，故云解时。

太阴病脉浮者，可发汗，宜桂枝汤。

《经》曰：浮为在表，沉为在里。太阴病脉浮者，邪在经也，故当汗散之。

自利不渴者，属太阴①，以其脏有寒故也。当温之，宜

①【注文浅释】

本条明确提出病"属太阴"，注家大多注为两解表里，这是误认桂枝汤为解表方剂，于是引伸成为外解太阳之表。因方中芍药酸苦微寒，大黄苦寒泻下，因而又主张腹满痛为热，并认为加大黄是泻阳明之实，不着眼于整个方剂的性味功能，只据单味药物去断定寒热，都是不恰当的。

服四逆辈。

自利而渴者，属少阴，为寒在下焦；自利不渴者，属太阴，为寒在中焦，与四逆等汤，以温其脏。

伤寒脉浮而缓，手足自温者，系在太阴，太阴当发身黄。若小便自利者，不能发黄，至七八日，虽暴烦，下利日十余行，必自止。以脾家实，腐秽当去故也。

太阴病至七八日，大便硬者，为太阴入腑，传于阳明也。今至七八日，暴下烦利十余行者，脾家实腐秽去也。下利烦躁者，死。此以脾气和，逐邪下泄，故虽暴烦下利，日十余行，而利必自止。

本太阳病，医反下之，因而腹满时痛者，属太阴也，桂枝加芍药汤主之[①]。

表邪未罢，医下之，邪因乘虚传于太阴，里气不和，故腹满时痛，与桂枝汤以解表，加芍药以和里。

大实痛者，桂枝加大黄汤主之。

大实大满，自可除下之，故加大黄以下大实。

太阴为病，脉弱，其人续自便利，设当行大黄芍药者，宜减之。以其人胃气弱，易动故也[②]。

腹满痛者，太阴病也。脉弱，其人续自便利，则邪虽在里，未成大实。欲与大黄、芍药攻满痛者，宜少与之，以胃气尚弱，易为动利也。

辨少阴病脉证并治法　第十一

少阴之为病，脉微细，但欲寐也。

少阴为病，脉微细，为邪气传里深也。卫气行于阳则寤，行于阴则寐。邪传少阴，则气行于阴，而不行于阳，故

---

① **【案例犀烛】**

王某，男，46岁。患细菌性痢疾，当时经治已减，后又复发，缠绵不愈，变成慢性菌痢。每日少则三四次，多则五六次，排便甚急，不及入厕，则污衣裤，然登厕后又排便不爽，下重难通，大便状不成形，有红白黏液。据病人自诉：下痢之前，则觉有一物往肠子里下坠，这时就必排便，急不可耐，伴有腹痛肠鸣等症。脉象沉弦而滑，舌红苔白。观其所服之方，寒必芩连，热必姜附，补以参术，涩如梅诃，尝之殆遍，迄无所效。辨证：此乃脾胃阴阳不和，肝气郁而乘之之证。治法：调和脾胃阴阳，并于土中平木。方药：桂枝9克，白芍18克，炙甘草9克，生姜9克，大枣12枚。服二剂，下痢减至一二次，照方又服二剂而痊愈。（摘自《山东中医学院学报》，1977年第1期：27）

按：本案以慢性菌痢属脾胃阴阳不和而兼肝木乘脾之证，而以桂枝加芍药汤治之，正所以用阴和阳、通阳和脾，且芍药于土中泻木，于理甚合，至于有谓桂枝加芍药汤为太阳表未解而邪陷太阴，以桂枝汤解表，加芍药以和里者，当从本案得到启悟。

---

② **【注文浅释】**

本条承上条而来，举例说明临床用药，必须注意病人体质，体质弱的，攻伐药应慎用，或减轻用量。太阴病，脉弱，为中气虚弱的现象其人续自便利，是推测之词，因脾虚气陷而清阳不升，最易发生腹泻，暂时虽然便硬，其后大多会续自发生腹泻。凡是寒性攻伐之药，均宜慎重使用，即使有腹满时痛或大实痛而需要使用大黄芍药者，亦必须减轻其用量，因中气虚弱，则易致下利，否则必致更虚而下利不止。

①【医理探微】

脉微细,是指脉形细而搏动微弱,一般说来,营血虚而脉道不充则脉细,阳气虚而鼓动无力则脉微,脉微细主气血两虚。然而果真是气血两虚,就应当温阳补血并用。但是就主治少阴病的四逆诸方,都是温阳驱寒,而没有兼用补血药味,这是一个值得研究的问题。须知脉微细并提,重点在于微,因为微脉的形状必细,王叔和在《脉经·脉形状指下秘诀》中指出"微脉极细而软,或欲绝,若有若无","细脉大于微,常有,但细耳",即微脉与细脉的区别和联系。就是说,细脉主血虚少,不一定兼微;微脉主阳气虚,而其形必细,因此,脉微细,是心肾阳虚的本质反映。正由于心肾阳虚,阳气不振,所以神疲而但欲寐。临床上如果见到微细的脉象,与但欲寐的病情,那就提示心肾之阳大虚,应该急进温阳之剂,才能避免亡阳厥脱的危险。少阴病首条所以举出这一脉证作为审证提纲,实寓有"见微知著"的积极意义。当然,这脉证提纲,仅限于少阴寒化证,而不是全部少阴病。

②【注文浅释】

成氏运用仲景擅长的对比写法,分析太阴与少阴异同,深入辨证,这对认识和把握少阴寒化证的病机及辨证思路,大有裨益。

但欲寐。①

少阴病,欲吐不吐,心烦,但欲寐,五六日,自利而渴者,属少阴也,虚故引水自救。若小便色白者,少阴病形悉具。小便白者,以下焦虚有寒,不能制水,故令色白也。

欲吐不吐,心烦者,表邪传里也。若腹满痛,则属太阴。此但欲寐,则知属少阴。五六日,邪传少阴之时,自利不渴者,寒在中焦,属太阴;此自利而渴,为寒在下焦,属少阴。肾虚水燥,渴欲引水自救,下焦虚寒,不能制水,小便色白也。《经》曰:下利欲饮水者,以有热故也。此下利虽渴,然以小便色白,明非里热,不可不察。②

病人脉阴阳俱紧,反汗出者,亡阳也。此属少阴,法当咽痛,而复吐利。

脉阴阳俱紧,为少阴伤寒。法当无汗,反汗出者,阳虚不固也,故云亡阳。以无阳阴独,是属少阴。《内经》曰:邪客少阴之络,令人嗌痛,不可纳食。少阴寒甚,是当咽痛,而复吐利。

少阴病,咳而下利谵语者,被火气劫故也,小便必难,以强责少阴汗也。

咳而下利,里寒而亡津液也。反以火劫,强责少阴汗者,津液内竭,加火气烦之,故谵语,小便难也。

少阴病,脉细沉数,病为在里,不可发汗。

少阴病,始得之,反发热脉沉者,为邪在经,可与麻黄附子细辛汤发汗;此少阴病,脉细沉数,为病在里,故不可发汗。

少阴病,脉微,不可发汗,亡阳故也。阳已虚,尺脉弱涩者,复不可下之。

脉微,为亡阳表虚,不可发汗;脉弱涩,为亡阳里虚,复不可下。

少阴病，脉紧，至七八日，自下利，脉暴微，手足反温，脉紧反去者，为欲解也，虽烦下利，必自愈。

少阴病，脉紧者，寒甚也。至七八日传经尽，欲解之时。自下利，脉暴微者，寒气得泄也。若阴寒胜正，阳虚而泄者，则手足厥，而脉紧不去；今手足反温，脉紧反去，知阳气复，寒气去，故为欲解。下利烦躁者，逆。此正胜邪微，虽烦下利必自止。

少阴病，下利，若利自止，恶寒而踡卧，手足温者，可治。

少阴病，下利，恶寒，蜷卧，寒极而阴胜也。利自止，手足温者，里和，阳气得复，故为可治。

少阴病，恶寒而蜷，时自烦，欲去衣被者可治。

恶寒而蜷，阴寒甚也。时时自烦，欲去衣被，为阳气得复，故云可治。①

少阴中风，脉阳微阴浮者，为欲愈。

少阴中风，阳脉当浮，而阳脉微者，表邪缓也；阴脉当沉，而阴脉浮者，里气和也。阳中有阴，阴中有阳，阴阳调和，故为欲愈。②

少阴病欲解时，从子至寅上。

阳生于子，子为一阳，丑为二阳，寅为三阳，少阴解于此者，阴得阳则解也。

少阴病，吐利，手足不逆冷，反发热者，不死。脉不至者，灸少阴七壮。

《经》曰：少阴病，吐利，躁烦，四逆者，死。吐利，手足不厥冷者，则阳气不衰，虽反发热，不死。脉不至者，吐利，暴虚也，灸少阴七壮，以通其脉。

少阴病，八九日，一身手足尽热者，以热在膀胱，必便血也。

① 【注文浅释】
少阴病虚寒证的预后，取决于阳气的盛衰。以上三节论述少阴病阳虚阴盛证，若阳气得复，病可自愈或可治。

② 【注文浅释】
此节从脉象测知少阴中风欲愈。成氏从阳脉微是表邪缓，阴脉浮是里气和，阴阳调和，故为欲愈角度解读，比较中肯，符合"阴阳自和者，必自愈"的基本精神。

膀胱,太阳也。少阴太阳为表里,少阴病至八九日,寒邪变热,复传太阳。太阳为诸阳主气,热在太阳,故一身手足尽热。太阳经多血少气,为热所乘,则血散下行,必便血也。

少阴病,但厥无汗,而强发之,必动其血,未知从何道出,或从口鼻,或从目出,是名下厥上竭,为难治。

但厥无汗,热行于里也,而强发汗,虚其经络,热乘经虚,迫血妄行,从虚而出,或从口鼻,或从目出。诸厥者,皆属于下,但厥为下厥,血亡于上为上竭,伤气损血,邪甚正虚,故为难治。[①]

少阴病,恶寒身蜷而利,手足逆冷者,不治。

《针经》曰:多热者易已,多寒者难已。此内外寒极,纯阴无阳,故云不治。

少阴病,吐利,躁烦,四逆者死。

吐利者,寒甚于里;四逆者,寒甚于表。躁烦则阳气欲绝,是知死矣。

少阴病,下利止而头眩,时时自冒者死。

下利止,则水谷竭,眩冒则阳气脱,故死。

少阴病,四逆恶寒而身蜷[②],脉不至,不烦而躁者,死。

四逆恶寒而身蜷,则寒甚。脉不至则真气绝。烦,热也;躁,乱也。若烦躁之躁,从烦至躁,为热来有渐则犹可;不烦而躁,是气欲脱而争也,譬犹灯将减而暴明,其能久乎?

少阴病,六七日,息高者,死。

肾为生气之源,呼吸之门。少阴病六七日不愈,而息高者,生气断绝也。

少阴病,脉微细沉,但欲卧,汗出不烦,自欲吐,至五六日,自利,复烦躁,不得卧寐者,死。

①【注文浅释】
此节论述强发少阴汗而致动血之变证少阴病有寒化、热化两大证型。成氏从误发少阴热证之汗导致迫血妄行立论,有理有据。因为少阴热化,热邪深伏,阳不外达,则四肢厥冷;阴津匮乏,无津作汗,故无汗。治疗只需育阴清热。若逆其病机强发其汗,热邪不得外出,必迫血妄行,变成坏证。这和阳衰阴盛的但厥无汗,虽然症状相似,但因病理截然不同,误汗的结果就不一样。阳虚者误汗则亡阳,阴虚者误汗则伤阴,甚则动血。恰如《医宗金鉴·订正仲景全书伤寒论注》所说:"此条明强发少阴热邪之汗,则有动血之变也。"

②【注文浅释】
恶寒身蜷而利、手足冷、吐利躁烦、四逆、下利止而头眩、时时自冒、脉不至、息高、不烦而躁等,或为阳气虚脱或为阴阳俱亡,或为脏气衰竭,故多预后不良。

阴气方盛,至五六日传经尽,阳气得复则愈。反更自利,烦躁不得卧寐,则正气弱,阳不能复,病胜脏,故死。

少阴病,始得之,反发热,脉沉者,麻黄附子细辛汤[①]主之。

少阴病,当无热恶寒,反发热者,邪在表也。虽脉沉,以始得,则邪气未深,亦当温剂发汗以散之。

麻黄附子细辛汤方[②]

麻黄二两,去节,甘热　细辛二两,辛热　附子一枚炮,去皮,破八片,辛热

《内经》曰:寒淫于内,治以甘热,佐以苦辛,以辛润之。麻黄之甘,以解少阴之寒;细辛、附子之辛,以温少阴之经。

上三味,以水一斗,先煮麻黄,减二升,去上沫,纳诸药,煮取三升,去滓,温服一升,日三服。

少阴病,得之二三日,麻黄附子甘草汤微发汗。以二三日无里证,故发微汗也。

二三日邪未深也,既无吐利厥逆诸里证,则可与麻黄附子甘草汤微汗以散之。

麻黄附子甘草汤方

麻黄二两,去节　甘草二两,炙　附子一枚,炮,去皮,破八片

汗,也决不限于主治少阴太阳两感。(摘自《伤寒论求是》,作者陈亦人)

按:针对炎症性疾病,迄今仍有首选清热解毒治法的惯性思维,本例应用温阳法治疗病毒性脑炎,有针砭时弊、振聋发聩之用。

[②]**【临证薪传】**

关于麻黄细辛附子汤,陈亦人认为,"该方临床运用范围很广,并不限于少阴兼表证,当然也不一定有发热。应用该方可以温经通阳、散寒除痹。例如反复发作的风寒头痛、风寒齿痛、关节痛、嗜睡症等使用本方均有良效。"对扩宽麻黄细辛附子汤的临床应用颇有启迪。

[①]**【案例犀烛】**

某少妇,32岁。于5月26日晨突感左肢不遂,言语蹇涩,经某医院按病毒性脑炎治疗无效,又经某精神病防治院诊断为脑干脑炎,加用激素亦无效。后经某市三家大医院检查:两目视乳头欠清,咽反射消失,左侧肢体轻偏瘫,左锥体束征,脑电图波形正常。无药可用,转中医院诊治。起病迄今已经50余日,根据面色苍白,流涎肢冷,左肢不遂,口不能张,舌不能伸,欲语无声,饮水即呛,舌淡苔白滑,脉沉微细,断为寒邪直中少阴,阳虚失展,寒痰阻络,治以温经通阳,化痰和络,方选麻黄附子细辛汤加味。炙麻黄6克,熟附片6克,北细辛3克,制半夏10克,白芥子6克,桂枝10克,九节菖蒲6克,全蝎3克。服3剂,四肢回温,流涎减少,左肢略能活动,但饮水仍呛,前方加制南星6克,续服5剂,饮水不呛,能扶杖行走,能讲话,尚欠清楚,主诉舌萎无力,不能咀嚼,再于前方去南星、全蝎,加入补肾之熟地仙灵脾、巴戟天、骨碎补,连服15剂,全部恢复正常。还曾遇到一流脑患儿,血压迅速下降,虽用升压药,但血压仍不稳定,加服麻黄附子细辛汤(制附片9克,炙麻黄3克,细辛2克),采用小量频服法,约2小时头煎服完,血压恢复、稳定,转危为安。实践证明,麻黄附子细辛汤的作用主要是温经通阳,而不一定发

麻黄、甘草之甘,以散表寒;附子之辛,以温寒气。

上三味,以水七升,先煮麻黄一两沸,去上沫,纳诸药,煮取三升,去滓,温服一升,日三服。

少阴病,得之二三日以上,心中烦,不得卧,黄连阿胶汤主之。

《脉经》曰:风伤阳,寒伤阴。少阴受病,则得之于寒,二三日以上,寒极变热之时,热烦于内,心中烦,不得卧也,与黄连阿胶汤扶阴散热。

黄连阿胶汤方①

黄连四两,苦寒　黄芩一两,苦寒　芍药二两,酸平　鸡子黄二枚,甘温　阿胶三两,甘温

阳有余,以苦除之,黄芩、黄连之苦,以除热;阴不足,以甘补之,鸡黄、阿胶之甘,以补血;酸收也,泄也,芍药之酸,收阴气,而泄邪热。

上五味,以水五升,先煮三物,取二升,去滓,纳胶烊尽,小冷,内鸡子黄,搅令相得,温服七合,日三服。

少阴病,得之一二日,口中和,其背恶寒者,当灸之,附子汤主之。

少阴客热,则口燥舌干而渴。口中和者,不苦不燥,是无热也。背为阳,背恶寒者,阳气弱,阴气胜也。经曰:无热恶寒者,发于阴也。灸之,助阳消阴;与附子汤,温经散寒。②

附子汤方

附子二枚,炮,破八片,去皮,辛热　茯苓三两,甘平　人参二

两,甘温　白术四两,甘温　芍药三两,酸平

辛以散之,附子之辛以散寒;甘以缓之,茯苓、人参、白术之甘以补阳;酸以收之,芍药之酸以扶阴。所以然者,偏阴偏阳则为病,火欲实,水当平之,不欲偏胜也。

上五味,以水八升,煮取三升,去滓,温服一升,日三服。

少阴病,身体痛,手足寒,骨节痛,脉沉者,附子汤主之。

少阴肾水,而主骨节,身体疼痛,肢冷,脉沉者,寒盛于阴也。身疼,骨痛,若脉浮,手足热,则可发汗;此手足寒,脉沉,故当与附子汤温经。

少阴病,下利便脓血者,桃花汤主之。

阳病下利便脓血者,协热也;少阴病下利便脓血者,下焦不约,而里寒也,与桃花汤,固下散寒。

桃花汤方

赤石脂一斤,一半全用,一半筛末,甘温　干姜一两,辛热　粳米一斤,甘平

涩可去脱,赤石脂之涩,以固肠胃;辛以散之,干姜之辛,以散里寒;粳米之甘,以补正气。

上三味,以水七升,煮米令熟,去滓,温服七合,纳赤石脂末方寸匕,日三服。若一服愈,余勿服。

少阴病,二三日至四五日,腹痛,小便不利,下利不止,便脓血者,桃花汤主之。

二三日以至四五日,寒邪入里深也,腹痛者,里寒也。小便不利者,水谷不别也。下利不止便脓血者,肠胃虚弱下焦不固也。与桃花汤,固肠止利也。

少阴病,下利便脓血者,可刺。

下焦血气留聚,腐化则为脓血。刺之,以利下焦,宣通血气。

少阴病,吐利,手足厥冷,烦躁欲死者,吴茱萸汤主之。

吐利手足厥冷,则阴寒气甚;烦躁欲死者,阳气内争。与吴茱萸汤,助阳散寒。[①]

少阴病下利,咽痛,胸满心烦者,猪肤汤主之。

少阴之脉,从肾上贯肝膈,入肺中,则循喉咙;其支别者,从肺出,络心注胸中。邪自阳经传于少阴,阴虚客热,下利,咽痛,胸满,心烦也,与猪肤汤,调阴散热。

猪肤汤方

猪肤一斤,味甘寒

猪,水畜也,其气先入肾。少阴客热,是以猪肤解之。加白蜜以润燥除烦,白粉以益气断利。

上一味,以水一斗,煮取五升,去滓,加白蜜一升,白粉五合,熬香,和令相得,温分六服。

少阴病,二三日咽痛者,可与甘草汤。不瘥者,与桔梗汤。

阳邪传于少阴,邪热为咽痛,服甘草汤则瘥;若寒热相搏,为咽痛者,服甘草汤。若不瘥,与桔梗汤,以和少阴之气。

甘草汤方

甘草二两

① 【医理探微】

此节所述与前文中"少阴病,吐利,躁烦,四逆者,死"在字面上颇为接近,然一者用吴茱萸汤,一者曰死。何故?成氏用"吐利手足厥冷,则阴寒气甚;烦躁欲死者,阳气内争"来阐释本证,有一定道理。说明阴寒之邪虽盛,但阳虚尚未至甚,尚能与阴寒之邪剧争,所以表现为"烦躁欲死"。吴茱萸汤证在《伤寒论》凡三见,除了本节外,还见于阳明病篇:"食谷欲呕,属阳明也,吴茱萸汤主之";厥阴病篇:"干呕,吐涎沫,头痛者,吴茱萸汤主之"。把三节内容联系起来认识吴茱萸证的病机十分必要。如陈亦人先生从"中虚肝逆"立论,谓:"吴茱萸汤证以呕吐为主证,下利、厥冷不是必备的症状,可能因呕吐而伴见。与四逆汤证相比,病机为中虚肝逆、浊阴上犯,即使出现下利,也并不太严重。而烦躁欲死,是因阴阳剧争所致,绝非阴虚亡阳、虚阳外越,所以用吴茱萸汤温降肝胃,泄浊通阳即可。"(摘自《伤寒论译释》,作者陈亦人)

上一味,以水三升,煮取一升半,去滓,温服七合,日二服。

桔梗汤方

桔梗一两,味辛甘,微温　甘草二两,味甘平

桔梗辛温以散寒,甘草味甘平以除热,甘、梗相合,以调寒热。[①]

上二味,以水三升,煮取一升,去滓,分温再服。

少阴病,咽中伤生疮,不能语言,声不出者,苦酒汤主之。

热伤于络,则经络干燥,使咽中伤,生疮,不能言语,声不出者,与苦酒汤,以解络热,愈咽疮。

苦酒汤方

半夏洗,破,如枣核大十四枚,辛温　鸡子一枚,去黄,内上苦酒著鸡子壳中,甘微寒

辛以散之,半夏之辛,以发声音;甘以缓之,鸡子之甘,以缓咽痛;酸以收之,苦酒之酸,以敛咽疮。[②]

上二味,纳半夏,著苦酒中,以鸡子壳,置刀环中,安火上,令三沸,去滓,少少含咽之。不瘥,更作三剂。

少阴病,咽中痛,半夏散及汤主之。

甘草汤,主少阴客热咽痛;桔梗汤,主少阴寒热相搏咽痛;半夏散及汤,主少阴客寒咽痛也。

半夏散及汤方

半夏洗,辛温　桂枝去皮,辛热　甘草炙,甘平,以上各等分

①【临证薪传】

甘草汤仅用一味生甘草,以清热解毒利咽。桔梗汤即甘草加桔梗。对于桔梗汤方义,成氏谓:"桔梗辛温以散寒,甘草味甘平以除热,甘梗相合,以调寒热",用于治疗"若寒热相搏为咽痛者"。李时珍在《本草纲目》第十二卷草部加以补充,谓:"仲景治肺痈唾脓,用桔梗甘草,取其苦辛清肺,又能排脓血补内漏也。其治少阴病二三日咽痛,亦用桔梗甘草,取其苦辛散寒,甘平除热,合而用之,能调寒热也。后人易名甘桔汤,通治咽喉口舌诸痛。"后世治疗咽痛等咽喉疾病的诸多方剂多由本方加味而成。

②【注文浅释】

此节论述咽中疮伤,声不得出的证治。苦酒汤由半夏、鸡子白、苦酒组成,其功用为"解络热,愈咽疮"。成氏对方义的解释比较合理,唯对方中"半夏之辛,以发声音"之释义,显得笼统。钱天来言其"开上焦痰热之结邪",可参。

《内经》曰：寒淫所胜，平以辛热，佐以甘苦。半夏桂枝之辛，以散经寒；甘草之甘，以缓正气。

上三味，各别捣筛已，合治之。白饮和服方寸匕，日三服。若不能散服者，以水一升，煎七沸，内散两方寸匕，更煎三沸，下火令小冷，少少咽之。

少阴病，下利，白通汤主之。

少阴主水，少阴客寒，不能制水，故自利也。白通汤，温里散寒。

白通汤方

葱白四茎，辛温　干姜一两，辛热　　附子一枚，生用去皮，破八片，辛热

《内经》曰：肾苦燥，急食辛以润之。葱白之辛，以通阳气；姜附之辛，以散阴寒。

上三味，以水三升，煮取一升，去滓，分温再服。

少阴病，下利脉微者，与白通汤。利不止，厥逆无脉，干呕烦者，白通加猪胆汁汤主之。服汤脉暴出者死，微续者生。

少阴病，下利，脉微，为寒极阴胜，与白通汤复阳散寒。服汤利不止，厥逆无脉，干呕烦者，寒气大甚，内为格拒，阳气逆乱也，与白通汤加猪胆汁汤以和之。《内经》曰：逆而从之，从而逆之。又曰：逆者正治，从者反治。此之谓也。服汤脉暴出者，正气因发泄而脱也，故死；脉微续者，阳气渐复也，故生。

白通加猪胆汁方

葱白四茎　干姜一两　附子一枚，生，去皮，破八片　　人尿五

合,咸寒 **猪胆汁**一合,苦寒

《内经》曰:若调寒热之逆,冷热必行,则热物冷服,下嗌之后,冷体既消,热性便发,由是病气随愈,呕哕皆除,情且不违,而致大益。此和人尿、猪胆汁咸苦寒物于白通汤热剂中,要其气相从,则可以去格拒之寒也。

上五味,以水三升,煮取一升,去滓,纳胆汁、人尿^①,和令相得,分温再服。若无胆亦可用。

少阴病,二三日不已,至四五日,腹痛,小便不利,四肢沉重疼痛,自下利者,此为有水气,其人或咳,或小便利,或下利,或呕者,真武汤主之。

少阴病二三日,则邪气犹浅,至四五日邪气已深。肾主水,肾病不能制水,水饮停为水气。腹痛者,寒湿内甚也。四肢沉重疼痛,寒湿外甚也。小便不利,自下利者,湿胜而水谷不别也。《内经》曰:湿胜则濡泄。与真武汤,益阳气散寒湿。

真武汤方^②

茯苓三两,甘平 **芍药**三两,酸平 **生姜**三两,切,辛温 **白术**二两,甘温 **附子**一枚,炮,去皮,破八片,辛热

脾恶湿,甘先入脾。茯苓白术之甘,以益脾逐水。寒淫所胜,平以辛热;湿淫所胜,佐以酸平。附子、芍药、生姜之酸辛,以温经散湿。

上五味,以水八升,煮取三升,去滓,温服七合,日三服。

后加减法:

若咳者,加五味半升,细辛、干姜各一两。

气逆咳者,五味子之酸,以收逆气;水寒相搏则咳,细

①【临证薪传】

本方用人尿、猪胆汁,大多认为是取其从治,使无格拒之患。但成氏解释通脉加猪胆汁汤的方义时,有"胆苦入心而通脉,胆寒补肝而和阴"的说法,可见还有补益作用,应相互参考。关于人尿的医疗作用,载之医册典籍者,彰彰可考,病当危急之际,苟有益于治疗,不应以秽物而去之,惟应用时,当取无病之人新鲜尿液,得童子小便尤佳。

②【案例犀烛】

吴孚先治赵太学,患水气咳嗽而喘,误作伤风,概投风药,面目尽肿,喘逆愈甚。曰:风起则水涌,药之误也,以真武汤温中镇水,诸恙悉平。(摘自《名医类案》,作者江瓘)

① **【注文浅释】**

成氏用"阴盛于内,格阳于外,不相通也"对其加以阐释,可谓确切精准。里寒为阳虚阴寒内盛,是真寒;外热是为虚阳被格于外,属假热。阴盛格阳,虚阳外越,甚是危重。故治以通脉四逆汤破阴回阳,通达内外。通脉四逆汤即四逆汤重用附子、倍用干姜而成,其回阳破阴之力较四逆汤更强。其加减方中,若"腹中痛者,去葱,加芍药二两",成注以"腹中痛,为气不通"释之,欠妥。陈修园在《长沙方歌括·少阴方》释为"腹中痛者,脾络不通也,去葱白加芍药以通脾络",较为贴切。

② **【案例犀烛】**

喻嘉言治徐国祯。伤寒六七日,身热目赤,索水到前,复置不饮,异常大躁,门牖洞启,身卧地上,展转不快,更求入井。一医即治承气将服,喻诊其脉洪大无伦,重按无力。乃曰:是为阳虚欲脱,外显假热,内有真寒,观其得水不欲饮,而尚可大黄、芒硝乎,天气懊蒸,必有大雨;此证顷刻一身大汗,不可救矣。即以附子、干姜各五钱,人参三钱,甘草二钱,煎成冷服,服后寒战,戛齿有声,以重绵和头裹之,缩手不肯与诊,阳微之状始著,再与前者一剂,微汗,热退而安。(摘自《古今医案按》,作者俞震)

按:此案中索水看似是热证,但又见复置不饮,实非热证;又见脉洪大无伦,亦似阳明热证,但又见重按无力,确非实证。喻嘉言正是抓住这两点,才没有被一些看似实热证实为加热证的症状所迷惑,如异常大躁,门牖洞启,展转不快、要求入井等。最终诊断为真寒假热,投以大剂量回阳救逆的药物,并采用热药冷服防治格拒的方法而获效。

辛干姜之辛,以散水寒。

若小便利者,去茯苓。

小便利,则无伏水,故去茯苓。

若下利者,去芍药,加干姜二两。

芍药之酸泄气,干姜之辛散寒。

若呕者,去附子,加生姜足前成半斤。

气逆则呕,附子补气,生姜散气。《千金》曰:呕家多服生姜,此为呕家圣药。

少阴病,下利清谷,里寒外热,手足厥逆,脉微欲绝,身反不恶寒,其人面色赤,或腹痛,或干呕,或咽痛,或利止,脉不出者,通脉四逆汤主之。

下利清谷,手足厥逆,脉微欲绝,为里寒;身热不恶寒,面色赤为外热。此阴甚于内,格阳于外,不相通也。与通脉四逆汤,散阴通阳。①

通脉四逆汤方②

甘草二两,炙　附子大者一枚,生用,去皮,破八片　干姜三两,强人可四两

上三味,以水三升,煮取一升二合,去滓,分温再服,其脉即出者,愈。

面色赤者,加葱九茎。

葱味辛,以通阳气。

腹中痛者,去葱,加芍药二两。

芍药之酸,通寒利,腹中痛,为气不通也。

呕者,加生姜二两。

辛以散之,呕为气不散也。

咽痛者,去芍药,加桔梗一两。

咽中如结，加桔梗则能散之。

利止脉不出者，去桔梗，加人参二两。

利止脉不出者，亡血也，加人参以补之。经曰：脉微而利，亡血也，四逆加人参汤主之。病皆与方相应者，乃可服之。

少阴病，四逆，其人或咳，或悸，或小便不利，或腹中痛，或泄利下重者，四逆散主之。

四逆者，四肢不温也。伤寒邪在三阳，则手足必热，传到太阴，手足自温，至少阴则邪热渐深，故四肢逆而不温也。及至厥阴，则手足厥冷，是又甚于逆，四逆散以散传阴之热也。

四逆散方①

甘草炙，甘平　枳实破，水渍，炙干，苦寒　柴胡苦寒　芍药酸，微寒

《内经》曰：热淫于内，佐以甘苦，以酸收之，以苦发之。枳实、甘草之甘苦，以泄里热；芍药之酸，以收阴气；柴胡之苦，以发表热。

上四味，各十分，捣筛，白饮和服方寸匕，日三服。咳者，加五味子、干姜各五分，并主下利。

肺寒气逆则咳。五味子之酸，收逆气；干姜之辛，散肺寒。并主下利者，肺与大肠为表里，上咳下利，治则颇同。②

①【案例犀烛】

圆通和尚。腹痛下利，里急后重，痢下赤白，湿热痢疾也。清浊淆乱，升降失常故尔。柴胡二钱，白芍二钱，甘草二钱，枳实二钱，薤白一两。二诊：痢下见瘥，续原方，而获痊愈。（摘自《上海中医药杂志》1983 年第 7 期：7）

按：本案辨证要点主要是里急后重，此属下焦气滞，故加薤白以泄之，所谓气和则后重自除。范文虎经验，四逆散加薤白，多用于暴利初起，其症轻浅者，及下痢里急后重明显之证，倘泄泻而见下重者，用之亦能取效。

②【医理探微】

少阴病见四逆，多为阳虚寒盛所致。本节叙证过简，只写"少阴病，四逆"一个主证，后面是一系列的或然证，仅仅据此是难以辨明其病机的。然从以方测证的原则来分析，方用四逆散，药用柴胡、枳实、芍药、甘草，可见本节所述四逆，其性质与阳虚寒盛之四逆显然有别。成氏从"传经为热"立论，认为"至少阴则邪热渐深，故四肢逆而不温也四逆散以散传阴之热也。"成氏传经之说对后世影响较大，如徐大椿《伤寒论类方》亦云："此乃少阴传经之热邪"。然而，成氏对一系列或然证的注释显然与"邪热渐深"这一病机难以契合，如"肺寒气逆则咳"，"里虚遇邪则痛，加附子以补虚"

等。以方测证，目前比较集中的认识是本证四逆重在阳郁于里，不能达于四末。如《医宗金鉴·订正仲景全书》谓："凡少阴四逆，虽属阴盛不能外温，然亦有阳为阴郁，不得宣达，而令四肢逆冷者……今但四逆而无诸寒热证，是既无可温之寒，又无可下之热，惟宜疏畅其阳，故用四逆散主之。"四逆散方中柴胡疏肝解郁，枳实行气散结，芍药和营而调肝脾，甘草甘缓调和诸药。全方具疏肝理气，通阳解郁之功。

悸者,加桂枝五分。

悸者,气虚而不能通行,心下筑筑然悸动也。桂,犹圭也。引导阳气,若执以使。

小便不利者,加茯苓五分。

茯苓味甘而淡,用以渗泄。

腹中痛者,加附子一枚,炮令坼。

里虚遇邪则痛,加附子以补虚。

泄利下重者,先以水五升,煮薤白三升,煮取三升,去滓,以散三方寸匕纳汤中,煮取一升半,分温再服。

泄利下重者,下焦气滞也,加薤白以泄气滞。

少阴病,下利六七日,咳而呕渴,心烦不得眠者,猪苓汤主之。

下利不渴者,里寒也。经曰:自利不渴者,属太阴,以其藏寒故也。此下利呕渴,知非里寒;心烦不得眠,知协热也。与猪苓汤渗泄小便,分别水谷。经曰:复不止,当利其小便,此之谓欤。

少阴病,得之二三日,口燥咽干者,急下之,宜大承气汤。

伤寒传经,五六日邪传少阴,则口燥舌干而渴,为邪渐深也。今少阴病得之二三日,邪气未深入之时,便作口燥咽干者,是邪热已甚,肾水干也,急与大承气汤下之,以全肾也。^①

①【注文浅释】

对少阴三急下的认识,后世医者每多滋生疑窦。成氏在此三条分别强调用大承气汤是"以全肾水""以救肾水""以下实邪",点明了大承气汤之目的所在,突出了他"祛邪扶正"的学术思想。

少阴病,自利清水,色纯青,心下必痛,口干燥者,急下之,宜大承气汤。

少阴,肾水也;青,肝色也。自利色青为肝邪乘肾。《难经》曰:从前来者为实邪。以肾蕴实邪,必心下痛,口干燥也,与大承气汤以下实邪。

少阴病,六七日,腹胀不大便者,急下之,宜大承气汤。

此少阴入腑也。六七日,少阴之邪入腑之时,阳明内热壅甚,腹满,不大便也。阳明病,土胜肾水则干,急与大承气汤下之,以救肾水。

少阴病,脉沉者,急温之,宜四逆汤。

既吐且利,小便复利,而大汗出,下利清谷,内寒外热,脉微欲绝者,不云急温;此少阴病脉沉而云急温者,彼虽寒甚,然而证已形见于外,治之则有成法。此初头脉沉,未有形证,不知邪气所之,将发何病,是急与四逆汤温之。[①]

少阴病,饮食入口则吐,心中温温欲吐,复不能吐,始得之,手足寒,脉弦迟者,此胸中实,不可下也,当吐之。若膈上有寒饮,干呕者,不可吐也。急温之,宜四逆汤。

伤寒表邪传里,至于少阴。少阴之脉,从肺出,络心注胸中,邪既留于胸中而不散者,饮食入口则吐。心中温温欲吐,阳气受于胸中,邪既留于胸中,则阳气不得宣发于外,是以始得之,手足寒,脉弦迟,此是胸中实,不可下,而当吐。其膈上有寒饮,亦使人心中温温,而手足寒。吐则物出,呕则物不出,吐与呕别焉。胸中实,则吐而物出;若膈上有寒饮,则但干呕而不吐也。此不可吐,可与四逆汤以温其膈。[②]

少阴病,下利,脉微涩,呕而汗出,必数更衣;反少者,当温其上灸之。

脉微为亡阳,涩为亡血。下利呕而汗出,亡阳亡血也。津液不足,里有虚寒,必数更衣;反少者,温其上,以助其阳也,灸之以消其阴。

辨厥阴病脉证并治　第十二

厥阴之为病，消渴，气上撞心，心中疼热，饥而不欲食，食则吐蛔，下之利不止。

邪传厥阴，则热已深也。邪自太阳传至太阴，则腹满而嗌干，未成渴也；邪至少阴者，口燥舌干而渴，未成消也。至厥阴成消渴者，热甚能消水故也。饮水多而小便少者，谓之消渴。木生于火，肝气通心，厥阴客热，气上撞心，心中疼热。伤寒六七日，厥阴受病之时，为传经尽，则当入腑，胃虚客热，饥不欲食，蛔在胃中，无食则动，闻食臭而出，得食吐蛔，此热在厥阴经也。若便下之，虚其胃气，厥阴木邪相乘，必吐下不止。[①]

厥阴中风，脉微浮，为欲愈；不浮，为未愈。

经曰：阴病见阳脉而生。浮者，阳也。厥阴中风，脉微浮，为邪气还表，向汗之时，故云欲愈。

厥阴病，欲解时，从丑至卯上。

厥阴，木也。旺于卯丑寅，向旺，故为解时。

厥阴病，渴欲饮水者，少少与之，愈。

邪至厥阴，为传经尽，欲汗之时，渴欲得水者，少少与之，胃气得润则愈。

诸四逆厥者，不可下之，虚家亦然。

四逆者，四肢不温也。厥者，手足冷也。皆阳气少而阴气多，故不可下，虚家亦然。下之是为重虚，《金匮玉函》曰：虚者十补，勿一泻之。

伤寒先厥，后发热而利者，必自止。见厥复利。

阴气胜，则厥逆而利；阳气复，则发热，利必自止。见厥则阴气还胜而复利也。

① 【医理探微】

此节论述厥阴病的提纲证。成氏一是从传经为热立论，二是从厥阴属肝立论。其实"厥阴"包括两个不同的系统，其一是基于厥阴所属脏腑、经络及其生理功能而言，包括足厥阴肝、手厥阴心包在内；其二是本于阴阳学说立论，厥阴即尽阴，是阴之尽头之意，所谓"厥者，尽也"，概指阴阳之间互为交通、阴极阳复这种如环无端相互连接、阴极阳生相互转化的特殊关系。

基于上述不同认识，对厥阴病内容的把握可依照下述两种不同的途径：一是，从脏腑、经络及其生理功能失常的角度分析，所述厥阴病证应包括厥阴肝、心包所属脏腑、经络的病理变化在内，从《伤寒论》固有内容来看，又更多侧重于足厥阴肝经所属脏腑、经络病理改变及其诊治的描述，诸如肝郁气滞、肝邪乘犯脾胃、肝热下迫大肠、肝血不足复受寒凝等；二是，若基于阴阳学说厥阴而论，则厥阴病证包含由阴阳失去正常交通而致阴阳阻隔的厥证及阴阳消长、阴极阳复而致的厥热胜复证。当然，上述两类病证并非互不相干，其间又存在相互联系，如由肝气郁滞或肝血不足复受寒邪凝滞导致阴阳阻隔的厥证，其性质又属于阴阳学说厥阴病范畴。

伤寒始发热，六日，厥反九日而利。凡厥利者，当不能食，今反能食者，恐为除中。食以索饼，不发热者，知胃气尚在，必愈。恐暴热来出而复去也。后三日脉之，其热续在者，期之旦日夜半愈。所以然者，本发热六日，厥反九日，复发热三日，并前六日，亦为九日，与厥相应，故期之旦日夜半愈。后三日脉之，而脉数，其热不罢者，此为热气有余，必发痈脓也。

始发热，邪在表也。至六日，邪传厥阴，阴气胜者，作厥而利，厥反九日，阴寒气多，当不能食，而反能食者，恐为除中。除，去也；中，胃气也。言邪气太甚，除去胃气，胃欲引食自救，故暴能食，此欲胜也。食以索饼试之，若胃气绝，得面则必发热；若不发热者，胃气尚在也。恐是寒极变热，因暴热来而复去，使之能食，非除中也。《金匮要略》曰：病人素不能食，而反暴思之，必发热。后三日脉之，其热续在者，阳气胜也，期之旦日夜半愈，若旦日不愈，后三日脉数而热不罢者，为热气有余，必发痈脉。经曰：数脉不时，则生恶疮。[①]

伤寒脉迟，六七日，而反与黄芩汤彻其热。脉迟为寒，今与黄芩汤，复除其热，腹中应冷，当不能食，今反能食，此名除中，必死。

伤寒脉迟六七日，为寒气已深，反与黄芩汤寒药，两寒相搏，腹中当冷，冷不消谷，则不能食；反能食者，除中也。四时皆以胃气为本，胃气已绝，故云必死。

伤寒先厥后发热，下利必自止，而反汗出，咽中痛者，其喉为痹。发热无汗而利必自止，若不止，必便脓血，便脓血者，其喉不痹。

伤寒先厥而利，阴寒气胜也。寒极变热后发热，下利必自止，而反汗出，咽中痛，其喉为痹者，热气上行也。发

①【注文浅释】

本条整个精神，说明了三方面的问题：一是，说明当厥多于热的时候，反而能食，可能是胃阳垂绝的除中证。二是，说明用食以索饼的试探方法和观察发热的情况，以鉴别是否为除中证，并借以测知预后的吉凶。三是，说明厥热胜复的向愈机制是厥热相等，阴阳平衡，假如阳复太过，热气偏亢，亦能发生变证。《医宗金鉴》认为食索饼以后不发热的"不"字，当是"若"字，若是"不"字，即是除中。此说未免过于武断。应知"不发热"是与暴热相对而言，含有不发暴热，食后安然的意思。

热无汗而利必自止,利不止,必便脓血者,热气下行也。热气下而不上,其喉亦不痹也。

伤寒一二日,至四五日而厥者,**必发热,前热者,后必厥,厥深者热亦深,厥微者热亦微,厥应下之,而反发汗者,必口伤烂赤。**

前厥后发热者,寒极生热也;前热后厥者,阳气内陷也。厥深热深,厥微热微,随阳气陷之深浅也。热之伏深,必须下去之,反发汗者,引热上行,必口伤烂赤。《内经》曰:火气内发,上为口糜。①

伤寒病,厥五日,热亦五日,设六日当复厥,不厥者,自愈。厥终不过五日,以热五日,故知自愈。

阴胜则厥,阳胜则热。先厥五日为阴胜,至六日阳复胜,热亦五日,后复厥者,阴复胜,若不厥为阳全胜,故自愈。经曰:发热四日,厥反三日,复热四日,厥少热多,其病为愈。

凡厥者,阴阳气不相顺接,便为厥。厥者,手足逆冷者是也。

手之三阴三阳,相接于手十指;足之三阴三阳,相接于足趾。阳气内陷,阳不与阴相顺接,故手足为之厥冷②也。

伤寒脉微而厥,至七八日,肤冷,其人躁无暂安时者,此为脏厥,非为蛔厥也。蛔厥者,其人当吐蛔。今病者静,而复时烦者此为脏寒,蛔上入其膈,故烦。须臾复止,得食而呕,又烦者,蛔闻食臭出,其人当自吐蛔。蛔厥者,乌梅丸主之,又主久利。

脏厥者死,阳气绝也。蛔厥,虽厥而烦,吐蛔已则静,不若脏厥而躁,无暂安时也。病人脏寒胃虚,蛔动上膈,闻食臭出,因而吐蛔,与乌梅丸,温脏安虫。

①【医理探微】

与寒厥的先厥后发热不同,热厥是先热后厥,其病机关键在于"阳气内陷",所以成氏指出:"厥深热深,厥微热微,随阳气陷之深浅也。"热厥的治疗原则是清下里热。若误辛温发汗,必助热伤津,火邪上炎,而"伤烂赤"。

②【医理探微】

成氏对阴阳气不相顺接,专责之阳气内陷,不够全面。所谓"阴阳气",大多注家据经络循行解释,认为手足三阴三阳相接于手足末端,不能顺接则手足逆冷。也有据邪正解释,也有从阴阳升降解释,皆不如陈平伯所述"阳受气于四肢,阴受气于五脏,阴阳之气相接,如环无端"立论。阴阳意指表里,比较容易理解,阴阳气不相顺接实际指表里之气不相顺接。而关键是在里之阳气不能外达,寒厥是寒盛而阳虚于里,不能外温手足,为阴阳气不相顺接;热厥为热盛而阳郁于里,亦不能外达手足,同样是阴阳气不相顺接。

乌梅丸方①

乌梅三百枚，味酸温　细辛六两，辛热　干姜十两，辛热　黄连一斤，苦寒　当归四两，辛温　附子六两，炮，去皮，辛热　蜀椒四两，去子，辛热　桂枝六两，辛热　人参六两，甘温　黄柏六两，苦寒

肺主气，肺欲收，急食酸以收之，乌梅之酸，以收肺气；脾欲缓，急食甘以缓之，人参之甘，以缓脾气；寒淫于内，以辛润之，以苦坚之，当归、桂、椒、细辛之辛，以润内寒；寒淫所胜，平以辛热，姜、附之辛热，以胜寒；蛔得甘则动，得苦则安，黄连、黄柏之苦，以安蛔。

上十味，异捣筛，合治之，以苦酒渍乌梅一宿，去核，蒸之五升米下，饭熟，捣成泥，和药令相得，内白中，与蜜，杵二千下，丸如梧子大，先食饮，服十丸，日三服，稍加至二十丸。禁生冷、滑物、臭食等。

伤寒，热少厥微，指头寒，默默不欲食，烦躁数日，小便利，色白者，此热除也。欲得食，其病为愈；若厥而呕，胸胁烦满者，其后必便血。

指头寒者，是厥微热少也。默默不欲食，烦躁者，邪热初传里也。数日之后，小便色白，里热去，欲得食，为胃气已和，其病为愈。厥阴之脉，挟胃贯膈，布胁肋，厥而呕，胸胁烦满者，传邪之热，甚于里也。厥阴肝主血，后数日热不去，又不得外泄，迫血下行，必致便血。

病者手足厥冷，言我不结胸，小腹满，按之痛者，此冷结在膀胱关元也。

手足厥不结胸者，无热也；小腹满，按之痛，下焦冷结也。

① 【注文浅释】

由于本方在蛔厥条下，因而长期视为治蛔的专方，注家解释方义也大多注重于治蛔作用，未免缩小主治范围，局限了组方意义。从本方的药味来看，酸苦辛甘寒热并用，酸甘既能滋阴，酸苦又能泄热，辛甘既能通阳，辛苦又能通降，因此，不仅能平肝泄肝，而且能滋肝散肝，并能广泛应用于肝胃不调，肝脾不和的许多病证。吴鞠通曾强调指出："乌梅丸寒热刚柔同用，为治厥阴，防少阳，护阳明之全剂。"颇能纠正传统专治厥的偏见。柯韵伯、章虚谷、陈灵石等解释方义，都能不囿于传统说法，对于深入理解配伍意义和扩大本方的运用，极有帮助高学山对本方又主久利的分析，亦富有新意。

【案例犀烛】

老医李骏伯者。病旬日，舌黑如煤，唇焦声哑，躁烦，下利，不省人事，群医却走，遑遑治木。审为汗多亡阳，下多亡阴，阴阳欲厥，邪火内炽，因以乌梅丸三钱与之，神稍清舌稍润，再进三钱，遂能言视听，连四五服，而危困复苏矣。可见大法已定，经权在人，学者须细心体认，方不视人命如草芥也。（摘自《伤寒论三注》，作者周扬俊）

伤寒发热四日,厥反三日,复热四日,厥少热多,其病当愈。四日至七日,热不除者,其后必便脓血。

先热后厥者,阳气邪传里也。发热为邪气在表,至四日后厥者,传之阴也。后三日复传阳经,则复热。厥少则邪微,热多为阳胜,其病为愈。至七日传经尽,热除则愈;热不除者,为热气有余,内搏厥阴之血,其后必大便脓血。^①

伤寒厥四日,热反三日,复厥五日,其病为进,寒多热少,阳气退,故为进也。

伤寒阴胜者先厥,至四日邪传里,重阴必阳,却热三日,七日传经尽,当愈。若不愈而复厥者,传作再经,至四日则当复热;若不复热,至五日厥不除者,阴胜于阳,其病进也。

伤寒六七日,脉微,手足厥冷,烦躁灸厥阴,厥不还者,死。

伤寒六七日,则正气当复,邪气当罢,脉浮身热为欲解;若反脉微而厥,则阴胜阳也。烦躁者,阳虚而争也。灸厥阴,以复其阳;厥不还,则阳气已绝,不能复正而死。^②

伤寒发热,下利,厥逆,躁不得卧者,死。

伤寒发热,邪在表也;下利厥逆,阳气虚也。躁不得卧者,病胜脏也,故死。

伤寒发热,下利至甚,厥不止者,死。

《金匮要略》曰:六腑气绝于外者,手足寒;五脏气绝于内者,利下不禁。伤寒发热,为邪气独甚;下利至甚,厥不止,为腑脏气绝,故死。

伤寒六七日不利,便发热而利,其人汗出不止者,死,有阴无阳故也。

伤寒至七日,为邪正争之时,正胜则生,邪胜则死。

---

① **【注文浅释】**

本条以阴胜阳变及阳变太过解释其病势之进退,较为允当。本条未出治法,恽铁樵认为便脓血即是痢,为转属病,当用白头翁汤,可作参考。(摘自《伤寒论译释》,作者陈亦人)

---

② **【注文浅释】**

伤寒六七日,脉微,手足厥冷,为阴盛阳衰,烦躁乃虚阳勉与邪争。证势相当严重,是时恐汤药缓不济急,所以用灸法急救回阳,以散阴邪而复阳气。灸后手足转温,表明阳气来复,尚有生机;若手足仍不温暖,则是阳气已经断绝,故为死候。此条只出灸法,未及汤剂,若论药物治疗,当不外乎温经回阳,如四逆汤之类。在用灸法的同时,加服汤药,更有助于阳气的回复。

始不下利,而暴忽发热,下利汗出不止者,邪气胜,正阳气脱也,故死。

伤寒五六日,不结胸,腹濡,脉虚,复厥者,不可下,此为亡血,下之死。①

伤寒五六日,邪气当作里实之时。若不结胸,而腹濡者,里无热也;脉虚者,亡血也;复厥者,阳气少也。不可下,下之为重虚,故死。《金匮玉函》曰:虚者重泻,真气乃绝。

发热而厥,七日,下利者,为难治。

发热而厥,邪传里也。至七日传经尽,则正气胜邪,当汗出而解,反下利,则邪气胜,里气虚,则为难治。

伤寒脉促,手足厥逆者,可灸之。②

脉促则为阳虚不相续,厥逆则为阳虚不相接,灸之以助阳气。

伤寒脉滑而厥者,里有热也,白虎汤主之。

滑为阳厥,气内陷,是里热也,与白虎汤以散里热也。

手足厥寒,脉细欲绝者,当归四逆汤主之。

手足厥寒者,阳气外虚不温四末;脉细欲绝者,阴血内弱,脉行不利。与当归四逆汤,助阳生阴也。

当归四逆汤方③

当归三两,辛温　桂枝三两,去皮,辛热　芍药三两,酸寒　细辛三两,辛热　大枣二十五枚,擘,甘温　甘草二两,炙,甘平　通草二两,甘平

《内经》曰:脉者,血之府也。诸血者,皆属心。通脉者,必先补心益血。苦先入心,当归之苦,以助心血;心苦缓,急食酸以收之,芍药之酸,以收心气;肝苦急,急食甘

① **【注文浅释】**

本证的病理症结,在于血液亏虚,故治当养血补中,如归芪建中一类方剂,才为合拍,所谓"诸四逆厥者,不可下之,虚家亦然",就是指的这一类病例。若妄用攻下,则必犯虚虚之误,故文中指出"下之死",以告诫后人。

② **【案例犀烛】**

燕都王湛六,以脾泄求治,神疲色瘁,诊得促脉,或十四五动一止,或十七八动一止,是真元败绝,阴阳交穷,而促脉呈形,与稽留凝注而见促者,大不侔矣,法在不治,一日果殁。(摘自《名医类案》,作者江瓘)

按:此案见脾虚泄泻甚,神疲色瘁,断为不治,却又见脉促,其原因是真元败绝,阴阳交尽,从而可证促脉并不都属阳盛。

③ **【案例犀烛】**

治一人。少腹久痛未瘥,手足挛急而痛,舌苔灰浊,面色不华,脉象弦急,此寒湿挟痰,内壅于肝经,而外攻于经络也。现在四肢厥冷,宜当归四逆汤加减,当归(小茴香炒)、白芍(肉桂炒)、木通、半夏、苡仁、防风、茯苓、橘红。(摘自《曹仁伯医案论》,作者曹存心)

按:此案以少腹痛、手足厥冷为主证,病属寒湿挟痰,内壅肝经,而营血亦虚,故用当归四逆汤加减。去大枣、甘草,嫌其腻滞;桂枝改为肉桂,以温下焦之寒,加半夏、橘红、茯苓、苡仁以化痰利湿;去细辛之辛散,以免损及营阴。方服后,少腹痛止,惟手冷挛急未愈,因而转方专理上焦,以蠲痹汤去防风合指迷茯苓丸而获全效。

以缓之，大枣、甘草、通草之甘，以缓阴血。

上七味，以水八升，煮取三升，去滓，温服一升，日三服。

若其人内有久寒者，宜当归四逆加吴茱萸生姜汤主之。

茱萸辛温，以散久寒；生姜辛温，以行阳气。

大汗出，热不去，内拘急，四肢疼，又下利，厥逆而恶寒者，四逆汤主之。

大汗出，则热当去；热反不去者，亡阳也。内拘急下利者，寒甚于里。四肢疼，厥逆而恶寒者，寒甚于表，与四逆汤复阳散寒。

大汗，若大下利而厥冷者，四逆汤主之。

大汗，若大下利，内外虽殊，其亡津液、损阳气则一也。阳虚阴胜，故生厥逆，与四逆汤，固阳退阴。

病人手足厥冷，脉乍紧者，邪结在胸中。心下满而烦，饥不能食者，病在胸中，当须吐之，宜瓜蒂散。

手足厥冷者，邪气内陷也。脉紧牢者，为实；邪气入府则脉沉。今脉乍紧，知邪结在胸中为实，故心下满而烦；胃中无邪则喜饥。以病在胸中，虽饥而不能食，与瓜蒂散，以吐胸中之邪。[①]

伤寒厥而心下悸者，宜先治水，当服茯苓甘草汤，却治其厥。不尔，水渍入胃，必作利也。

《金匮要略》曰：水停心下，甚者则悸，厥虽寒胜，然以心下悸，为水饮内甚，先与茯苓甘草汤治其水，而后治其厥；若先治厥，则水饮浸渍入胃，必作下利。

伤寒六七日，大下后，寸脉沉而迟，手足厥逆，下部脉不至，咽喉不利，唾脓血，泄利不止者，为难治，麻黄升麻汤主之。

① 【案例犀烛】

秦景明素有痰饮，每岁必四五发，发即呕吐不能食，此病久结成窠囊，非大涌之，弗愈也。须先进补中益气，十日后，以瓜蒂散频投，涌如赤豆沙者数升，已而复得水晶色者升许。如是者七补之，七涌之，百日而窠囊始尽。专服六君子、八味丸，经年不辍。（摘自《古今医案按》，作者俞震）

按：《金匮要略》指出，痰饮病当以温药和之。但这一病案中用吐法，因为有发作及呕吐的表现，从而因势利导。这一病案论证并不复杂，但治疗具有深意。患者素患痰饮，其体必虚，本不宜吐法，而窠囊为病，非吐不去。若只着手祛邪，则易犯虚虚之戒，若吐中兼补，亦会牵制攻邪的力度。因此先补正，后攻邪，即先安内，再攘外。不会因吐法伤正，频补频吐，使补正与祛邪各得其所，最终邪尽病愈。

伤寒六七日，邪传厥阴之时。大下之后，下焦气虚，阳气内陷，寸脉迟而手足厥逆，下部脉不至。厥阴之脉，贯膈上注肺，循喉咙，在厥阴随经射肺，因亡津液，遂成肺痿，咽喉不利而唾脓血也。《金匮要略》曰：肺痿之病，从何得之？被快药下利，重亡津液，故得之。若泄利不止者，为里气大虚，故云难治。与麻黄升麻汤，以调肝肺之气。①

麻黄升麻汤方

麻黄二两半，去节，甘温　升麻一两一分，甘平　当归一两一分，辛温　知母十八铢，苦寒　黄芩十八铢，苦寒　葳蕤十八铢，甘平　石膏六铢，碎绵裹，甘寒　白术六铢，甘温　干姜六铢，辛热　芍药六铢，酸平　天门冬六铢，去心，甘平　桂枝六铢，去皮，辛热　茯苓六铢，甘平　甘草六铢，炙，甘平

《玉函》曰：大热之气，寒以取之；甚热之气，以汗发之。麻黄、升麻之甘，以发浮热；正气虚者，以辛润之，当归、桂、姜之辛，以散寒；上热者以苦泄之，知母、黄芩之苦，凉心去热；津液少者，以甘润之，茯苓、白术之甘，缓脾生津；肺燥气热，以酸收之，以甘缓之，芍药之酸，以敛逆气，葳蕤、天门冬、石膏、甘草之甘，润肺除热。②

上十四味，以水一斗，先煮麻黄一两沸，去上沫，纳诸药，煮取三升，去滓，分温三服，相去如炊三斗米顷，令尽，汗出愈。

伤寒四五日，腹中痛，若转气下趋少腹者，此欲自利也。

伤寒四五日，邪气传里之时。腹中痛，转气下趋少腹者，里虚遇寒，寒气下行，欲作自利也。

①【医理探微】

关于本证的"寸脉沉而迟"，成氏指出"阳气内陷"，具有参考价值。然本证实非厥阴病，如高学山所言"亦太阳误下之坏病，而非厥阴之症"。本证的病情虽属于虚实混淆，寒热错杂，但仍可分其次，这可与方药结合起来讨论，假使以虚为主，或者以寒为主，麻黄升麻汤绝不能用。若见正伤邪陷，阳郁络痹，肺热脾虚的情况，麻黄升麻汤才对证。

②【临证薪传】

如上所述，本方主要作用是发越郁阳，所以麻黄用量最重，伍以石膏、炙甘草，含越婢汤之意。又有升麻、当归各取一两一分，升麻佐麻黄升清散郁，配伍天冬、黄芩、知母又能解毒清肺；当归配伍葳蕤滋阴养血，同时可防止发越太过耗伤津液。还有桂枝芍药和营解肌；白术茯苓运脾助阳；干姜炙甘草温中散寒。然这些药物用量只有六铢，皆非主药，均为佐使。因此，统观全方，药味多但主次有别，结构严谨。

伤寒本自寒下，医复吐下之，寒格，更逆吐下。若食入口即吐，干姜黄连黄芩人参汤主之。

伤寒邪自传表，为本自寒下，医反吐下，损伤正气，寒气内为格拒。经曰：格则吐逆。食入口即吐，谓之寒格，更复吐下，则重虚而死，是更逆吐下，与干姜黄连黄芩人参汤，以通寒格。①

干姜黄连黄芩人参汤方

干姜辛热　黄连苦寒　黄芩苦寒　人参各三两,甘温

辛以散之，甘以缓之，干姜、人参之甘辛，以补正气；苦以泄之，黄连、黄芩之苦，以通寒格。

上四味，以水六升，煮取二升，去滓，分温再服。

下利，有微热而渴，脉弱者，今自愈。

下利阴寒之疾，反大热者逆。有微热而渴，里气方温也。经曰：诸弱发热，脉弱者，阳气得复也。今必自愈。

下利，脉数，有微热汗出，今自愈；设复紧，为未解。

下利，阴病也；脉数，阳脉也。阴病见阳脉者生。微热汗出，阳气得通也，利必自愈。诸紧为寒，设复脉紧，阴气犹胜，故云未解。

下利，手足厥冷无脉者，灸之不温，若脉不还，反微喘者，死。

下利，手足厥逆无脉者，阴气独胜，阳气大虚也。灸之，阳气复，手足温而脉还，为欲愈；若手足不温，脉不还者，阳已绝也。反微喘者，阳气脱也。

少阴负趺阳者，为顺也。②

少阴肾水，趺阳脾土。下利，为肾邪干脾，水不胜土，则为微邪，故为顺也。

① 【医理探微】

本自寒下，是追溯之前的病情。从条文中"寒格，更逆吐下"来看，正说明致误的原因，然而，成氏单就下寒来解释是不确切的。"若食入口即吐"，是辨证的关键，王太仆说："食入即吐，是有火也。"据此可见此证不仅肠寒下利，而胃热气逆尤重，所以治取苦寒重于辛温的干姜黄芩黄连人参汤。本证实质为上真热下真寒之证。

② 【注文浅释】

趺阳脉为胃之经脉，属土，主后天；太溪脉为肾之经脉，属水，主先天。成氏从五行说，下利时见少阴脉负趺阳脉，为水邪干土，水不胜土，则为微邪。从临床看，少阴脉负于趺阳脉，表明胃气尚可，所谓"有胃气则生"，中焦生化尚有源头。对于危重病人，诊察足部趺阳脉，对决断生死有重要意义。

下利，寸脉反浮数，尺中自涩者，必清脓血。

下利者，脉当沉而迟，反浮数者，里有热也。涩为无血，尺中自涩者，肠胃血散也，随利下，必便脓血，清与圊通。脉经曰：圊者厕也。

下利清谷，不可攻表，汗出，必胀满。

下利者，脾胃虚也。胃为津液之主，发汗亡津液，则胃气愈虚，必胀满。

下利，脉沉弦者，下重也；脉大者，为未止；脉微弱数者，为欲自止，虽发热不死。

沉为在里，弦为拘急，里气不足，是主下重；大则病进，此利未止；脉微弱数者，邪气微而阳气复，为欲自止，虽发热止。由阳胜，非大逆也。

下利，脉沉而迟，其人面少赤，身有微热，下利清谷者，必郁冒，汗出而解，病人必微厥。所以然者，其面戴阳，下虚故也。

下利清谷，脉沉而迟，里有寒也。面少赤，身有微热，表未解也。病人微厥，《针经》曰：下虚则厥。表邪欲解，临汗之时，以里先虚，必郁冒，然后汗出而解也。①

下利，脉数而渴者，今自愈；设不瘥，必圊脓血，以有热故也。

《经》曰：脉数不解，而下不止，必协热便脓血也。

下利后，脉绝，手足厥冷，晬时脉还，手足温者生，脉不还者死。

下利后，脉绝，手足厥冷者，无阳也。晬时，周时也。周时厥愈，脉出，为阳气复则生；若手足不温，脉不还者，为阳气绝则死。

伤寒下利，日十余行，脉反实者，死。

下利者，里虚也，脉当微弱反实者，病胜脏也，故死。

①【医理探微】

下利清谷，脉沉而迟，很显然是虚寒证。但不见脉微细，手足尚为微厥，都提示阳虚但还不甚，结合面少赤、身微热，可知兼有轻微的表邪，还有汗出而解的可能。然而阳气已虚，汗解前发生郁冒是正气不足以一鼓作气祛邪外出，两者交争剧烈的反映。"其面戴阳，下虚故也"就是对郁冒汗解机制的说明。从整条内容来看，戴阳自是指面少赤，但是，因微邪郁表而面有热色，亦不能排除，否则，单纯的阴盛而虚阳被格于上于外，决不会汗解，从而可见，成氏等里虚兼表的论述，比较符合实际。

《难经》曰:脉不应病,病不应脉,是为死病。

下利清谷,里寒外热,汗出而厥者,通脉四逆汤主之。

下利清谷,为里寒;身热不解,为外热。汗出阳气通行于外,则未当厥;其汗出而厥者,阳气大虚也。与通脉四逆汤,以固阳气。

热利下重者,白头翁汤主之。

利则津液少,热则伤气,气虚下利,致后重也,与白头翁汤,散热厚肠。

① 【案例犀烛】

朱右,年高七十有八,而体气壮实,热利下重而脉大,苔黄,夜不安寝,宜白头翁汤为主方。白头翁三钱,秦皮三钱,川连五分,黄柏三钱,生军三钱(次下),枳实一钱,桃仁泥三钱,芒硝二钱(另冲)。(摘自《经方实验录》,作者曹颖甫)

按:尽管患者年事已高,但身体健壮,脉证均实,不仅选用白头翁汤,更配以承气汤,收到显著效果。

② 【医理探微】

下利又有燥屎,此为热结旁流,所泻下粪便,为臭秽难闻的清水。此处指提出谵语一症作为辨证眼目不够全面。需脉证合参,如脉沉实,腹部胀痛,潮热,舌苔黄燥,小便黄赤等,因证势尚不太急,所以治以小承气汤。里实一去而谵语下利自止。

白头翁汤方①

白头翁二两,苦寒　**黄柏**苦寒　**黄连**苦寒　**秦皮**各三两,苦寒

《内经》曰:肾欲坚,急食苦以坚之。利则下焦虚,是以纯苦之剂坚之。

上四味,以水七升,煮取二升,去滓,温服一升。不愈,更服一升。

下利,腹胀满,身体疼痛者,先温其里,乃攻其表。温里宜四逆汤,攻表宜桂枝汤。

下利腹满者,里有虚寒,先与四逆汤温里;身疼痛,为表未解,利止里和,与桂枝汤攻表。

下利,欲饮水者,以有热故也,白头翁汤主之。

自利不渴,为脏寒,与四逆汤以温脏,下利饮水为有热,与白头翁汤以凉中。

下利,谵语者,有燥屎也,宜小承气汤。

《经》曰:实则谵语。有燥屎为胃实,下利为肠虚,与小承气汤,以下燥屎。②

下利后更烦,按之心下濡者,为虚烦也,宜栀子豉汤。

下利后不烦，为欲解；若更烦而心下坚者，恐为谷烦。此烦而心下濡者，是邪热乘虚客于胸中，为虚烦也，与栀子豉汤，吐之则愈。

呕家有痈脓者，不可治，呕脓尽自愈。

胃脘有痈，则呕而吐脓，不可治呕，得脓尽，呕亦自愈。

呕而脉弱，小便复利，身有微热，见厥者难治，四逆汤主之。

呕而脉弱，为邪气传里。呕则气上逆，而小便当不利，小便复利者，里虚也。身有微热见厥者，阴胜阳也，为难治。与四逆汤，温里助阳。

干呕，吐涎沫，头痛者，吴茱萸汤主之。

干呕，吐涎沫者，里寒也。头痛者，寒气上攻也。与吴茱萸汤，温里散寒。

呕而发热者，小柴胡汤主之。

《经》曰：呕而发热者，柴胡证具。①

伤寒大吐大下之，极虚，复极汗出者，以其人外气怫郁，复与之水，以发其汗因得哕。所以然者，胃中寒冷故也。

大吐大下，胃气极虚，复极发汗，又亡阳气。外邪怫郁于表，则身热，医与之水，以发其汗，胃虚得水，虚寒相搏成哕也。

伤寒，哕而腹满，视其前后，知何部不利，利之则愈。

哕而腹满，气上而不下也。视其前后部，有不利者即利之，以降其气。前部，小便也；后部，大便也。

① **【医理探微】**

此条体现了厥阴与少阳相表里的关系。少阳病进会转入厥阴，厥阴病退，也可转出少阳。此条见于厥阴病篇，又证件呕而发热，属少阳，是从厥阴转出少阳。

注解伤寒论

辨霍乱病脉证并治 第十三

问曰：病有霍乱者何？答曰：呕吐而利，名曰霍乱。

三焦者，水谷之道路。邪在上焦，则吐而不利；邪在下焦，则利而不吐；邪在中焦，则既吐且利，以饮食不节，寒热不调，清浊相干，阴阳乖隔，遂成霍乱。轻者止曰吐利，重者挥霍撩乱，名曰霍乱。[①]

问曰：病发热，头痛，身疼，恶寒，吐利者，此属何病？答曰：此名霍乱。自吐下，又利止，复更发热也。

发热，头痛，身疼，恶寒者，本是伤寒，因邪入里，伤于脾胃，上吐下利，令为霍乱。利止里和，复更发热者，还是伤寒，必汗出而解。

伤寒，其脉微涩者，本是霍乱，令是伤寒，欲四五日，至阴经上，转入阴必利。本呕下利者，不可治也。欲似大便，而反矢气仍不利者，属阳明也。便必硬，十三日愈。所以然者，经尽故也。

微为亡阳，涩为亡血。伤寒脉微涩，则本是霍乱吐利，亡阳、亡血，吐利止，伤寒之邪未已，还是伤寒，欲四五日邪传阴经之时，里虚遇邪，必作自利。本呕者，邪甚于上，又利者，邪甚于下，先霍乱里气大虚，又伤寒之邪再传

① 【注文浅释】
霍乱主要指急性吐泻交作，挥霍之间便致缭乱。《内经》中对此病已有记载，且认识较为具体，认为其病位在肠胃，病机是清浊相干。《伤寒论》在承接《内经》的基础上补充了治法方药，奠定了辨治霍乱的理论基础；成氏以三焦分析吐利，得出霍乱为邪在中焦，理俱可通。

为吐利,是重虚也,故为不治。若欲似大便,而反矢气仍不利者,利为虚,不利为实,欲大便而反矢气,里气热也,此属阳明,便必硬也。十三日愈者,伤寒六日,传遍三阴三阳后,六日再传经尽,则阴阳之气和,大邪之气去而愈也。[1]

下利后,当便硬,硬则能食者,愈;今反不能食,到后经中,颇能食,复过一经能食,过之一日,当愈。不愈者,不属阳明也。

下利后,亡津液,当便硬,能食为胃和,必自愈;不能食者,为未和。到后经中,为复过一经言,七日后再经也。颇能食者,胃气方和,过一日当愈。不愈者,暴热使之能食,非阳明气和也。

恶寒脉微,而复利,利止,亡血也,四逆加人参汤主之。

恶寒脉微而利者,阳虚阴胜也,利止则津液内竭,故云亡血。《金匮玉函》曰:水竭则无血。与四逆汤,温经助阳,加人参生津液益血。

霍乱,头痛,发热,身疼痛,热多欲饮水者,五苓散主之;寒多不用水者,理中丸主之。

头痛发热,则邪自风寒而来。中焦为寒热相半之分,邪稍高者居阳分,则为热,热多欲饮水者,与五苓散以散之;邪稍下者,居阴分,则为寒,寒多不用水者,与理中丸温之。

理中丸方[2]

人参　甘温　　甘草炙　甘平　　白术　甘温

干姜各三两,辛热

① 【医理探微】

本条论述曾病霍乱,因而见脉微涩,亡阳亡血之故;又感伤寒之邪,病情较为复杂。需密切关注病情变化。同时当脉证不符时,注意询问病史。

四五日是病邪由阳入阴的时间,这时有两种转归,一种是病邪入阴,势必出现下利。因为本身有霍乱吐利的病史,再见下利则正气虚甚,故为不治。也就是治疗起来比较有难度。第二种是未发生下利,欲大便但矢气,此属阳明,提示胃气来复,可见大便硬。十三日愈则是因为正气虚损程度较重,恢复慢,需要经气再行两个病程之后,才能痊愈,即为十三日。成氏对本条的论述较为准确。

② 【临证薪传】

成氏从药物性味分析理中丸颇有见地。实际应用中,因丸剂药力较缓,一方面可增大药量,另一方面可以变丸为汤温服。且服汤后可饮热粥一升余,助其温阳祛寒之力。关于加减法,成氏亦从药物性味分析。

《内经》曰：脾欲缓，急食甘以缓之。用甘补之，人参、白术、甘草之甘，以缓脾气调中。寒淫所胜，平以辛热。干姜之辛，以温胃散寒。

上四味，捣筛为末，蜜和丸，如鸡子黄大。以沸汤数合，和一丸，研碎，温服之。日三四、夜二服。腹中未热，益至三四丸。然不及汤。汤法：以四物依两数切，用水八升，煮取三升，去滓，温服一升。日三服。

加减法：

若脐上筑者，肾气动也，去术加桂四两。

脾虚肾气动者，脐上筑动。《内经》曰：甘者，令人中满。术甘壅补，桂泄奔豚，是相易也。

吐多者，去术，加生姜三两。

呕家不喜甘，故去术。呕家多服生姜，以辛散之。

下多者，还用术；悸者，加茯苓二两。

下多者，用术以去湿；悸加茯苓以导气。

渴欲得水者，加术足前成四两半。

津液不足则渴，术甘以缓之。

腹中痛者，加人参足前成四两半。

里虚则痛，加人参以补之。

寒者，加干姜足前成四两半。

寒淫所胜，平以辛热。

腹满者，去术加附子一枚[①]。服汤后，如食顷，饮热粥一升许，微自温，勿发揭衣被。

胃虚则气壅腹满，甘令人中满，是去术也；附子之辛，以补阳散壅。

吐利止而身痛不休者，当消息。和解其外，宜桂枝汤小和之。

吐利止，里和也；身痛不休，表未解也，与桂枝汤小和

①【案例犀烛】
王孟英述：壬辰夏，姊丈李华甫家多人患疫，予一以清解法治之。独其孀居不室之老姊患呕吐下利，而舌黑如煤，人皆以为同时之疫，予诊之，体丰脉弱，畏寒不渴，显系寒湿为病，遂与附子理中汤，数帖而愈。（录自《霍乱论》）

陈亦人按：本案舌黑如煤，似属热证，但体丰脉弱，畏寒不渴，均非热象，从而断为寒湿，与附子理中汤数贴而愈。案中未交待苔的润燥和舌质的颜色，既然属于寒湿，苔虽黑必滑润而非焦枯，舌质必然淡而非绛，当不难推知。尤其可贵处是没有被当时多人患疫而印定眼目，足征王氏辨证的精确。

之。《外台》云：里和表病，汗之则愈。

吐利汗出，发热恶寒，四肢拘急，手足厥冷者，四逆汤主之。

上吐下利，里虚汗出，发热恶寒，表未解也；四肢拘急，手足厥冷，阳虚阴胜也。与四逆汤助阳退阴。

既吐且利，小便复利，而大汗出，下利清谷，内寒外热，脉微欲绝者，四逆汤主之。

吐利亡津液，则小便当少，小便复利而大汗出，津液不禁，阳气大虚也。脉微为亡阳，若无外热，但内寒，下利清谷，为纯阴；此以外热，为阳未绝，犹可与四逆汤救之。

吐已下断，汗出而厥，四肢拘急不解，脉微欲绝者，通脉四逆加猪胆汁汤主之。

吐已下断，津液内竭，则不当汗出，汗出者，不当厥。今汗出而厥，四肢拘急不解，脉微欲绝者，阳气大虚，阴气独胜也。若纯与阳药，恐阴为格拒，或呕或躁，不得复入也。与通脉四逆汤加猪胆汁，胆苦入心而通脉，胆寒补肝而和阴，引置汤药不被格拒。《内经》曰：微者逆之，甚者从之。此之谓也。

吐利发汗，脉平，小烦者，以新虚不胜谷气故也。[①]

《内经》曰：食入于阴，长气于阳。新虚不胜谷气，是生小烦。

辨阴阳易差后劳复病脉证并治　第十四

伤寒阴阳易之为病，其人身体重，少气，少腹里急，或引阴中拘挛，热上冲胸，头重不欲举，眼中生花，膝胫拘急者，烧裈散主之。

① 【注文浅释】
成氏以《内经》解颇为合理。这种小烦只需注意调护，使饮食有节，便可自除。

大病新瘥，血气未复，余热未尽，强合阴阳，得病者名曰易。男子病新瘥未平复，而妇人与之交，得病名曰阳易。妇人病新瘥未平复，男子与之交，得病名曰阴易。以阴阳相感动，其余毒相染著，如换易也。其人病身体重、少气者，损冲真气也；少腹里急，引阴中拘挛，膝胫拘急，阴气极也；热上冲胸，头重不欲举，眠中生花者，感动之毒，所易之气，熏蒸于上也。与烧裈散，以导阴气。

烧裈散方

上取妇人中裈近隐处，剪烧作灰，以水和服方寸匕，日三服。小便即利，阴头微肿，则愈。妇人病，取男子裈当烧灰。

大病瘥后，劳复者，枳实栀子汤主之。若有宿食者，加大黄如博棋子大五六枚。

病有劳复，有食复。伤寒新瘥，血气未平，余热未尽，早作劳动病者，名曰劳复；病热少愈，而强食之，热有所藏。因其谷气留搏，两阳相合而病者，名曰食复。劳复，则热气浮越，与枳实栀子豉汤以解之；食复，则胃有宿积，加大黄以下之。[①]

枳实栀子豉汤寒方

枳实三枚，炙，苦寒　栀子十四枚，擘，苦寒　豉一升，绵裹，苦寒

枳实栀子豉汤则应吐剂，此云覆令微似汗出者，以其热聚于上，苦则吐之；热散于表者，苦则发之。《内经》曰：火淫所胜，以苦发之。此之谓也。

上三味，以清浆水七升，空煮取四升，纳枳实、栀子，

① 【注文浅释】
　　大病初愈时正气较虚，同时或有余邪未尽，往往因为护理不当或劳作过甚，或饮食不节，皆可能导致疾病复发，称之为劳复。劳则气上，余热易浮聚于胸中；或又有强食不化，因而复发，出现发热心烦，胸脘闷塞等症，当清热除烦，宽中除烦，治以枳实栀子豉汤；若见有宿食不化，可酌情加入大黄和胃泻实。

煮取二升，下豉，更煮五六沸，去滓，温分再服，覆令微似汗。

伤寒瘥以后，更发热者，小柴胡汤主之。脉浮者，以汗解之。脉沉实者，以下解之。

差后余热未尽，更发热者，与小柴胡汤以和解之。脉浮者，热在表也，故以汗解；脉沉者，热在里也，故以下解之。①

大病瘥后，从腰以下有水气者，牡蛎泽泻散主之。

大病瘥后，脾胃气虚不能制约肾水，水溢下焦，腰以下为肿也。《金匮要略》曰：腰以下肿，当利小便。与牡蛎泽泻散，利小便而散水也。

牡蛎泽泻散方②

牡蛎熬，咸平　泽泻咸寒　栝蒌根苦寒　蜀漆暖水洗去腥，辛平　葶苈苦寒　商陆根熬，辛酸，咸平　海藻洗去咸，以上各等分，咸寒

咸味涌泄，牡蛎、泽泻、海藻之咸，以泄水气。《内经》曰：湿淫于内，平以苦，佐以酸辛，以苦泄之。蜀漆、葶苈、栝蒌、商陆之酸、辛与苦，以导肿湿。

上七味，异捣下筛为散，更入臼中治之。白饮和服方寸匕，日三服。小便利，止后服。

大病瘥后，喜唾，久不了了者，胃上有寒，当以丸药温之，宜理中丸。

汗后阳气不足，胃中虚寒，不内津液，故喜唾，不了了，与理中丸以温其胃。

伤寒解后，虚羸少气，气逆欲吐者，竹叶石膏汤主之。

伤寒解后，津液不足而虚羸，余热未尽，热则伤气，故

①【注文浅释】
此时的发热病因并不单一，有可能是食复，有可能是劳复，也可能余邪未尽等，要观其脉证，随证治之。而文中提出的和法、汗法、下法也只是给人以举例示范。临床运用不可太过拘泥。

②【临证薪传】
大病瘥后的水肿，可见虚实两种情况。本条因湿热壅滞，下焦气化失常导致水气留于下部，见腰以下水肿，所以治当利水。成氏援引《金匮要略》"腰以下肿，当利小便"便是此意。这里水气壅塞甚，一般利水剂难以获效，因此选用牡蛎泽泻散；然另一方面，此方为利水峻剂，因此临床需见邪实而正不虚者方可用，否则应当谨慎。

少气,气逆欲吐,与竹叶石膏汤调胃散热。

竹叶石膏汤方①

竹叶二把,辛平   石膏一斤,甘寒   半夏半升,洗,辛温   人参三两,甘温   甘草二两,炙,甘平   粳米半升,甘微寒   麦门冬一升,去心,甘平

辛甘发散而除热,竹叶、石膏、甘草之甘辛,以发散余热;甘缓脾,而益气,麦门冬、人参、粳米之甘,以补不足;辛者散也,气逆者,欲其散,半夏之辛,以散逆气。

上七味,以水一斗,煮取六升,去滓,纳粳米,煮米熟汤成,去米,温服一升,日三服。

病人脉已解,而日暮微烦,以病新瘥,人强与谷,脾胃气尚弱,不能消谷,故令微烦,损谷则愈。

阳明旺于申酉戌,宿食在胃,故日暮微烦,当小下之,以损宿谷。

辨不可发汗病脉证并治   第十五

夫以为疾病至急,仓卒寻按,要者难得,故重集诸可与不可方治,比之三阴三阳篇中,此易见也。又时有不止是三阴三阳,出在诸可与不可中也。

诸不可汗、不可下,病证药方,前三阴三阳篇中经注已具者,更不复出;其余无者,于此以后,经注备见。

脉濡而弱,弱反在关,濡反在巅;微反在上,涩反在下。微则阳气不足,涩则无血。阳气反微,中风汗出而反躁烦。涩则无血,厥而且寒,阳微发汗躁不得眠。

寸关为阳,脉当浮盛,弱反在关,则里气不及;濡反在

巅,则表气不逮。卫行脉外,浮为在上,以候卫,微反在上,是阳气不足;荣行脉中,沉为在下以候荣,涩反在下,是无血也^①。阳微不能固外,腠理开疏,风因客之,故令汗出而躁烦;无血则阴虚,不与阳相顺接,故厥而且寒;阳微无津液,则不能作汗,若发汗则必亡阳而躁。经曰:汗多亡阳,遂虚恶风,烦躁不得眠也。

动气在右,不可发汗,发汗则衄而渴,心苦烦,饮即吐水。

动气者,筑筑然气动也。在右者,在脐之右也。《难经》曰:肺内证,脐右有动气,按之牢若痛。肺气不治,正气内虚,气动于脐之右也。发汗则动肺气,肺主气,开窍于鼻,气虚则不能卫血,血溢妄行,随气出于鼻为衄。亡津液,胃燥则烦渴,而心苦烦。肺恶寒,饮冷则伤肺,故饮即吐水。

动气在左,不可发汗,发汗则头眩,汗不止,筋惕肉𥆧。

《难经》曰:肝内证,脐左有动气,按之牢若痛。肝气不治,正气内虚,气动于脐之左也。肝为阴之主,发汗,汗不止,则亡阳外虚,故头眩、筋惕肉𥆧。《针经》曰:上虚则眩。^②

动气在上,不可发汗,发汗则气上冲,正在心端。

《难经》曰:心内证,脐上有动气,按之牢若痛。心气不治,正气内虚,气动于脐之上也。心为阳,发汗亡阳。则愈损心气,肾乘心虚,欲上凌心,故气上冲,正在心端。

动气在下,不可发汗,发汗则无汗,心中大烦,骨节苦疼,目运,恶寒,食则反吐,谷不得前。

《难经》曰:肾内证,脐下有动气,按之牢若痛,肾气不治。正气内虚,动气发于脐之下也。肾者主水,发汗则无

①【注文浅释】
脉象濡弱微涩,结合寸关尺以及浮中沉,可以分析出表里、阴阳、气血俱虚,必不可发汗。后以阳微发汗的变证为例示人,成氏的注解颇有见地。

②【注文浅释】
肝气虚可见动气在左,因此不可汗。肝为风木之脏,藏血而主筋。若用发汗,必致肝血不足,肝气更虚,虚风上扰,则头目眩晕,与《内经》所说"诸风掉眩,皆属于肝"相呼应。前面讲到汗出不止会使阴阳俱虚,这里提到筋脉与肌肉亦会因得不到温煦和濡养,发生筋惕肉𥆧。

这里需要注意的是,成氏引王冰"病呕而吐,食久反出,是无水也"的"水"字,当是"火"字,方符合《素问》原文精神,恐为王注之误。

汗者,水不足也;心中大烦者,肾虚不能制心火也;骨节苦疼者,肾主骨也;目运者,肾病则目眽眽如无所见;恶寒者,肾主寒也;食则反吐,谷不得前者;肾水干也。王冰曰:病呕而吐,食久反出,是无水也。

咽中闭塞,不可发汗,发汗则吐血,气欲绝,手足厥冷,欲得蜷卧,不能自温。

咽门者,胃之系。胃经不和,则咽内不利。发汗攻阳,血随发散而上,必吐血也。胃经不和而反攻表,则阳虚于外,故气欲绝,手足冷,欲蜷而不能自温。①

诸脉得数动微弱者,不可发汗,发汗则大便难,腹中干,胃燥而烦,其形相象,根本异源。

动数之脉,为热在表;微弱之脉,为热在里。发汗亡津液,则热气愈甚,胃中干燥,故大便难,腹中干,胃燥而烦。根本虽有表里之异,逆治之后,热传之则一,是以病形相象也。

脉微而弱,弱反在关,濡反在巅;弦反在上,微反在下。弦为阳运,微为阴寒。上实下虚,意欲得温,微弦为虚,不可发汗,发汗则寒栗,不能自还。

弦在上,则风伤气,风胜者,阳为之运动;微在下,则寒伤血,血伤者,里为之阴寒。外气怫郁,为上实;里有阴寒,为下虚。表热里寒,意欲得温,若反发汗,亡阳阴独,故寒栗不能自还。②

咳者则剧,数吐涎沫,咽中必干,小便不利,心中饥烦,晬时而发,其形似疟,有寒无热,虚而寒栗,咳而发汗,蜷而苦满,腹中复坚。

肺寒气逆,咳者则剧;吐涎沫,亡津液,咽中必干,小便不利;膈中阳气虚,心中饥而烦。一日一夜,气大会于肺,邪正相击,晬时而发,形如寒疟,但寒无热,虚而寒栗。

① **【注文浅释】**

咽喉为少阴经脉循行路线。咽中闭塞,是少阴之气不能上通,所以不可汗。若误用发汗,就会热伤阳络,随虚阳浮越而吐血。伤及少阴根本,可见气微欲绝。手足为诸阳之本,少阴之阳大虚,可见非常典型的少阴寒化证候如手足厥冷且不得自温,欲得蜷卧等。

② **【医理探微】**

寸脉主上,弦多见阳气动于外,风木之气上扰,可见头目眩晕,故曰"弦为阳运"。尺脉主下,尺微为阳气衰弱从而导致阴寒内盛,即为"微为阴寒"。阳气浮越,阴寒在下,所以说"上实下虚"。但这并不是真正的实证,仅是相对阳气不能温于下而浮越于上,所以下面又说"微弦为虚,不可发汗"意欲得温,正是阳气虚弱的现象。如误用汗法,则更伤阳气,甚至衰亡,阴寒独占,故见寒栗不能自还。

发汗攻阳,则阳气愈虚,阴寒愈甚,故蜷而苦满,腹中
复坚。

**厥,脉紧,不可发汗;发汗则声乱,咽嘶,舌萎,声不
得前。**

厥而脉紧,则少阴伤寒也。法当温里,而反发汗,则
损少阴之气。少阴之脉,入肺中,循喉咙。挟舌本,肾为
之本,肺为之标,本虚则标弱,故声乱、咽嘶、舌萎,声不
得前。

**诸逆发汗,病微者难瘥;剧者言乱,目眩者死,命将难
全。**[①]

不可发汗而强发之,轻者因发汗而重而难瘥;重者脱
其阴阳之气,言乱目眩而死。《难经》曰:脱阳者见鬼,是
此言乱也;脱阴者目盲,是此目眩也。眩,非玄而见玄,是
近于盲也。

**咳而小便利,若失小便者,不可发汗,汗出则四肢厥
逆冷。**

肺经虚冷,上虚不能治下者,咳而小便利,或失小便。
上虚发汗,则阳气外亡。四肢者,诸阳之本,阳虚则不与
阴相接,故四肢厥逆冷。

**伤寒头痛,翕翕发热,形象中风,常微汗出自呕者,下
之益烦,心中懊憹如饥;发汗则致痉,身强难以屈伸,熏之
则发黄,不得小便;灸则发咳唾。**

伤寒当无汗恶寒,今头痛,发热,微汗出,自呕,则伤
寒之邪,传而为热,欲行于里。若反下之,邪热乘虚,流于
胸中为虚烦,心懊憹如饥;若发汗,则虚表,热归经络,热
甚生风,故身强宜而成痉;若熏之,则火热相合,消烁津
液,故小便不利而发黄;肺恶火,灸则火热伤肺,必发咳嗽
而唾脓。

辨可发汗病脉证并治　第十六

大法,春夏宜发汗。[①]

春夏阳气在外,邪气亦在外,故可发汗。

凡发汗,欲令手足俱周,时出以漐漐然一时间许,益佳,不可令如水流漓。若病不解,当重发汗。汗多必亡阳,阳虚,不得重发汗也。

汗缓缓出,则表里之邪悉去;汗大出,则邪气不除,但亡阳也。阳虚为无津液,故不可重发汗。

凡服汤发汗,中病便止,不必尽剂。

汗多则亡阳。

凡云可发汗,无汤者,丸散亦可用。要以汗出为解,然不如汤,随证良验。

《圣济经》曰:汤液主治,本乎腠理壅郁。除邪气者,于汤为宜。《金匮玉函》曰:水能净万物,故用汤也。

夫病脉浮大,问病者,言但便硬尔。设利者,为大逆。硬为实,汗出而解,何以故?脉浮当以汗解。

经曰:脉浮大应发汗,医反下之,为大逆;便硬难,虽为里实,亦当先解其外,若行利药,是为大逆。结胸虽急,脉浮大犹不可下,下之即死,况此便难乎。经曰:本发汗而复下之,此为逆,若先发汗,治不为逆。[②]

下利后,身疼痛,清便自调者,急当救表,宜桂枝汤发汗。

《外台》云:里和表病,汗之则愈。

① 【注文浅释】
自然界阳气春生夏长,人体阳气与之相应,于春夏浮盛于外,感邪后易表现为表证为多,所以治宜发汗。《内经》有云:"必先岁气,无伐天和。"正是指应适应天时变化来诊断疾病,且治疗要注意因势利导。当然,整体来说还是要以辨证为前提,随证治之。

② 【医理探微】
邪气盛实于外而见脉浮大,当治以发汗解表,然而必须确定没有虚象,这时询问大便情况,就较有参考价值。若大便干硬,表明里气不虚,这里脉浮为正气抗邪向外,所以当用汗法,汗出则病解。若大便不硬,反而下利,则为里虚,表邪极易内陷,所以断为大逆。这里需要注意,硬为实并不是指已经到了阳明腑实的阶段,而只是说明里气不虚。这种便硬,一般不须治疗,汗出表解之后,人体气机恢复正常,邪去正复,大便可能自通。假使未通,再根据具体情况轻下之也不为晚。

注解伤寒论

辨发汗后病脉证并治　第十七

　　发汗多,亡阳谵语者,不可下,与柴胡桂枝汤和其荣卫,以通津液,后自愈。

　　胃为水谷之海,津液之主。发汗多,亡津液,胃中燥,必发谵语。此非实热,则不可下,与柴胡桂枝汤和其荣卫,通行津液。津液生,则胃润,谵语自止。

　　此一卷,第十七篇,凡三十一证,前有详说。

辨不可吐　第十八

　　合四证,已具太阳篇中。

辨可吐　第十九

　　大法,春宜吐。

　　春时阳气在上,邪气亦在上,故宜吐。

　　凡用吐汤,中病即止,不必尽剂也。

　　要在适当,不欲过也。

　　病胸上诸实,胸中郁郁而痛,不能食,欲使人按之,而反有涎唾；下利，日十余行，其脉反迟，寸口脉微滑，此可吐之，吐之利则止。

胸上诸实，或痰实，或热郁，或寒结胸中，郁而痛，不能食，欲使人按之，反有涎唾者，邪在下。按之气下而无涎唾，此按之反有涎唾者，知邪在胸中。经曰：下利，脉迟而滑者，内实也。今下利，日十余行，其脉反迟，寸口脉微滑，是上实也，故可吐之。《玉函》曰：上盛不已，吐而夺之。[①]

宿食在上脘者，当吐之。

宿食在中下脘者，则宜下；宿食在上脘则当吐。《内经》曰：其高者因而越之，其下者引而竭之。

病人手足厥冷，脉乍结，以客气在胸中；心下满而烦，欲食不能食者，病在胸中，当吐之。

此与第六卷厥阴门瓜蒂散证同。彼云脉乍紧，此云脉乍结，惟此有异。紧为内实，乍紧则实未深，是邪在胸中；结为结实，乍结则结未深，是邪在胸中，所以证治俱同也。

①【注文浅释】
胸有实邪，郁郁而痛，不能食，欲按似乎属虚，其虚实之辨，在于涎沫之有无，反有涎沫，胸中邪实无疑，各家所释都很清楚。脉迟为邪结，加之寸口脉微滑，所以知为胸中邪实……下利因上实而致，所以吐之则利自止。用吐法治下利，这是特定情况的特殊治法，确可以补一般治下利法的不足，值得珍视和研究。（摘自《伤寒论译释》，作者陈亦人）

注解伤寒论

卷九

辨不可下病脉证并治　第二十

脉濡而弱，弱反在关，濡反在巅；微反在上，涩反在下，微则阳气不足，涩则无血。阳气反微，中风、汗出而反躁烦；涩则无血，厥而且寒。阳微不可下，下之则心下痞硬。①

阳微下之，阳气已虚，阴气内甚，故心下痞硬。

动气在右，不可下。下之则津液内竭，咽燥、鼻干，头眩，心悸也。

动气在右，肺之动也。下之伤胃动肺，津液内竭。咽燥、鼻干者，肺属金主燥也；头眩、心悸者，肺主气而虚也。

动气在左，不可下。下之则腹内拘急，食不下，动气更剧，虽有身热，卧则欲蜷。

动气在左，肝之动也。下之损脾，而肝气益胜，复行于脾，故腹内拘急，食不下，动气更剧也。虽有身热，以里气不足，故卧则欲蜷。

动气在上，不可下。下之则掌握热烦，身上浮冷，热汗自泄，欲得水自灌。

动气在上，心之动也。下之则伤胃，内动心气。心为火，主热，《针经》曰：心所生病者，掌中热。肝为脏中之

①【注文浅释】
　　本条"厥而且寒"以上文字，与"不可汗篇"第五条相同，脉象和病机也完全一样，所不同处，只是该条不可汗，本条不可下，其实阴阳气血亏损的病人，凡是汗、吐、下攻邪方法都在禁例。阳气本虚，误下则阳气更虚，气机不运，所以心下痞硬，此与太阴虚寒证误下而致的胸下结硬，以及桂枝人参汤证的心下痞硬，其病机是一致的。
　　程郊倩曾概括指出"条中凡言反者，皆不应见而见之意，伤寒有此，便不可作伤寒治……"由此可见，脉上冠以反字，不仅体现了脉证合参，而且寓有决定治法的重要意义，所以对于"反"字，绝对不可忽视，临床辨证时，遇到脉与证反，必须高度重视，认真研究，然后确定治法，只有这样，才能不犯或少犯治疗错误。（摘自《伤寒论译释》，作者陈亦人）

阴，病则虽有身热，卧则欲蜷，作表热里寒也；心为脏中之阳，病则身上浮冷，热汗自泄，欲得水自灌，作表寒里热也。二脏阴阳寒热，明可见焉。[①]

动气在下，不可下。下之则腹胀满，卒起头眩，食则下清谷，心下痞也。

动气在下，肾之动也。下之则伤脾，肾气则动，肾寒乘脾，故有腹满、头眩、下清谷、心下痞之证也。

咽中闭塞，不可下。下之则上轻下重，水浆不下，卧则欲蜷，身急痛，下利日数十行。

咽中闭塞，胃已不和也。下之则闭塞之邪为上轻，复伤胃气为下重，至水浆不下，卧则欲蜷，身急痛，下利日数十行，知虚寒也。

诸外实者，不可下。下之则发微热，亡脉厥者，当脐握热。

外实者，表热也。汗之则愈，下之为逆。下后里虚，表热内陷，故发微热。厥深者热亦深，亡脉厥者，则阳气深陷，客于下焦，故当脐握热。

诸虚者，不可下。下之则大渴，求水者易愈；恶水者剧。

《金匮玉函》曰：虚者十补，勿一泻之。虚家下之为重虚，内竭津液，故令大渴。求水者，阳气未竭，而犹可愈；恶水者，阳气已竭，则难可制。[②]

脉濡而弱，弱反在关，濡反在巅；弦反在上，微反在下。弦为阳运，微为阴寒。上实下虚，意欲得温。微弦为虚，虚者不可下也。

虚家下之是为重虚。《难经》曰：实实虚虚，损不足益有余。此者是中工所害也。

微则为咳，咳则吐涎，下之则咳止，而利因不休。利

---

①【医理探微】

成氏将本条与上条相比较，提出肝为脏中之阴，见表热里寒，心为脏中之阳，见表寒里热。上条表热指身热，本条表寒指身冷，但这仅仅是表象；"卧则欲蜷"与"欲得水自灌"，才是里寒、里热的真正表现，没有明确交代寒热的真假，不够清晰……《医宗金鉴》上注"身上浮冷，亦火盛格阴使然"，抓住阴伤火盛，比较中肯。

②【医理探微】

成氏引用了《金匮玉函》中"虚则十补，勿一泻之"之说，在临床应灵活看待。虚者不可下是一般原则，当视具体情况进行应用。如稍虚者，遇应下证，仍可酌情使用下法，但须注意用量，不可过剂，得下即止，且若虚甚，后期应予调补。可考虑补下兼施，或润而下之，例如麻子仁丸及后世的黄龙汤等，皆可相机应用。唯虚之极者，绝对禁用攻下，必先扶其正气，之后看具体情况运用益气通下或滋阴润下之剂。如拘泥于凡虚者必不可下，又会导致病情贻误，不可不知。

不休,则胸中如虫啮,粥入则出,小便不利,两胁拘急,喘息为难,颈背相引,臂则不仁,极寒反汗出,身冷若冰,眼睛不慧,语言不休,而谷气多入,此为除中,口虽欲言,舌不得前。

《内经》曰:感于寒,则受病。微则为咳,甚则为泄、为痛。肺感微寒为咳,则脉亦微也。下之气下,咳虽止,而因利不休,利不休则夺正气,而成危恶。胸中如虫啮,粥入则出,小便不利,两胁拘急,喘息为难者,里气损也;颈背相引,臂为不仁,极寒反汗出,身冷如冰者,表气损也。表里损极,至阴阳俱脱,眼睛不慧,语言不休。《难经》曰:脱阳者见鬼,脱阴者目盲。阴阳脱者,应不能食,而谷多入者,此为除中,是胃气除去也。口虽欲言,舌不得前,气已衰脱,不能运也。^①

脉濡而弱,弱反在关,濡反在巅;浮反在上,数反在下。浮为阳虚,数为亡血。浮为虚,数为热。浮为虚,自汗出,而恶寒;数为痛,振寒而栗。微弱在关,胸下为急,喘汗而不得呼吸,呼吸之中,痛在于胁,振寒相搏,形如疟状。医反下之,故令脉数,发热,狂走见鬼,心下为痞,小便淋沥,小腹甚硬,小便则尿血也。

弱在关,则阴气内弱;濡在巅,则阳气外弱。浮为虚,浮在上则卫不足也,故云阳虚。阳虚不固,故腠理汗出、恶寒;数亦为虚,数在下则荣不及,故云亡血。亡血则不能温润腑脏,脉数而痛,振而寒栗。微弱在关,邪气传里也。里虚遇邪,胸下为急,喘而汗出,胁下引痛,振寒如疟。此里邪未实,表邪未解,医反下之,里气益虚,邪热内陷,故脉数,发热,狂走见鬼,心下为痞,此热陷于中焦者也。若热气深陷,则客于下焦,使小便淋沥,小腹甚硬,小便尿血也。

脉濡而紧,濡则胃卫气微,紧则荣中寒;阳微卫中风,发热而恶寒;荣紧胃气冷,微呕心内烦;医为有大热,解肌而发汗。亡阳虚烦躁,心下苦痞坚;表里俱虚竭,卒起而头眩;客热在皮肤,怅怏不得眠;不知胃气冷,紧寒在关元;技巧无所施,汲水灌其身;客热应时罢,栗栗而振寒;重被而覆之,汗出而冒巅;体惕而又振,小便为微难;寒气因水发,清谷不容间;呕变反肠出,颠倒不得安;手足为微逆,身冷而内烦;迟欲从后救,安可复追还[①]。

胃冷荣寒,阳微中风,发热恶寒,微呕心烦,医不温胃,反为有热,解肌发汗,则表虚亡阳,烦躁,心下痞坚。先里不足,发汗又虚其表,表里俱虚竭,卒起头眩。客热在表,怅怏不得眠。医不救里,但责表热,汲水灌洗以却热,客热易罢,里寒益增,栗而振寒,复以重被覆之,表虚遂汗出,愈使阳气虚也。巅,顶也。颠冒而体振寒,小便难者,亡阳也。寒因水发,下为清谷,上为呕吐,外有厥逆,内为躁烦,颠倒不安,虽欲拯救不可得也。《本草》曰:病势已过,命将难全。

脉浮而大,浮为气实,大为血虚。血虚为无阴,孤阳独下阴部者,小便当赤而难,胞中当虚;今反小便利,而大汗出,法应卫家当微,今反更实,津液四射。荣竭血尽干,烦而不得眠,血薄肉消,而成暴液[②]。医复以毒药攻其胃,此为重虚,客阳去有期,必下如污泥而死。

卫为阳,荣为阴。卫气强实,阴血虚弱,阳乘阴虚,下至阴部。阴部;下焦也。阳为热则消津液,当小便赤而难,今反小便利,而大汗出者,阴气内弱也。《经》曰:阴弱者汗自出。是以卫家不微而反更实,荣竭血尽干,烦而不眠,血薄则肉消,而成暴液者,津液四射也。医反下之,又虚其里,是为重虚,孤阳因下而又脱去,气血皆竭,胃气内

①【注文浅释】

本条文体独特,音韵铿锵,内容翔实,是一首难得的汉晋时期专门论医的诗篇,充分体现了汉晋医家的医学水平与文学水平,值得珍视研究。张卿子"自是一首汉代古诗"的评价,客观允当……本条明系误汗变证,却列在不可下篇中,可能是编排讹错。(摘自《伤寒论译释》,作者陈亦人)

②【注文浅释】

"暴液"是病理状态,指津液四射,黄坤载注为津液暴泄不收。但是在急下证中所见发热汗多,以及阳明气分大热迫津的大汗出,都没有称为暴液,可见其解释应该更有深意,联系营竭血尽,阴液不足,反小便利,大汗出来理解,火热之邪迫本已不足的津液外泄,所以对"暴液"的理解需要更加深刻。

尽，必下如污泥而死也。

脉数者，久数不止，止则邪结，正气不能复，正气欲结于脏，故邪气浮之，与皮毛相得。脉数者，不可下，下之则必烦利不止。

数为热，止则邪气结于经络之间，正气不能复行于表，则欲结于脏，邪气独浮于皮毛。下之虚其里，邪热乘虚而入，里虚协热，必烦利不止。[①]

脉浮大，应发汗，医反下之，此为大逆。

浮大属表，故不可下。病欲吐者，不可下。

呕多，虽有阳明证，不可攻之，为邪犹在胸中也。

太阳病，外证未解，不可下，下之为逆。

表未解者，虽有里证亦不可下，当先解外为顺；若反下之，则为逆也。经曰：本发汗而复下之，此为逆也。若先发汗，治不为逆。

夫病阳多者热，下之则硬。

阳热证多，则津液少，下之虽除热，复损津液，必便难也。或谓阳多者，表热也，下之则心下硬。

无阳阴强，大便硬者，下之则必清谷腹满。

无阳者，亡津液也；阴强者，寒多也。大便硬则为阴结，下之虚胃，阴寒内甚，必清谷腹满。

伤寒发热，头痛，微汗出。发汗，则不识人；熏之则喘，不得小便，心腹满；下之则短气，小便难，头痛，背强；加温针则衄。

伤寒则无汗，发热，头痛，微汗出者，寒邪变热，欲传于里也。发汗则亡阳，增热，故不识人。若以火熏之，则火热伤气，内消津液，结为里实，故喘，不得小便，心腹满；若反下之，则内虚津液，邪欲入里，外动经络，故短气，小便难，头痛，背强；若加温针，益阳增热，必动其血而为衄也。

伤寒，脉阴阳俱紧，恶寒发热，则脉欲厥。厥者，脉初来大，渐渐小，更来渐渐大，是其候也。如此者恶寒，甚者，翕翕汗出，喉中痛；热多者，目赤脉多，睛不慧，医复发之，咽中则伤；若复下之，则两目闭，寒多者便清谷，热多者便脓血；若熏之，则身发黄；若熨之，则咽燥。若小便利者，可救之；小便难者，为危殆。

脉阴阳俱紧，则清邪中上，浊邪中下，太阳少阴俱感邪也。恶寒者少阴，发热者太阳。脉欲厥者，表邪欲传里也。恶寒甚者，则变热，翕翕汗出，喉中痛，以少阴之脉，循喉咙故也。热多者，太阳多也；目赤脉多者，睛不慧，以太阳之脉起于目故也。发汗攻阳，则少阴之热因发而上行，故咽中伤。若复下之，则太阳之邪，因虚而内陷，故两目闭。阴邪下行为寒多，必便清谷；阳邪下行为热多，必便脓血。熏之则火热甚，身必发黄；熨之则火热轻，必为咽燥。小便利者，为津液未竭，犹可救之；小便难者，津液已绝，则难可制，而危殆矣。[①]

伤寒发热，口中勃勃气出，头痛，目黄，衄不可制，贪水者必呕，恶水者厥。若下之，咽中生疮。假令手足温者，必下重便脓血；头痛目黄者，若下之，则两目闭。贪水者，脉必厥，其声嘤，咽喉塞；若发汗，则战栗，阴阳俱虚。恶水者，若下之，则里冷不嗜食，大便完谷出；若发汗，则口中伤，舌上白苔，烦躁脉数实，不大便，六七日后，必便血；若发汗，则小便自利也。[②]

伤寒发热，寒变热也。口中勃勃气出，热客上膈也。头痛目黄，衄不可制者，热蒸于上也。《千金》曰：无阳即厥，无阴即呕。贪水者必呕，则阴虚也；恶水者厥，则阳虚也。发热口中勃勃气出者，咽中已热也。若下之亡津液，则咽中生疮,热因里虚而下,若热气内结,则手足必厥。设手足温者,热气不结,而下行,作协热利,下重便脓血也。头痛目黄者,下之,热气内伏,则目闭也。贪水为阴虚,下之又虚其里,阳气内陷,故脉厥声嘤,咽喉闭塞。阴虚发汗,又虚其阳,使阴阳俱虚,而战栗也。恶水为阳虚,下之又虚胃气,虚寒内甚,故里冷不嗜食。阳虚发汗,则上焦虚燥,故口中伤烂,舌上白苔而烦躁也。经曰:脉数不解,合热则消谷喜饥。至六七日不大便者,此有瘀血,此脉数实,不大便六七日,热蓄血于内也。七日之后,邪热渐解,迫血下行,必便血也。便血发汗,阴阳俱虚,故小便利。

下利,脉大者,虚也,以其强下之故也。设脉浮革,因而肠鸣者,属当归四逆汤主之。

脉大为虚,以未应下而下之,利因不休也。浮者,按之不足也;革者,实大而长微弦也。浮为虚,革为寒,寒虚相搏,则肠鸣,与当归四逆汤补虚散寒。①

辨可下病脉证并治　第二十一

大法,秋宜下。

秋时阳气下行,则邪亦在下,故宜下。

凡服下药,用汤胜丸散,中病即止,不必尽剂也。

汤之为言荡也,涤荡肠胃,溉灌脏腑,推陈燥结,却热下寒,破散邪疫,理导润泽枯槁,悦人皮肤,益人血气。②水能净万物,故胜丸散。中病即止者,如承气汤证云:若一服利,则止后服,又曰:若一服谵语止,更莫复服。是不尽剂也。③

下利,三部脉皆平,按之心下硬者,急下之,宜大承气汤。

① **【医理探微】**
本条论述了浮革脉,即脉浮大有力而按之无力,此为亡血失精之脉。由此,对当归四逆汤的临床运用扩大了新的范围。

② **【注文浅释】**
成氏此注点出了下法这一攻邪之法有"理导润泽枯槁,悦人皮肤,益人血气"之功效,无疑是其祛邪以护正、补正学术思想的具体体现。

③ **【临证薪传】**
药物的剂型,不仅是形态不同,更是根据不同性质的疾病的缓急轻重而制定。因而有汤丸散丹之别。大凡腑实证需要宜用攻下的证候,总是比较危急,汤有荡涤之意,可起速效,如大小承气汤等均能顷刻见效,而丸散力缓性和,两者区别极大;所以下证,多用汤剂胜过丸散剂。但攻邪之剂,性猛力峻,易伤正气,所以邪势一退,应止后服,以防过剂损伤正气,阳明篇中"若一服利,则止后服","若一服谵语止者,更莫复服",与本条的中病便止,不必尽剂的精神完全一致,可前后合参。

①【医理探微】

本条主要是通过脉迟而滑来判断此类下利是实证。虚寒和实热均可见脉迟：如195条阳明虚寒证中见"阳明病，脉迟，食难用饱……"208条"阳明病，脉迟，自汗出，不恶寒者，其身必重，短气，腹满而喘，有潮热者，此外欲解，可攻里也"。此脉迟，就是由于燥结严重，气血壅塞，流行不畅的缘故。虽然均为迟脉，虚寒证必迟而无力，燥实证则必实有力。本条下利，脉迟而滑，就是迟而有力，所以判断为内实，而用大承气汤通下其实邪，里实去则下利自止。

②【医理探微】

临床常见同一证候不同脉象，宿食证自然也是如此"脉滑而数，有宿食"，是大家比较熟悉的内容。本条提出宿食证可能见到的另一种脉象，也可作为辨宿食证的依据。寸口脉浮而大，按之反涩，尺中亦微而涩。寸口尺中同诊：既见浮候，又见沉候，从侧面反映了三部九候的切脉方法。因此不仅对宿食的诊断有参考价值，对于如何运用切诊，也具有指导意义。寸口脉浮而大，浮为阳盛，大为邪实，主热证实证较为确切，但是，尚不能确定为内有宿食；结合按之艰涩不利，食积阻滞气机不畅这一机制就比较明了。尺部脉亦微而涩，则表明宿食较为严重，阻滞中焦，连下焦都受到牵连，脉象滞涩不畅。因此，治当下其宿食，而用大承气汤。

③【医理探微】

下利看似已愈，但有至来年同一时令季节日期和时间而复发的，实因病根未拔，余邪未尽，以

下利者，脉当微厥，今反和者，此为内实也。下利三部脉平者，已为实，而又按之心下硬者，则知邪甚也。故宜大承气汤下之。

下利，脉迟而滑者，内实也。利未欲止，当下之，宜大承气汤。

《经》曰：脉迟者，食干物得之。《金匮要略》曰：滑则谷气实。下利脉迟而滑者，胃有宿食也。脾胃伤食，不消水谷，是致下利者，为内实。若但以温中厚肠之药，利必不止，可与大承气汤，下去宿食，利自止矣。①

问曰：人病有宿食，何以别之？师曰：寸口脉浮而大，按之反涩，尺中亦微而涩，故知有宿食，当下之，宜大承气汤。

寸以候外，尺以候内；浮以候表，沉以候里。寸口脉浮大者，气实血虚也；按之反涩，尺中亦微而涩者，胃有宿食里气不和也，与大承气汤，以下宿食。②

下利，不欲食者，以有宿食故也，当宜下之，与大承气汤。

伤食则恶食，故不欲食。如伤风恶风，伤寒恶寒之类也。

下利瘥后，至其年月日，复发者以病不尽故也，当下之，宜大承气汤。

乘春，则肝先受之；乘夏，则心先受之。乘至阴，则脾先受之；乘秋，则肺先受之。假令春时受病，气必伤肝，治之虽愈，邪有不尽者，至春时元受月日，内外相感，邪必复动而病也。下利为肠胃疾，宿积不尽，故当下去之。③

至于来年同样的自然条件下，会见下利复发。治疗这样的下利，必须逐其余邪，这里用大承气汤攻下。但不必拘泥，必须注意寒热虚实，采用相应疗法。

下利,脉反滑,当有所去,下之乃愈,宜大承气汤。

《脉经》曰:滑脉者,为宿食也。下利脉滑,则内有宿食,故云当有所去,与大承气汤,以下宿食。

病腹中满痛者,此为实也,当下之,宜大承气汤。

《金匮要略》曰:病者腹满,按之不痛为虚,痛为实,可下之。腹中满痛者,里气壅实也,故可下之。

伤寒后,脉沉。沉者,内实也。下解之,宜大柴胡汤。

伤寒后,为表已解,脉沉为里未和,与大柴胡汤,以下内实。经曰:伤寒瘥已后更发热,脉沉实者,以下解之。

脉双弦而迟者,必心下硬;脉大而紧者,阳中有阴也,可以下之,宜大承气汤。

《金匮要略》曰:脉双弦者寒也。《经》曰:迟为在脏。脉变弦而迟者,阴中伏阳也,必心下硬。大则为阳,紧则为寒,脉大而紧者,阳中伏阴也,与大承气汤,以分阴阳。

注解伤寒论

卷 十

辨发汗吐下后病脉证
并治 第二十二

此第十卷，第二十二篇，凡四十八证，前三阴三阳篇中悉具载之。

卷内音释，上卷已有。

此已下诸方，于随卷本证下虽已有，缘止以加减言之，未甚明白，似于览者检阅未便，今复校勘，备列于后。

桂枝加葛根汤方

葛根四两　芍药二两　甘草二两　生姜三两,切　大枣十二枚,擘　桂枝二两,去皮　麻黄三两,去节

上七味，以水一斗，先煮麻黄、葛根，减二升，去上沫，纳诸药，煮取三升，去滓。温服一升，覆取微似汗，不须啜粥，余如桂枝法。

桂枝加厚朴杏子汤方

于桂枝汤方内加厚朴二两、杏仁五十个，去皮尖，余依前法。

桂枝加附子汤方

于桂枝汤方内加附子一枚,炮,去皮,破八片。余依前法。术附汤方,附于此方内,去桂枝,加白术四两。依前法。

桂枝去芍药汤方

于桂枝汤方内去芍药。余依前法。

桂枝去芍药加附子汤方

于桂枝汤方内去芍药,加附子一枚,炮,去皮,破八片,余依前法。

桂枝麻黄各半汤方

桂枝一两十六铢,去皮　芍药　生姜切　甘草炙　麻黄各一两,去节　大枣四枚,擘　杏仁二十四个,汤浸,去皮尖及两仁

上七味,以水五升,先煮麻黄一二沸,去上沫,纳诸药,煮取一升八合,去滓,温服六合。

桂枝二麻黄一汤方

桂枝一两十七铢,去皮　芍药一两六铢　麻黄十六铢,去节　生姜一两六铢,切　杏仁十六个,去皮尖　甘草一两二铢,炙　大枣五枚,擘

上七味,以水五升先煮麻黄一二沸,去上沫,纳诸药,煮取二升,去滓,温服一升,日再。

白虎加人参汤方

于白虎汤方内加人参三两。余依白虎汤法。

桂枝去桂加茯苓白术汤方

于桂枝汤方内去桂枝,加茯苓、白术各三两。余依前法,煎服。小便利,则愈。

以上九方,病证并在第二卷内。

葛根加半夏汤方

于葛根汤方内,加入半夏半升。余依葛根汤法。

桂枝加芍药生姜人参新加汤方

于第二卷桂枝汤方内更加芍药、生姜各一两,人参三两。余依桂枝汤法服。

栀子甘草豉汤方

于栀子豉汤方内加入甘草二两,余依前法。得吐止后服。

栀子生姜豉汤方

于栀子豉汤方内加生姜五两。余依前法。得吐,止后服。

柴胡加芒硝汤方

于小柴胡汤方内加芒硝六两。余依前法。服不解更服。

桂枝加桂汤方

于第二卷桂枝汤方内更加桂二两,共五两。余依前法。

以上六方,病证并在第三卷内。

柴胡桂枝汤方

桂枝去皮　黄芩　人参各一两半　甘草一两,炙　半夏二合半　芍药一两半　大枣六枚,擘　生姜一两半,切　柴胡四两

上九味,以水七升,煮取三升,去滓。温服。

附子泻心汤方

大黄二两　黄连　黄芩各一两　附子一枚,炮,去皮,破,别煮取汁

上四味,切三味以麻沸汤二升渍之,须臾绞去滓,纳附子汁,分温再服。

生姜泻心汤方

生姜四两,切　甘草三两,炙　人参三两　干姜一两　黄芩三两半夏半升,洗　黄连一两　大枣十二枚

上八味,以水一斗,煮取六升,去滓,再煎取三升。温

服一升,日三服。

甘草泻心汤方

甘草_{四两} 黄芩_{三两} 干姜_{三两} 半夏_{半升,洗} 黄连_{一两} 大枣_{十二枚,擘}

上六味,以水一斗,煮取六升,去滓,再煎取三升,温服一升,日三服。

黄芩加半夏生姜汤方

于黄芩汤方内加半夏半升,生姜一两半。余依黄芩汤法服。

以上五方,病证并在第四卷内。

桂枝加大黄汤方

桂枝_{三两,去皮} 大黄_{一两} 芍药_{六两} 生姜_{三两,切} 甘草_{二两,炙} 大枣_{十二枚,擘}

上六味,以水七升,煮取三升,去滓,温服一升,日三服。

桂枝加芍药汤方

于第二卷桂枝汤方内更加芍药三两,随前共六两。余依桂枝汤法。

当归四逆加吴茱萸生姜汤方

当归_{二两} 芍药_{三两} 甘草_{二两,炙} 通草_{二两} 桂枝_三

两,去皮　细辛三两　生姜半斤,切　大枣二十五枚,擘　吴茱萸
二升

上九味,以水六升,清酒六升,和煮取五升,去滓,温分五服。一方水酒各四升。

以上三方,病证并在第六卷内。

四逆加人参汤方

于四逆汤方内加人参一两。余依四逆汤法服。

四逆加猪胆汁汤方

于四逆汤方内加入猪胆汁半合。余依前法服。如无猪胆,以羊胆代之。

以上二方,病证并在第七卷内。

附录一

伤寒论序

夫伤寒论，盖祖述大圣人之意，诸家莫其伦拟。故晋·皇甫谧序《甲乙针经》云：伊尹以元圣之才，撰用《神农本草》，以为汤液；汉·张仲景论广汤液，为十数卷，用之多验。近世太医令王叔和，撰次仲景遗论甚精，皆可施用，是仲景本伊尹之法，伊尹本《神农之经》，得不谓祖述大圣人之意乎。

张仲景，《汉书》无传，见《名医录》云：南阳人，名机，仲景乃其字也。举孝廉，官至长沙太守，始受术于同郡张伯祖，时人言，识用精微过其师。所著论，其言精而奥，其法简而详，非浅闻寡见者所能及。自仲景于今八百余年，唯王叔和能学之，其间如葛洪、陶景、胡洽、徐之才、孙思邈辈，非不才也，也各自名家，而不能修明之。开宝中，节度使高继冲，曾编录进上，其文理舛错，未尝考正。历代虽藏之书府，亦关于雠校，是使治病之流，举天下无或知者。国家诏儒臣，校正医书，臣奇续被其选，以为百姓之急，无急于伤寒。今先校定张仲景《伤寒论》十卷，总二十二篇，证外合百九十七法，除重复，定有一百一十二方。

今请颁行。

太子右赞善大夫　臣　高保衡

尚书本田员外郎　臣　孙奇

尚书司封郎中秘　阁校理　臣　林亿等谨上

附录二

宋代刻印伤寒论敕文

国子监准尚书礼部元祐三年八月八日符，元祐三年八月七日酉时，准都省送下当月六日敕中书省勘会。

下项医书，册数重大，纸墨价高，民间难以买置。八月一日奉圣旨，令国子监别作小字雕印，内有浙路小字本者，令所属官司校对，别无差错，即摹印雕版，并候了日，广行印造，只收官纸工墨本价，许民间请买，仍送诸路出卖。奉敕如右，牒到奉行。前批八月七日未时，付礼部施行。续准礼部，符元祐三年九月二十日，准都省送下，当月十七日，敕中书省、尚书省，送到国子监状，据书库状，准朝旨，雕印小字《伤寒论》等医书出卖，契勘工钱，约支用五千余贯，未委于是何官钱支给，应副使用。本监比欲依雕四子等体例，于书库卖书钱内借支；又缘所降朝旨，候雕造了日，令只收官纸工墨本价，即别不收息，虑日后难以拨还，欲乞朝廷特赐，应副上例钱数支，使候指挥。尚书省勘当，欲用本监见在卖书钱，候将来成书出卖，每部只收息一分，余依元降指挥。奉圣旨，依国子监主者，一依敕命指挥施行。

治平二年二月四日进呈，奉圣旨，镂版施行